标准化伤员

主　编　　卢英杰　李晓华　于　君
　　　　　刘志强　赵向阳

科学技术文献出版社
SCIENTIFIC AND TECHNICAL DOCUMENTATION PRESS
·北京·

图书在版编目（CIP）数据

标准化伤员/卢英杰等主编. —北京：科学技术文献出版社，2018. 10（2019.12重印）

ISBN 978-7-5189-3975-6

Ⅰ.①标… Ⅱ.①卢… Ⅲ.①急救 Ⅳ.① R459.7

中国版本图书馆 CIP 数据核字（2018）第 033234 号

标准化伤员

策划编辑：周国臻　　责任编辑：周国臻　马新娟　责任校对：文　浩　责任出版：张志平

出 版 者	科学技术文献出版社	
地 址	北京市复兴路15号　邮编 100038	
编 务 部	（010）58882938，58882087（传真）	
发 行 部	（010）58882868，58882870（传真）	
邮 购 部	（010）58882873	
官方网址	www.stdp.com.cn	
发 行 者	科学技术文献出版社发行　全国各地新华书店经销	
印 刷 者	北京虎彩文化传播有限公司	
版 次	2018年10月第1版　2019年12月第2次印刷	
开 本	889×1194　1/16	
字 数	563千	
印 张	16.25 彩插16面	
书 号	ISBN 978-7-5189-3975-6	
定 价	78.00元	

《标准化伤员》
编委会

主　编
卢英杰　李晓华　于　君　刘志强　赵向阳

副主编
潘　静　刘福勇　梁志强　肖春颖　田　野

编　者
（按姓氏笔画排列）

于　君	王　斌	王玉红	文　学
龙海燕	卢英杰	卢黎明	田　野
刘志敏	刘志强	刘海英	刘福勇
闫金星	安　琳	李洁亮	李晓华
肖春颖	张　宏	张　娟	张玉斌
张立敏	张彩霞	易顺崇	法淑春
赵向阳	郭晓玲	郭海霞	黄志华
梁志强	谢　方	潘　静	

前　言

现代社会，战争、自然灾害、交通事故、各种安全生产事件等，均会瞬时产生大批量伤员。在现场"医疗资源稀缺的环境"中，医疗资源不能满足所有伤员的需要，在危难关头，拥有一支训练有素的快速反应急救队伍（包括医护人员和"第一目击者"）第一时间进入抢救现场，组织自救互救，对于赢得时间、挽救伤者生命至关重要！

"第一目击者"是在现场为突发伤害、危重疾病的伤病员提供紧急救护的人，可以是现场伤病员身边的任何人（亲属、同事、EMS 救援人员、警察、消防员、保安人员、公共场所服务人员等），平时参加救护培训并获取培训相关的证书，在事发现场利用所学的救护知识、技能救助伤病员。

创伤现场救护首先要通过快速、简洁的检查对伤情进行正确判断。我们可以通过标准化伤员模拟不同伤型、伤情对相关人员进行批量伤病员检伤分类和紧急抢救的培训，提高快速反应和处置能力。

标准化伤员是由标准化病人的概念引申而来的，指经过标准化、系统化培训后，能够恒定、逼真地以复制方式准确表现同真实创（战）伤伤员近似情形的健康人，发挥模拟伤员、评估者和指导者 3 种功能，具备一致性、反复使用性和良好依从性等特点。针对创（战）伤的特殊性，模拟不同的情景模式，设计平（战）时均较易出现、病情复杂、危重且较容易误（漏）诊的标准化伤员模型，用于培训医护人员的快速反应及应急处理能力，进一步向社会拓展，将更多的人培养成"第一目击者"，使更多的人拥有危急时刻自救互救的知识和能力。标准化伤员的应用在紧急救治训练、演练和考核中发挥着重要作用，能有效增加教学训练的真实性，增强对伤员伤情发展不可预测性的判断，为救护人员创（战）伤救治能力、现场应变能力的提升，以及实战化训练提供了有力支撑。它不仅在应对重大灾害中有突出作用，更为军事训练及演习提供卫勤保障，为未来战争中伤员的救治储备力量，对培养平战结合的实用型人才具有重要的意义。

本书共分为 11 章，全面深入地阐述了标准化伤员的相关内容。前半部分系统地阐述了标准化伤员的基本概念，各国标准化伤员的发展简史，标准化伤员的范畴、应具备的素质及选拔等内容。后半部分详细地阐述了标准化伤员的基础培训知识、伤情处理救治、检查技能培训、伤情急救培训、化妆、表演、剧本等内容。

本书读者对象为广大医务人员、医疗机构及普通大众，可作为广大医学研究生、进修生、医学院校学生等工作和学习的工具书及辅助参考资料，也可作为社会大众自救互救培训参考资料。

本书在编写过程中，得到了多位同道的支持和关怀，他们在繁忙的医疗、教学和科研工作之余参与撰写，在此表示衷心的感谢。

由于时间仓促及编者自身专业水平有限，书中难免存在不妥之处和纰漏，敬请读者和同道批评指正。

编　者

目　录

第1章 绪 论

第1节 现代创（战）伤产生现状及特点

随着社会文明和经济的发展，创（战）伤不仅没有消失，反而与日俱增，并被称为发达社会疾病。世界卫生组织预测，2020 年，单是交通事故伤就会跃升至全球第 3 位疾病负担（包括死亡和残疾），而 1990 年仅为第 9 位。现代社会中，由于政治、经济等因素，局部战争不断，创（战）伤也变得更为复杂，救治更为困难。

一、现代创（战）伤产生现状及特点

（一）创（战）伤的定义

机械力作用于人体所造成的损伤，造成的组织连续性破坏和功能障碍称为创伤（trauma）。引用著名外科学家裘法祖的话，"研究创伤外科学"也就等于提高外科基础的全部知识。创伤外科学实际上是一部"外科学基础"。

所谓战伤（warwound），是指战时武器及战争环境直接或间接所致损伤。"间接损伤"是指爆炸性武器使工事、壕沟及建筑物倒塌而致的创伤，如挤压伤等。

（二）现代创（战）伤产生现状

在现代社会中，各种自然灾害、交通事故、恐怖袭击、意外伤害、生产安全事故等因素造成的创伤中，可产生短时间内成批量到达的大量复杂创伤的伤员；现代高技术战争中，高技术与常规武器的结合应用，使其命中率和杀伤率得到极大提高，尤其是远程打击的突然性和集中性，造成的破坏性更大，对于人员的伤害也更严重。产生的复合弹片伤、烧伤及爆炸冲击伤较多。如此产生的伤员伤类多，伤情复杂，伤势严重，给临床的救治与护理提出了更高的要求。

现代创（战）伤现场死亡人员中，有 70% 是由于抢救不及时而造成的"二次死亡"。若抢救及时，技术先进，方法得当，可以减少"二次死亡"。

（三）现代创（战）伤对救护人员的要求

1. 救援高速有效　创伤和战伤的救治过程大多是在现场或运动中进行的，这就要求施救人员高速、高效、高质量的进行，而且救治、医疗、护理、转送工作一体化。在高技术条件下，还要求救治采取联合方式，即军民联合、三军联合，建立多方位、多层次的救治网络，要求救治工作应全面协调。

2. 心态稳定，意志坚强　现场救援人员要有优良的意志品质，积极调整自己的心态，沉着冷静，知难而进，果敢坚定，争分夺秒，"快""准""稳"及时抢救伤员。同时要善于上下、左右、前后多方协作，密切配合，互相支持，形成团结战斗的整体；还要学会自我防护，最大限度减少有生力量的伤亡。

3. 掌握救援工具　为使伤员的全面抢救赢得宝贵时间，高技术的医疗手段和装备是必需的，如"伤情检测衣"、先进的"救生包"、"快速插管器械"。在担架上强化护理的"伤员生命支持及运送系统"，专门的"救生飞机""医院船"等高性能医疗设备为伤员提供了最好的医疗条件。但施救人员的专业化技能培训是保证救治工作正常有效进行的必要条件。

4. 开展自救互救　自救互救对减少伤亡，提高后续治疗效果，鼓舞士气，提高部队的战斗力均有很重

要的意义。在当今高技术条件下的局部战争，强调纵深全面打击，卫勤组织和保障人员的安全亦受到严重威胁，野战生存问题更加突出。自救互救的重要性已被许多国家军队所认识。美军尤其重视军职人员自救互救训练。"标准化伤员"是确立自救互救的战略思想，把自救互救训练作为一项战略任务并贯彻实施的基本保证。

二、我国现有急救人员现状

中国国际救援队，英文缩写为 CISAR（以下简称救援队），2001 年 4 月 27 日温家宝总理向救援队授旗，宣告中国国际救援队（对内称"国家地震灾害紧急救援队"）正式成立。救援队由中国地震局、武警总医院和解放军某工兵部队联合组建，是唯一国家级专业灾害救援队伍，目前共计 230 人左右。主要任务是赴国内外重大灾害现场开展搜索、营救、医疗救援、疫病防治和灾后重建等工作。它是一支多重领导、多部门参与、不同行业人员共存的队伍。

近年来，我国的急救体系也在不断完善，并取得了显著成效，但仍有待完善。在专业医务人员方面，现行的职业医师管理体系没有针对从事急诊急救，重症监护等急救相关领域的医生资质的管理要求。同时由于传统医学继续教育模式对急诊急救技术重视不够，使全体医务人员普遍存在着急救技能不规范的现象。目前，我国单纯的急救中心仅分布在北京、上海、天津、武汉、杭州等大城市。农村院前急救体系建设几乎空白。

未来我国将加强应急救援体系建设。完善应急管理体制机制，落实应急管理责任，提高应急反应速度和保障能力。建立健全省、市和重点县三级安全生产应急管理机构；建立健全政府部门之间，以及与解放军、武警部队的应激协调机制；建立和完善上下级之间的应急管理工作机制；建立和完善行业（领域）应急工作机制；推动全国六大区域矿山、危险化学品应急救援联动机制的完善；完善和规范救援队伍参与事故预防和隐患排查的工作机制；强化应急值守和事故救援现场指导工作。院前急救人员的规范化培训具有巨大的需求，"标准化伤员"的建立是规范化培训的必备条件和保障。

三、各国急救人员培训现状

（一）中国

意外伤害已成为危害人类健康的全球性公共卫生问题。我国每年因意外伤害死亡的患者约 70 万人，是居民死亡原因的第 4 位或第 5 位，也是 1~34 岁人群的首要死亡原因。

我国公众急救培训开展较晚，有关人士已经意识到开展培训的重要性，我国卫生部在 2011—2015 年全国卫生应急工作培训规划中指出，到 2015 年，城市居民急救知识覆盖率达到 80%，农村居民达到 60%。

加速在公众急救普及培训的探索和研究，急救要从现场开始的观念已逐渐被人们接受。各相关部门针对导游、机动车驾驶员、警务人员及其他特殊人群进行急救知识的培训日益增多，有效提高了公众的现场救护能力。还有其他很多地区也成立了专门的培训机构，持续对各级各类人员进行卫生救护普及培训，使更多的人掌握了现场自救互救的技能。存在的问题是：一方面，急救知识的普及率仍然显著不足，绝大部分城市的急救知识普及率不足 1%；另一方面，急救培训的方法需要标准化，目前承担急救培训的多为医院、急救中心和红十字会，在培训师资、培训教材、培训方法、培训对象和培训资质认定等方面都存在差异。

（二）德国

德国国土面积为 35 万平方千米，拥有 8240 多万人口，是世界第三经济大国。全国有 2400 个医院，病床有 66.5 万多张，每 1491 人拥有一张病床、3.5 万多名医生，约有 420 万名从事卫生工作的人员，卫生资金投入占国民生产总值 10.9%，而急救资金投入占国民生产总值 1%。

德国政府对急救医疗和救护服务尤为重视，联邦制定急救医疗法律，每个州根据自己州的情况制定州的急救医疗法律。联邦制定全国急救医疗法律；州作法律规定，并由第 13 厅负责法律的执行与落实；消防队为具体责任方，负责救护工作的协调与落实，并与其他急救组织承担方签署有关急救协议；承担方作具体的患者救治工作，承担方一般由市级医院、大学附属医院承担，负责后续抢救；其他承担方如红十字会、意外事故援救组织等都有具体的合同规定。

急救人员有急救助理和急救医师。有专门培训急救助理和急救医师的培训中心。

1. 急救助理 每辆救护车配备一名急救医师无必要，且费用高，一般配备急救助理，急救助理要经过年的专业培训，协助急救一定数量的患者，具备识别异常心电图、除颤、体外起搏、气管插管、静脉输液、常用药物使用、急症识别等，获得急救助理参加急救后，每年集中培训一次，以更新知识。

2. 急救医师 取得执业医师资格，3 年以上医院工作经验，1 年重症加强护理病房（ICU）工作经验，有足够能力应付急救，通过考核，可取得急救医师证书，以后还需每年参加一次急救培训，如不参加培训将取消资格。

3. 培训学校 人体模型、插管模型、监护设备、异常心电图、除颤等仪器设备，一应俱全，操作是否得当，一目了然。师资力量雄厚，考核标准科学，量化分数得当。

德国的医疗卫生设施先进，居民的健康有保障，急救医疗技术非常发达。正如国际医学界普遍的一种看法，"美国的手术成功率最高，日本的医疗器械最好，而德国的急救水平堪称一流。"

（三）美国

自 20 世纪 50 年代起，美国就开始对急救专业人员进行科学规范的现场救治培训。通过立法倡导公众普及心肺复苏术（CPR），对参与救治人员提供法律保障；将急救知识加入中小学教育计划，迄今已形成覆盖全国的阶梯式急救医疗网。

在美国，急救医疗服务体系是指为伤员和危急重症患者提供急救医疗服务的由社会资源和急救医疗工作者共同组成的网络化系统。

1973 年，美国国会颁布《公法 93-154，急救医疗服务条例》。该法的目的是在全国范围内发展全面的急救医疗服务体系，提高医疗服务质量，提供基础生命支持和高级生命支持，以降低病残率和病死率。该法规定在指定地区急救医疗服务计划时州政府必须在人才、物力和财力上给予支持，并提出以下要求：①建立和培养专业急救人员队伍，提供 24 小时服务；②医疗救护、消防和警察等公共安全机构要密切配合，建立急救中心通信系统，医疗救护、火警和匪警三警合一，全美统一 911 急救呼救电话；③救护车设备和人员符合相关规定；④做好急诊患者分流，提高医院急诊能力；⑤加强 ICU 建设；⑥公众参与决策；⑦保证患者随时得到必需的急救医疗服务，无论其是否有支付能力；⑧做好急诊病案保管和相互调用；⑨定期将检查评估情况向美国卫生教育福利部急救服务司汇报；⑩加强公众宣传教育；⑪制订重大灾害事故的急救医疗服务方案和计划；⑫与相邻地区签订协议以便及时有效地相互提供协作服务。从此，一个高效、立体、多层次的急救医疗服务体系在各州相继建立起来。

美国完成了立法程序，形成了全国急救医疗网。在专业人员方面，美国所有的医学院校都要求学生在进医院工作之前都必须经过美国心脏协会的培训，持有基础或高级生命支持证书，这样就保证了从事医务工作的人在遇到相关情况时的救治能力。在公众方面，1966 年美国心脏协会开始提倡在公众中普及心肺复苏初级救生术，规定警察、司机、消防队员、大中学校师生都必须接受心肺复苏和现场抢救、自救的培训。到目前为止，美国已培训了约 7000 万"第一目击者"，急救培训普及率达到 25%。

（四）日本

1963 年的日本《消防法》明确规定，急救患者的运送由消防机构负责。1964 年厚生省发布《确定急救医院的条令》，规定了急救医院及诊疗所必须具备的基本条件，建立了急救医疗设施申报告示制度，日本的急救医疗体系从此起步，开始在全国有计划地全面实施急救医疗计划。同年，厚生省设立急救医疗恳谈会，并提出了《急救医疗对策》。1977 年提出针对不同程度的急病、意外伤害等建立三级急救医疗服务网。1986 年消防法修改后，将急病患者也纳入急救车义务搬运对象。经过这一系列的变革，日本的急救医疗体系已基本形成，主要包括急救医疗系统、急救运送系统及急救情报系统。

日本的学生中急救培训普及率高达 92%。

（五）其他国家

瑞典大规模的公众培训开始于 1983 年，培训的基础是美国心脏协会的复苏指南，到目前为止，有 45% 的公众参加过心肺复苏培训。

澳大利亚把对志愿者进行的急救培训作为急救中心的培训任务，目前有 50% 的公众接受过急救培训。

四、医学院校急救教育现状

我国自 2015 年开始在高校开展急救培训，起到事半功倍的效果。由于受到主管部门的重视，很多急救培训被列为科研基金项目。例如，湖南省某高等职业技术学院对非医学类学生的急救知识与技能培训被列入湖南省科技计划项目；吉首大学利用公选课对非医学生进行急救培训被列入湖南省教育厅资助普通高等学校教学改革研究项目；重庆邮电大学对 118 名学生进行急救培训被列入重庆市教委重点研究资助项目；周涛等对大学生急救知识技能掌握情况的调查被列入江苏省卫生职业技术教育研究课题；谢诚诚等对 550 名大学生进行现场急救知识认知及需求情况调查被列入温州市科技计划项目；胡汝均等对 153 名新生的急救知识与技能调查被列入遵义市社会发展攻关项目。培训大多采取理论与实践相结合的方式，内容包括：心肺复苏 CPR 技术；创伤四大救护技术（止血、包扎、固定、搬运）；地震、溺水、火灾、车祸、食物中毒等突发事件的应急救护；常见急危重症的现场急救等。

上级主管部门及学校高层领导重视程度尚有待提高。尽管很多高校对大学生急救培训工作有了一定的认识，但总体的重视程度依然有待提高。已经开展急救培训的高校，均为小范围试点性开展，接受培训的学生相对高校庞大的学生队伍，其覆盖面、普及率尤显不足。开展培训的主体部门大多为学校医疗机构，而高校医疗机构相对来说人员力量薄弱，所以大面积、大范围地开展培训，需要得到高层领导的重视和支持，以及高校内部多个部门的协助。

重视师资队伍建设，调动学生学习的积极性。高校必须逐步建立起一支相对稳定的急救培训师资队伍，可以由学校医疗工作者、体育老师、辅导员、学生红十字会骨干等组成，逐年对学生普及急救知识和技能。辅导员和学生红十字会骨干参与急救培训工作，可能更能充分调动学生的学习积极性，提高参与率。

需投入经费，配置相应的设备。2010 年美国心脏协会（AHA）心肺复苏指南提出，心肺复苏的最佳教学模式是在导师讲解指导下，结合视频的同步技能训练教学。只有理论讲授无异于纸上谈兵，学生没有感性认识，且学习的积极性得不到提高，学校需配置安妮模拟人、止血带、三角巾、弹力绷带等教具，使学生能亲自动手操作，加深学习的效果与兴趣。心肺复苏技术中强调自动除颤仪（AED）的使用，我国大多数公众未接触过 AED，很多小的医疗机构也未配置，这就要求政府加大公共卫生投入，学习发达国家，在公共场所设置相应的急救设备，以提高公众的急救能力。

在校大学生年轻好学、活动面广、接受能力强，通过学习应急救护知识，不仅可在突发公共卫生事件中发挥"第一目击者"的作用，而且还是很好的知识传播载体。在大学生中普及应急救护培训，效果明显，投入较小，不仅能提高大学生应对突发公共卫生事件的能力，亦为社会增加了具备急救知识与技能的生力军。

第 2 节　第一目击者

一、现代救护

1. 现代救护的概念　现代救护是指在事发的现场，对伤病员实施及时、先进、有效的初步救护。在发病现场（医院外），几分钟、十几分钟，是抢救危重伤病员最重要的时刻，医学上称之为"救命的黄金时刻"。

2. 现代救护的特点　立足于现场，依靠"第一目击者"，才能不失时机地进行有效救护，体现救护新概念的理念和内涵。

3. 救援医疗服务系统（EMS）　它是具有受理应答呼救的专业通信指挥、承担院外救护的机构，如 120、110 等。

二、第一目击者

第一目击者是指在现场为突发伤害、危重疾病的伤病员提供紧急救护的人。第一目击者包括现场伤病员身边的人（亲属、同事、EMS救援人员、警察、消防员、保安人员、公共场所服务人员等），平时参加救护培训并获取培训相关的证书，在事发现场利用所学的救护知识、技能救助伤病员。

三、第一目击者的作用

（一）现场评估

在紧急情况下，通过眼睛观察、耳朵听声、鼻子闻味等对异常情况做出分析判断，遵循救护原则，利用现场的人力和物力实施救护。

在现场的巡视中，首先应注意可能对救护员本人、伤病员或旁观者造成的伤害及进入现场的安全性；其次是对各种疾病和损伤的原因进行判断；最后确定受伤者人数。在数秒钟内完成评估，寻求医疗帮助。

1. 评估情况　评估时必须迅速，控制情绪，尽快了解情况。检查现场包括现场的安全、引起疾病和损伤的原因、受伤的人数及自身、伤病员及旁观者是否身处险境，伤病员是否仍有生命危险存在，然后，判断现场可以使用的资源及需要何种支援、可能采取的救护行动。

2. 保障安全　在进行现场救护时，造成意外的原因可能会对参与救护人员产生危险，所以，应首先确保自身安全。例如，对触电者现场救护，必须切断电源，然后才能采取救护措施以保障安全。在救护中，不要试图兼顾太多工作，以免使伤病员及自身陷入险境。要清楚了解自己能力的极限，在不能消除存在的危险的情况下，应尽量确保伤病员及自身的距离，安全救护。

3. 个人防护　第一目击者应该根据现场情况和现有条件做好自己的防护工作。如戴口罩、穿雨衣、戴护目镜等。在没有现成器材的情况下，可以使用简易材料，例如，用毛巾、手帕捂住口鼻以遮挡烟尘；在裸露皮肤上涂驱避剂，扎紧裤脚、袖口、领口防止病媒害虫的侵扰；找一根木棒，可以用来挑开断落的电线、拦路的蛇虫，也可以用来测试水坑泥坑的深浅、试探毁损的建筑或交通工具的稳定性等。如现场事件超出自己的处理能力或有严重次生灾害的发生，第一目击者应在评估后第一时间请求救援，严密观察现场情况或根据专业救援单位指导进行相应操作，不得盲目冒进。

（二）判断危重病情

在现场巡视后对伤病员进行最初的评估。发现伤病员，尤其是处在情况复杂现场，救护员需要首先确认并立即处理威胁生命的情况，检查伤病员的意识、气道、呼吸、循环体征等。当完成现场评估后，再对伤病员的头部、颈部、胸部、腹部、骨盆、脊柱、四肢进行检查，看有无开放性损伤、骨折畸形、触痛、肿胀等体征，有助于对伤病员的病情判断。还要注意伤病员的总体情况，如有表情淡漠不语、冷汗、口渴、呼吸急促、肢体不能活动等变化为病情危重的表现；对外伤伤病员还应观察神志不清程度、呼吸次数和深浅、脉搏次数和强弱；注意检查有无活动性出血，如有则立即止血。严重的胸腹部损伤，容易引起休克、昏迷甚至死亡。

（三）紧急呼救

1. 呼救电话须知　使用呼救电话，必须用最精炼、准确、清楚的语言说明伤病员目前的情况及严重程度，伤病员的人数及存在的危险，需要何种类急救。①报告人的电话号码与姓名，伤病员姓名、性别、年龄和联系电话。②伤病员所在的准确地点，尽可能指出附近街道的交汇处或其他显著标志。③伤病员目前最危重的情况，如昏倒、呼吸困难、大出血等。④突发事件时，说明伤害事件性质、严重程度、受伤人数。⑤现场所采取的救护措施。⑥不要先放下话筒，要等EMS人员先挂断电话。

2. 一人救护时，意识丧失者应先进行 2 min 的基础心肺复苏，然后打电话呼救。大量资料表明，任何年龄的外伤或药物过量或呼吸停止患者，都会受益于在通知 EMS 前接受的 2 min 的心肺复苏。

（四）现场挽救生命的原则

1. 首先保持镇定，沉着大胆，细心负责，理智科学地判断。

2. 评估现场，确保自身与伤病员的安全。

3. 分清轻重缓急，先救命，再治伤，果断实施救护措施。

4. 可能的情况下，尽量采取减轻伤病员的痛苦等措施。

5. 充分利用可支配的人力、物力协助救护。

（五）现场救护的"生命链"

"四个早期"：早期通路、早期心肺复苏、早期心脏电除颤、早期高级生命支持。

（六）现场急救应采取的初步措施

1. 初步检查患者神志、呼吸、血压、脉搏等生命体征，并随时观察其变化，5 min 观察一次。

2. 必须保持患者的正确体位，切勿随便推动或搬运患者，以免病情加重。

3. 采取相应的措施进行初步急救。

4. 清理楼道、走廊，移除影响搬运患者的杂物，方便急救人员和担架的快速通行。

5. 待救护车到达后，应向急救人员详细地讲述患者的病情、伤情及发展过程、采取初步急救措施，以保证急救的连续性和完整性。

第 3 节　标准化伤员的产生

一、标准化病人

（一）标准化病人的概念

标准化病人（standardized patients，SP），又称为模拟病人（simulate patients），指那些经过标准化、系统化培训后，能准确表现病人的实际临床问题的正常人或病人。"标准化病人"最先是在 1968 年由美国的 BARROW 提出，被美国、加拿大等国家的医学院校广泛地用于临床医学教育、考核和研究中。我国从 1993 年开始，由九江医学专科学校、华西医科大学、浙江医科大学、北京协和医院、沈阳医科大学等少数医院和高校在学生临床考试中引进 SP 技术。但是，由于 SP 的使用需要较多的人力、物力、财力的投入，该技术在我国高等院校医学教育中尚处起步阶段。与其他完整的测验方法不同，SP 本身不是一种独立的考试方法，它通常是许多临床能力评估方法中的一部分。

（二）标准化病人的优缺点

1. 标准化病人的优点　SP 的优点可以归纳为以下几点。

（1）SP 克服了以往临床教学或测验中难以找到具有针对性的病例的问题，SP 可以根据需要使用，提高了测验的有效性。

（2）每个考生都可以面对同样的病人和问题，提高了评估结果的可靠性。

（3）SP 可以作为评价者对受试对象做出更加合理的评判，这是以往任何测验手段所不能做到的。

（4）SP 的考试手段可以有效规避医学考试中涉及道德伦理方面的问题。

（5）省略了考官参与观察和评分，节省了考试的开支。

（6）SP 考试方法更接近于临床实际。

2. 标准化病人的缺点　训练"演员病人"要有大量的资金和时间的投入，训练成本比较高。

（三）标准化病人的培训阶段

SP 的训练是根据实际病人的病历，训练要采用各种技术，以帮助"演员"身临其境。通常培训一个 SP 需要经过以下几个阶段。

1. 设计病历。

2. 训练受训者表演。训练不仅要围绕病历的内容，也要注意病人的感情，受训者要根据培训教师的要求以不同的方式接受训练。

3. 受训者如何进行评估和提供反馈。

4. 实际模拟。

二、标准化伤员

（一）标准化伤员的概念

标准化伤员（standardized wounded soldier，SWS），是由标准化病人（SP）的概念引申而来，意指经过标准化、系统化培训后，能够恒定、逼真地以复制方式准确表现同真实战伤伤员近似情形的健康人，发挥模拟伤员、评估者和指导者 3 种功能，具有一致性、反复使用性和良好依从性等特点。

培训标准化伤员的最终目的就是将更多的普通人群培训成"第一目击者"。

（二）标准化伤员的特点

标准化伤员是一个新兴的职业，相对于以前的临时模拟伤员来说，对其职业素养和心理品质都有了较高的要求。

1. 标准化伤员的职业特点

（1）熟知检伤分类知识。

（2）具备一定的表演及模仿能力。

（3）良好的口头表达能力、沟通技巧和责任心。

（4）良好的记忆力、注意力及体力。

（5）具备无菌观念、爱伤观念和敌情观念。

（6）表演忠实于案例。

（7）守时。

（8）心理健康，具有一定的应激调控能力。

2. 标准化伤员应具备的心理品质

（1）性格结构：性格特征对于从事教学辅助职业是十分重要的，特别是作为一名标准化伤员，他不仅直接关系到教学培训工作的效果，而且关系到改变救援观念、培养什么样的急救人群的根本性问题。性格特征在标准化伤员的整个职业生涯中始终起着核心作用。能力有互补性的特性，性格特征如何，对能力的补偿有重大作用。标准化伤员的性格结构，主要包含如下几个方面。

1）热爱教学工作，忠于职守：标准化伤员应该对教育事业充满热爱，为自己能够参与为急救队伍培训人才而自豪，而不仅仅只是把它当作一份工作。

2）胸怀宽广，乐于奉献：标准化伤员在培训的过程中，工作时间长，多次重复同一表演内容，在接受学生查体触碰时可能有受伤害的危险，为完成培训任务需要做出一定的牺牲。标准化伤员应理解自己的工作任重而道远，深知自己的存在价值，不为鸡毛蒜皮的小事而计较，不为个人恩怨是非所伤神，遇到挫折和不顺心的事时，能够自我调解，始终保持朝气蓬勃、乐观向上的精神。

3）办事认真，一丝不苟：标准化伤员的工作就是要求恒一性，要严格遵守剧本，一点儿不得改动。所以标准化伤员必须具备很强的原则性、科学性和责任心，表演认真负责、一丝不苟。

4）为人忠厚、谦虚谨慎：标准化伤员的为人要实实在在的，谦虚谨慎，忠厚正直。同事之间以诚相待，友善和气，讲究礼貌，尊重他人，给人一种"可亲、可敬、可学、可交"的美好形象。

（2）能力结构：人的能力结构是与其有关的多种心理品质的复合。从训练的实践来看，标准化伤员的能力结构应有两个方面，一是一般能力，二是特殊能力。具体来说，主要有以下几点。

1）灵敏而准确的感知能力：培训中，几乎没有一个动作是能离开感知觉来完成的，同时几乎所有的感知觉器官都参与了工作，感知能力在飞行能力结构中具有"首当其用"的地位。它为思维判断、操纵等活动不断地提供信息。

2）良好的注意能力：培训中任何时候，都必须对自己的运动状态及表演现场有关的情景一目了然，十分清楚。注意是了解培训中信息的窗口和门户，是正确实施操作的前提和依据。良好的注意能力是指注意的范围要广，注意的稳定性要强，注意的分配要全面、正确及注意的转移要灵活、迅速等。

3）出色的记忆能力：培训中的记忆有三个特点：一是不能停顿下来长时间地识记和回忆；二是没有查阅较多资料的可能；三是一些在幽静的课堂或练习场上聚精会神、心平气和地识记的知识、技能；要在现场嘈杂混乱、心情不平静、注意力紧张且承受较大负荷等情况下进行，干扰很大。这就要求标准化伤员要有出色的记忆能力、识记的量要大、速度要快，保持的持久性、再现的准确性及记忆的准备性要好等。

4）敏捷有效的思维能力：标准化伤员的思维、判断是和培训活动同时进行的，是不可分割的一个联结过程。由于培训活动的连续性，标准化伤员必须对随时出现的情况积极地进行思维判断和估计出现的种种可能，并摒弃那些不切合实际情况的决定，采取果断的措施。

（三）标准化伤员的作用

1. SWS作为伤员施救者依据"一看、二问、三摸、四查"的方法对SWS进行检伤分类（"一看"即看伤病员表情、看伤票、看伤标；"二问"即问伤员的负伤地点、致伤原因、时间、伤后急救情况，昏迷伤员问同行轻伤员或护送人员；"三摸"即摸伤员负伤部位、皮肤温湿度；"四查"即测脉搏、测血压、查负伤部位初步处置是否妥当），填写伤票或"改进型战伤等级标识"，进行必要的紧急处置，确定后送方式。一人操作，其他人观看。检伤分类结束后，首先由操作者进行自我评价和相互评价，再由SWS进行评价和指导。

SWS在接受体格检查时，要被动顺从、不厌其烦，不能使用医学术语，不能给予任何暗示。

2. SWS作为评估者和指导者要求能根据充当标准化伤员的感觉和观察判断，独立地对每个施救者的训练情况按照一致的评分项目和标准，尽可能给予公平而客观的评价。一旦训练完毕，迅速填写评估表，并且依据评分标准进行反馈和指导。指出各种细节和存在的问题，纠正错误，指导施救者正确的做法，教会施救者如何面对"伤员"。SWS要能够单独对施救者进行正面有效的反馈，尽可能多的提出有用且能促进其学习的回馈意见。对于施救者无法完成的事项，不要过多地给予负面回馈，也不要挑小毛病；若施救者注意力不集中或烦躁时，应停止培训。

（四）标准化伤员的优缺点

1. SWS的优点　①通过这种新型培训方式能使施救者形成深刻印象，能较好地体会检伤分类的过程。②克服了以往训练中难以找到真实伤员的问题，增加了施救者接触伤员的机会，使施救者有更多的练习机会。③每个培训施救者都可以面对同样的伤员、同样的问题和标准化评分，提高了评估结果的可靠性；可对受试对象做出更加合理的评判。④SWS亲身体会施救者检伤分类的手法和流程，可以逐一纠正错误，提供教学指导；对施救者观察伤情、问诊、检体技能进行正规训练，确立标准模式。⑤采用医护人员培训SWS，解决了训练"SWS"要有大量的资金和时间投入，训练成本较高的问题。

2. SWS的缺点　由于培训时间有限，可培训和模仿的创（战）伤种类和症状也是有限的，且体征不易模拟；SWS扮演的都是"典型"伤员，而现场所遇伤员的情况并不都是典型的；因为时间、经费及安全问题，有时SWS只能模拟创（战）伤的主观部分，而难以模拟其客观表现。SWS个体差异及扮演的逼真性和恒定性变化易导致标准化、规范化程度改变，这些问题在SWS连续工作时尤其明显等。

（五）标准化伤员的意义

通过SWS进行培训，可以给施救者战伤检伤分类培训提供统一病例和标准化评分，结合SWS提供的反馈信息，可以客观公正地对培训效果进行评分，使施救者真正发现自己的不足，在培训现场纠正错误，达到培训的真正目的，掌握知识。应用SWS还能够评价许多笔试不能评价的技能，如爱伤观念、敌情观念的表现，沟通技巧，体检的手法等。实践证明，SWS应用于施救者战伤检伤分类的培训与综合演练，方法科学实用，切实可行。

由于培训普通人作为SWS时间长、成本高，所以下一步我们考虑要进行培训医务人员或医学院校的学生作为SWS的尝试，这样不仅可以帮助施救者熟记检伤分类的有关知识的操作技能，极大地促进其自身的学习，而且通过施救者间的相互学习与指导，使学习活动延伸到了课外，形成互动式的良性培训模式。

第4节　标准化伤员的分类

一、伤员伤情分类原则

伤员伤情分类（classification）的一般原则有以下几方面。

1. 按致伤的社会属性分类可分为战争行动、自然灾害、交通事故、恐怖袭击、意外伤害、生产安全事故等。

2. 按致伤原因分类可分为擦伤、撕裂伤、刺伤、切割、挫伤、火器伤、冲击伤等。

3. 按受伤部位、组织器官分类区分为颅脑、胸、腹、泌尿生殖、脊柱脊髓、骨盆、四肢、周围神经、血管、复合损伤等。

4. 按伤后皮肤是否完整分类区分为闭合性创伤（closed injury）、开放性创伤（open injury）。

二、各专科常用的伤情分类

各专科常用的伤情分类详见附录 A。

第 2 章　标准化伤员的选拔

标准化伤员（staildardized wounded soldier，SWS），是指经过标准化、系统化培训后，能够恒定、逼真地以复制方式准确表现同真实战创伤伤员近似情形的健康人。经过专门培训的标准化伤员，可以用于现场救护参与人员的训练，全面训练和评价医护人员检伤分类、紧急治疗、医疗护理的能力，从而有利于救护分队医务人员战创伤救治能力的培养。

第 1 节　标准化伤员的选拔原则

标准化伤员在培训中发挥着模拟伤员、评估者和指导者的作用，其表现直接影响培训效果，所以参加选拔者必须满足以下条件。

一、必须能够自主支配时间

标准化伤员从参加培训到参与教学活动、考核等，需要的时间比较多，且不固定，所以要求其必须有宽裕的时间，或其他活动的时间不能与上课的时间相冲突。

二、学历不能太低，具备一定的理解和接受能力

标准化伤员的培训、以后每一次具体的救护训练，都需要根据演练背景、内容及伤情设置，在组训者的指导下，完成新的学习内容。因此，参选的人员，应具备一定的文化素养，特别是要有一定的理解、接受能力，能够快速地掌握演练中设置的伤情及评分标准，以应对不同训练内容的需要。

三、具备一定的表演和表达能力

标准化伤员需要按照导演的要求，按照演练流程，逼真地表现与所设置伤情相符的表情、动作、姿态、声音，同时具备一定的随机应变能力。训练过程中，标准化伤员需要回答医护人员的各种问题，以及通过主动的提问来引出预设的训练科目，训练结束时需要向参演人员及导演组反馈训练中存在的相关问题，因此，必须具备较强的语言表达能力。

四、记忆力要好

标准化伤员需要记住相关的基本知识、考核点、病例和剧本，如果记忆力差，则很难应对和做出反馈。

五、具备良好的沟通技巧

标准化伤员在进行面谈及检查时要能够很专注，在面谈结束后，能够正确回忆学生的表现，并记录于事项清单。此外，还必须直接给予学生回馈意见。标准化伤员也可用于医患沟通方面的培训。

六、责任心强，心理稳定，具有较强的体力和服从意识

参加训练的标准化伤员可能需要在导演组的授意下，反复表演不同的伤情、伤类，特别是一些需要表

现特殊体位的伤员，长时间保持一定的姿势，要求其有较好的体力，能够保证训练的顺利完成。标准化伤员必须在一段时间内重复演出数遍，而他每一次的表现都必须完全相同。所以要求标准化伤员必须心理稳定，具有很强的责任心和很好的服从意识。对重复表演不厌烦，能接受参训人员的碰触及检查，做到有问必答，不问不答，完全体现导演组的意图。还要做到守时、可靠，参训时间有保证，可充分满足培训和考核的要求。

第 2 节 标准化伤员的选拔程序

一、确定选拔方向

组织部门应根据训练需要确定选拔人员的性别、年龄、人数及其他要求。

二、发布招聘信息

国外 SP 的招募主要通过从事 SP 工作者的自我宣传，即所谓"SP 的口口相传"。也可以通过当地报纸的广告、大学校园里的通知及电梯旁的小招贴等形式来进行 SP 的招募。当需要招募青少年或老年人等特殊群体时，则在学校或老年中心等处进行宣传。在国内，一些单位主要通过报刊和电视台等新闻媒体进行宣传，规模较大，优点是短时间可以聚拢相当数目的志愿者；也有的单位是小范围宣传、招募、精心培育，优点是成本低、淘汰率低、队伍稳定且成长速度快。部分医学院校招募学生作为标准化病人或标准化伤员（简称 SSP 或 SSWS）。

通知时应当明确说明对标准化伤员候选者的要求、责任、权利和义务，以及训练的时间、地点及其可能扮演的角色。要特别强调，标准化伤员所做的工作对救护训练的重要意义。

三、初步筛选

由熟悉救护训练的组织者、救护专家、标准化伤员的培训教师对申请者进行书面资料的评审。评审中应当注意：标准化伤员需要具有很好的奉献精神，以经济利益或政治利益为目的的申请者不是适宜的标准化伤员候选人；应当基本符合标准化伤员的选拔条件，对于有教学经验和演出经验的申请者可以优先考虑。根据具体的训练任务，可以从不同的来源群体中，选拔一定比例的候选者，这样可以使训练和考核更加全面。

四、心理评估

通过初筛的应试者参加心理评估。心理评估是以心理学的技术、方法和工具为主获得信息，对个体的心理状态、行为等心理现象作全面、系统和深入的客观描述、分类、鉴别与诊断的过程。其目的在于发现应试者心理活动现在的/潜在的健康问题；了解被评估者心理特征，作为选择沟通方式的依据；评估个体压力源，压力反应及其应对方式，对其常见心理问题进行量化和分级，以制订有针对性的培训计划。

心理评估采用全国统一的预征对象心理检测软件，该软件分为高中、初中两个版本，采用微机机上检测，操作只使用小键盘 0~9 十个数字键，对计算机基础无要求。检测内容分为智力检测和心理检测两大类，主要测试预征对象的快速运算能力、观察判断能力、分析归纳能力、逻辑思维能力和是否存在心理障碍几个方面。检测分为机检和人工访谈两部分，机检结果分 1、2、3 三个，结果为 1 为机检合格，2 为智力缺陷，3 为心理缺陷，机检合格既为检测合格，结果为 2 或者 3，或者 2、3 两项者为机检不合格。有时也穿插应用明尼苏达多相人格测试表（MMPI）和艾森克人格问卷（EPQ）。

心理健康的标准：有充分的适应力；充分了解自己，并对自己的能力作恰当的评估；生活目标能切合实际；与现实环境保持接触；能保持人格的完整与和谐；具有从经验中学习的能力；能保持良好的人际关系；适度的情绪发泄与控制；在不违背集体意志的前提下，能做有限度的个性发挥；在不违背社会规范的情况下，个人的基本需求能恰当满足。

五、面试

对通过初步筛选和心理评估的候选人要组织面试。面试是直接了解候选人的最佳途径。应当由训练的组织者、标准化伤员培训教师担任面试官。面试过程中，了解应聘者参加该工作的意图、对救护训练的看法、是否具有奉献精神等。通过交流与观察，有意识地了解应聘者的语言表达能力、沟通能力、模仿能力、理解能力、接受能力及表演能力。同时，还应当注意应聘者的身体状况，以保证其能够适应反复扮演伤员的工作。

六、体检

标准化伤员经录用后，由用人单位安排在指定的县级以上综合性医院进行集体体检。医院要切实负起责任，选拔业务精湛、作风过硬的医务人员从事体检工作。主检医师应具有副主任医师以上专业技术职务任职资格。负责体检的医务人员要坚持原则，严格执行体检标准。主检医生要根据体检情况得出体检结论。体检医院要加盖公章。

在体检中遇到疑难问题时，承担体检工作的医院要妥善处理。对于难以确诊的疾病，医院可组织专家做进一步的检查。用人单位和应试者对体检结论有疑问时，允许提出复检要求。复检要求应在接到体检结论通知之日起 7 日内提出。复检只能进行一次。体检结果以复检结论为准。

用人单位和体检医院要按照规定的程序和要求做好体检工作，并对应试者的体检结果保密。参加体检的人员应当如实填写相关信息并回答有关询问。对于弄虚作假，或者隐瞒真实情况，致使体检结果失实者，不予录用或取消录用。

体检项目合格标准参考 2017 年 1 月 1 日起实施的《公务员录用体检通用标准（试行）》（人社部发〔2016〕140 号修订）（详见附录 B）。因剧本内容及培训需要有特殊需求的情况除外。

七、培训

用人单位对拟聘用人员进行培训和考核，在培训过程中，每一阶段进行阶段性考核，优胜劣汰，最终胜出者作为固定的 SWS，用于对临床急救人员和社会"第一目击者"的培训、指导及考核。用人单位向其颁发聘书，聘期一般为 2 年。

第 3 节　标准化伤员的权利与责任

一、标准化伤员的权利

1. 被尊重的权利　在教学活动中，SWS 与被培训者既是师生也是伙伴，教师及学生须尊重 SWS，尊重其人格尊严不受侵犯。不得对 SWS 实施语言暴力、恶意肢体接触等行为，在接触 SWS 前，教师及学生须当面戴清洁的手套、口罩、帽子。

2. 按劳取酬的权利　根据扮演标准化伤员的次数、质量，给予相应的报酬或物质奖励。

3. 保护自己隐私的权利　用人单位建立并妥善保存 SWS 档案，保护好 SWS 个人隐私，在教学活动中不使用 SWS 真实姓名，用编码代替。

4. 享有健康体检权利用人单位定期对 SWS 进行健康体检，对规定之内的疾病予以免费进行治疗。

二、标准化伤员的责任

1. 服从用人单位统一安排，参加相关知识培训及考核是 SWS 义不容辞的责任。

2. 严格守时的责任　SWS 须在用人单位指定的时间、指定的地点参加培训；考试时，SWS 有责任在约定的日期按时到达，若不能前来则应提早请假并确定有其他标准化伤员代替。在进行考试时，SWS 必须严格遵守考试时间，在指定的时间内完成回馈，按时结束考试。

3. 忠实于病例的责任　在培训过程中须严格依照标准化伤员病例的要求进行训练；考试时，SWS 必须熟悉自己所扮演的角色，且依照训练时的指示来表演。绝不可自行更改、删除或增加症状或者其他经历。若对剧本内容有疑问时，必须请教训练教师。

4. 适当反馈的责任　考试时，SWS 有责任提供有用且能促进学生学习的回馈，对于参加考试的学生无法进行的事项，不予负面回馈，亦不得对参加考试的学生进行提醒或暗示。若参加考试的学生行为失当、怀有敌意或情绪异常，SWS 须向负责教师汇报，不得自行处理。

5. 保密的责任　在未经负责教师允许时，SWS 不得将自己所表演的病历告之他人。

第 3 章　标准化伤员的培训计划

第 1 节　标准化伤员培训计划

一、标准化伤员培训的目的

众所周知，和平时期的一些突发事件、自然灾害、各种重大事故及战争等常常导致批量伤员的产生，在这种危难关头拥有一支训练有素的快速反应急救队伍进入第一抢救现场，对于赢得时间、挽救患者生命、提高伤员的抢救成功率及生命质量至关重要。如何在日常医疗工作中训练一支面对批量急危重症、伤情复杂的伤员而临危不乱、快速反应、有效施救的医护人员队伍，这对于所有医疗机构都是一个挑战。医院，时刻肩负着和平时期抢险救灾及各种军事、非军事活动的卫勤保障工作，培训标准化伤员，用于医护人员的快速反应能力的培训，这种应急救护的训练必不可少。同时也可以广泛用于将普通民众作为"第一目击者"的培训。

二、标准化伤员的培训目标

1. 根据培训时间长短和掌握知识的多少将标准化伤员分为初级、中级和高级 3 个层次，上级伤员可以承担部分下级伤员培训的指导、监督和考核工作。

2. 了解培训意义，培养职业自豪感。

3. 熟知检伤分类知识。

4. 培养良好的模仿能力、表达能力与沟通技巧。

5. 扎实的临床基础知识与基本操作技能，熟练掌握现场急救技术（便于判断、评价及指导急救人员的操作）。

6. 掌握不同伤情的化妆技法与表演技巧。

7. 培养责任心与受伤观念、敌情观念。

8. 熟记剧本，忠实剧本，掌握各自扮演角色各专科伤势的不同临床特点。

三、标准化伤员的培训安排

（一）培训时间安排

1. 培训阶段　根据对初级、中级和高级标准化伤员的不同要求，将总课时分别安排为 64、96、160 学时。

（1）初级标准化伤员　课时安排为 64 学时，其中包括：①创（战）伤基础知识及检伤分类培训 20 学时；②物理查体技法培训（含操作）8 学时；③急救技能培训（含操作）8 学时；④化妆基础理论及伤情化妆操作 4 学时；⑤表演基础知识培训及命题训练 4 学时；⑥理解剧本 4 学时；⑦角色适应性训练 4 学时；⑧情景模拟现场合练 8 学时；⑨考核 4 学时。

（2）中级标准化伤员　课时安排为 96 学时，其中包括：①创（战）伤基础知识及检伤分类培训 24 学时；②物理查体技法培训（含操作）12 学时；③急救技能培训（含操作）12 学时；④化妆基础理论及伤情化妆操作 8 学时；⑤表演基础知识培训及命题训练 8 学时；⑥理解剧本 8 学时；⑦角色适应性训练 8 学时；⑧情景模拟现场合练 12 学时；⑨考核 4 学时。

（3）高级标准化伤员　课时安排为 160 学时，其中包括：①创（战）伤基础知识及检伤分类培训 24 学时；②物理查体技法培训（含操作）24 学时；③急救技能培训（含操作）24 学时；④化妆基础理论及伤情化妆操作 12 学时；⑤表演基础知识培训及命题训练 12 学时；⑥理解剧本 16 学时；⑦角色适应性训练 20 学时；⑧情景模拟现场合练 20 学时；⑨考核 8 学时。

2. 考核阶段　每一阶段培训结束后进行考核；成绩合格者留用，不合格者淘汰。

3. 总结改进　每一阶段考核后时针对存在问题，逐一进行改进。

4. 实际应用　将经过培训、考核合格的 SWS 应用于医务人员和"第一目击者"的培训，并对其沟通方式、问诊技巧及项目、查体手法、急救技术等进行评估及指导。

5. 参训人员考核　将 SWS 应用于医务人员和"第一目击者"的考核，由 SWS 根据参训人员的现场表现评分。

（二）培训方式

1. 理论学习及技能操作　包括充分认识培训意义，掌握检伤分类知识，沟通技巧培训，系统学习病史询问的方法及项目和相应内容及批量伤员急、危、重及常见症状的相关医学理论知识，化妆表演基础知识，要求受培训的 SWS 熟悉掌握，便于将来对医务人员和"第一目击者"进行评估和指导。

2. 熟记病史阶段　由教师制定出不同伤情所可能涉及的受伤史询问项目、伤员症状、阳性体征等，根据伤情需要编写的剧本（病例）人手一册。培训 SWS 的教师先作为患者进行初步演示，再让 SWS 熟记各自病例的受伤史及症状、阳性体征表述方法，要求 SWS 能熟练牢记各项目内容。

3. 病情模拟阶段　培训教师训练 SWS 进一步掌握所扮演伤员的角色，由于所模拟外科伤病都是创（战）伤常见且病情较急，为了能够更逼真的演示，培训 SWS 时要求他们在提供病史过程中运用沟通技巧，加入真正伤员所常见的一些情绪和表情，如急躁、责问、痛苦、虚弱、缄默甚至拒绝合作等，考察参训人员的应变能力。熟知急救人员进行救治时，正规的查体顺序、内容及手法并能对其进行评估及指导，同时逼真模拟各病例应具备的阳性体征（如触痛、反跳痛等）。这种演示能真实地反映出急救人员与伤者沟通交流的技巧，最终使 SWS 能够逼真的演示所扮演的伤者。

（三）课程设计

1. 理论课为传统授课方式，由负责培训的教师根据培训目标设置理论课程讲授。

2. 演示、讲解　由教师根据剧本进行模拟演示后由 SWS 个人理解、熟悉、掌握各自的病例，熟记病史。

3. 实际操作课程　由 SWS 模拟受伤时不同情境模式，经过精心设计、化妆等，充分演绎不同伤情，培训教师进行指导、点评。

4. 实际应用　将各培训阶段考核合格者用于急救人员的培训及考核，对其进行评估、指导及考评。

（四）授课教师

1. 聘请驻地医学院临床技能培训中心教授任教。

2. 请各专业临床经验丰富的高年资医师任教。

3. 上级 SWS 可以指导下级 SWS 的培训。

（五）训练场所

1. 理论教学场所　会议室或多媒体教室，可充分利用网络及多媒体等教学手段。

2. 实际操作教学场所　医学院临床技能培训中心实验室，模拟训练场，必要时开展野外培训。

（六）评估训练成果

1. 依照训练目标评估训练结果。

2. 制定 SWS 量化考核标准，对所培训的 SWS 进行阶段考核，由专业人员对 SWS 进行评估，优胜劣汰。

3. 制定以 SWS 为依托的急救人员训练及考核标准，利用 SWS 对急救人员进行应急反应培训及考核。

4. 制定改进方案　根据考核结果，总结培训中存在的问题，逐条整改。

第 2 节　标准化伤员培训考核标准

标准化伤员培训完成后，经量化考核 3 次成绩均为优秀或良好者可用于医护人员的培训；合格或不合格者重新进行培训及考核，直至考核成绩为良好或优秀方可用于医护人员和"第一目击者"的培训。若经反复培训后考核仍不合格则取消其作为 SWS 的资格。标准化伤员量化考核标准见表 3-1。

表 3-1　标准化伤员量化考核标准

项目分类		优秀	良好	合格	不合格
基础知识（30 分）	创伤分类及其评分系统（5）	5	4	3	<3
	创伤的修复及其影响因素（5）	5	4	3	<3
	创伤的诊断及救治原则（5）	5	4	3	<3
	战伤救治原则及火线急救（5）	5	4	3	<3
	战伤分类检伤知识（5）	5	4	3	<3
	应急救治知识（5）	5	4	3	<3
化妆与表演（30 分）	面部化妆（5）	5	4	3	<3
	伤部化妆（5）	5	4	3	<3
	主诉及症状忠于病例（5）	5	4	3	<3
	语气语调（5）	5	4	3	<3
	动作和姿势（5）	5	4	3	<3
	表情与反应（5）	5	4	3	<3
综合素质（40 分）	沟通技巧（5）	5	4	3	<3
	时间观念（5）	5	4	3	<3
	记忆力（5）	5	4	3	<3
	体力（5）	5	4	3	<3
	标准化体格检查（5）	5	4	3	<3
	快速检伤（5）	5	4	3	<3
	快速诊断（5）	5	4	3	<3
	急救手法（5）	5	4	3	<3
合计（分）	100	≥90	80~89	60~79	<60

第4章 常用检伤分类方法与标识

第1节 国内外常用检伤分类方法与标识

任何事故或其他意外事件导致创伤性损伤的情况下，救援人员必须确定哪些严重损伤的伤员最危险，并须根据伤部、伤因、伤型、伤势的不同确定损伤性质、救援手段、伤员流向和后继的相关治疗，这种决策过程就是我们所知的"现场检伤分类"（field triage）。不同国家和地区的现场检伤分类的方法也不尽相同。

一、START 程序

START 为 simple triage and rapid treatment 的缩略写，是国外处理大规模伤亡（MCI）事件的常用程序，该程序要求急救员（EMT）或医务人员依据伤员呼吸、循环和意识 3 方面的情况，对伤员进行快速分类。START程序使用统一的分类卡片，用 4 种颜色标记伤员，分别是：死亡组（黑色），代表不可挽救的伤员；紧急组（红色），需要紧急处理的伤员；延期组（黄色），可以延迟处理的伤员；轻伤组（绿色），能够走动的伤员。START 的评估程序是：①判断呼吸：评估呼吸次数和是否存在呼吸困难。若伤员没有呼吸，检查口中是否有异物，去除异物；摆正头位，评估有无颈椎伤。如果以上措施不能使伤员恢复呼吸，贴上"黑色"卡片；若呼吸次数>30 次/min，贴上"红色"卡片；若呼吸次数<30 次/min，继续评估循环状况。②判断循环：评估循环状态最好的指标是毛细血管充盈试验。若毛细血管充盈试验>2 s，提示伤员循环不足，贴上"红色"卡片；若<2 s，继续评估意识状态。如果毛细血管充盈试验无法测到，则触摸桡动脉搏动，若触不到桡动脉搏动，收缩压往往低于 80 mmHg。在评估循环情况的同时应进行及时止血，可使用指压法或抬高肢体控制明显的外出血；可利用轻伤组伤员协助止血。判断意识：对呼吸、循环基本正常的伤员判断意识状态。救护者要求伤员做几个简单的动作，如"闭上和睁开眼睛"或"握紧我的手"，若伤员不能遵嘱行动，贴上"红色"卡片；若伤员可以遵嘱行动，贴上"黄色"卡片。

注意：每位伤员评估的时间不要超过 60 s，当所有伤员分类结束后才能开始处理。此程序易学易记，尤其适用于 MCI 现场，可以最大限度地提高救治效率。

二、国际红十字会伤员分类法

国际红十字会曾用过一种方法进行伤员的快速分类，在伤员的额部用数字 1、2、3 和 4 标记，"1"表示伤员需要立即手术；"2"表示伤员存活的希望很小；"3"表示伤员需要手术，但可以稍延迟；"4"表示伤员不需要手术。其处理的优先次序是 1、3、4 和 2 中存活的伤员。此方法简单易行，很适用于 MCI 的场合。

三、神志昏迷状况等级判定

为临床上常用的格拉斯哥评分法（GCS），格拉斯哥昏迷记分共有 3 项内容：睁眼反射、语言反应和运动反应。其中睁眼反射分为 4 级：自动睁眼 4 分，呼唤睁眼 3 分，刺痛睁眼 2 分，无反应 1 分。语言反应分为 5 级：回答正确 5 分，回答错误 4 分，语言不清 3 分，只能发音 2 分，无反应 1 分。运动反应分为 6 级：遵嘱 6 分，定位 5 分，躲避 4 分，屈曲 3 分，过伸 2 分，无反应 1 分。

神志昏迷状况等级依 GCS 记分法加上昏迷持续时间分为轻、中、重三型。轻型：GCS 计 13~15 分，昏迷在 20 min 以内。中型：GCS 计 9~12 分，昏迷在 20 min 至 6 h。重型：GCS 计 3~8 分，昏迷在 6 h 以上。

四、创伤评分法（RTS）

国外常用创伤评分系统对伤员进行分类，所用方法必须是现场容易操作、参数容易采集、结果易于计算，并且，经验证有较高敏感性的方法，RTS 就是一种常用的分类方法。此方法最初由 Champion 等人于 1981 年提出，评估伤员的收缩压、毛细血管充盈试验、呼吸频率和幅度及 GCS5 个参数。后经修订后，去掉了毛细血管充盈试验和呼吸幅度几个参数，形成 RTS 法，此法更易于观察和采集数据。RTS 用于伤员分类时称为 T-RTS，其 3 个参数得分相加为最终得分（0~12 分）。T-RTS 分值越小，表示伤情越重。

五、分类核查登记（triagechecklist）

此方法的重点是尽快地把重伤员分检出来，及时进行治疗。分类条件是：收缩压<90 mmHg；脉搏>120 次/min；呼吸次数>30 次/min 或<12 次/min；头、颈、腹或腹股沟有穿透伤；腕、踝关节以上有创伤性断肢；连枷胸；有两处或两处以上长骨骨折；5 m 以上高处坠落伤。

六、战伤计分法

战伤计分法是通过对伤员呼吸次数、收缩期血压、神志昏迷状况 3 项生理指正的客观检查与观察，采取评分与计算积分，对伤员基础生命状态进行评价的一种方法。包括呼吸计分、收缩压计分和神志计分。战伤总积分 5（含）分以下者为危重伤员；战伤总积分 6~9 分者为重伤伤员；中度伤伤员战伤总积分在 10~11 分；轻度伤员战伤总积分大于 12 分。

七、外军通用的伤员分类法

外军战时伤员分类方法值得借鉴，首先，将伤员分为"可行走"伤员和"担架"伤员，"可行走"伤员被送到轻伤员收容场所，"担架"伤员被送到重伤员收容场所。对于后者，再进行医学分类，将伤员分为抗休克组（包括按生命体征需要紧急手术者），需要简单准备后紧急手术组，初步救治后需要后送组和需要观察组（包括濒死的伤员）。

美军通过数次战争总结出了伤员分类的 5 个新标准，并用 5 位数字来表示分类结果：第 1 位是病理类型，分为"0"或"1"；第 2 位是伤害部位，有 6 种可能；第 3 位是已实施的治疗；第 4 位是所需卫勤后送的质量；第 5 位则反映救治次序。目前，其他西方国家军队多按伤员能等待的救治时间将其分为 4 类，用颜色和各种标记加以区别，这种方法便于迅速将伤员分类，可明确指出伤员的救治次序和方向，适于大多数卫生部门采用；但这种方法主要是按部位加以区分，对诊断、治疗和复苏都缺乏相应的标记，向后续救治单位传递的信息不够全面。

八、我国采用的伤病卡

根据我国卫生部在 1995 年 4 月 27 日发布的《灾害事故医疗救援工作管理办法》，建议按救治紧急程度将伤员分为四类：一类伤员为立即治疗类，多为重伤员，如开放性气胸、实质脏器破裂大出血、内脏脱出、重度休克等；二类伤员为延迟治疗类，一般为中度伤，2~4h 内不会有生命危险，如长骨骨折、空腔脏器穿孔、面积在 20% 以下的 Ⅱ 度烧伤等；三类伤员为简单治疗类，多为轻伤员，如单纯关节脱位、面积在 20% 以下的 Ⅰ 度烧伤等；四类伤员为观察或等待治疗类，对于治疗费时费力、效果有限、生存机会很少的极重度伤员，在伤员量过大时，归到此类，只采取对症和支持治疗，但不能放弃，应保持观察，视病情和医疗条件改变随时重新分类，如深度大面积烧伤等。小面积软组织挫伤、Ⅰ 度烧伤、扭伤等极轻度伤员和已死亡者不应列入分类急救范围，可另外集中。

以红、黄、蓝、黑的伤病卡表示轻、中、重和死亡，伤病卡以 5 cm×3 cm 的不干胶材料制成。此种标志没有表示救治类型和救治批次，而这又是分类必不可少的内容。可用分类牌表示救治类型和批次，例如，Ⅰ 类手术牌表示第一批送手术室，2 类抗休克牌表示第二批送急救室抗休克，后送牌表示送上级医疗机构等。这样，担架员才能迅速准确地转送伤员。分类标志的首选位置为伤员左胸前，或其他明显部位。便于救护人员辨认并采取相应的急救措施。除不干胶外，还可采用色带条系于伤员胸前、腕部或踝部。分类标志的形状不同，便于夜间触摸辨别。

5·12 大地震绵阳医疗卫生救援时，使用了"4 色标记分类法"。到达现场的医疗卫生救援队本着"先救人后治伤，先救重后救轻"的原则开展工作，迅速将伤员转送出危险区。按照国际统一的标准对伤病员进行检伤分类，分别用蓝、黄、红、黑 4 种颜色，对轻、重、危重伤病员和死亡人员作出标志（分类标记用塑料材料制成腕带），扣系在伤病员的手腕或脚踝部位，并将救治的伤病员的情况、注意事项等填写在伤病员情况单上，以便后续救治辨认或采取相应的措施。

第 2 节　我军常用检伤分类方法与标识

一、伤票

伤票作为战时最主要的医疗后送文书，能提高战伤救治信息的准确性、完整性和时效性，在保持伤员救治的连续性和整体性方面发挥着重要作用，能提高战伤救治效率和质量。新版《战伤救治规则》将伤票定义为：战时救治机构用于记载和传递伤员通过时的伤情及救治处置情况，并随伤员后送的制式文字材料或电子文件。

（一）外军研究进展

伤票首次使用于第一次世界大战，虽然各国式样不同，但总的原则是简单、实用和便于填写。20 世纪 80 年代初，美国国防部颁发了统一的《野战伤员医疗卡》，规定了战伤伤员医学资料的记载内容和方法。原苏军在第二次世界大战时开始使用伤票，要求团救护所和独立卫生营施行救护时由医师负责填写。美海军开发研制了战场伤员医疗救护信息系统，并经过伊拉克战争的实际试用。该系统作为伤员实时跟踪系统，从伤员受伤、住院处理至医疗后送各阶段，全程跟踪伤员的治疗经过，病史采集、贮存方便，资料收集完整。

（二）我军研究进展

我军从解放战争起使用伤票，到朝鲜战争时已普遍使用，目前在训练中广泛使用的是 2006 年版的伤票。主要记载伤员负伤时间、伤部、伤类、伤情、伤型、伤势、诊断、救治措施和后送注意事项等，是依照伤部、伤类、伤情、伤型和伤势对战伤进行的分类。把伤部分为颅脑、颌面、颈、胸（背）、腹（腰）、骨盆（会阴）、脊柱、上肢、下肢和内脏 10 个部分；伤类分为弹片伤、地雷伤、枪弹伤、烧伤、刃器伤、挤压伤、冻伤、冲击伤、毒剂伤、核放射伤、其他 11 种原因；伤情分为大出血、窒息、休克、昏迷、气胸、骨折、截瘫、其他 8 种情况；伤型分为贯通、盲管、切线、闭合、其他 5 种形式；伤势分为轻、中、重 3 种程度（图 4-1）。

| 紧急处置 | 伤票存根 | 放射沾染 |

伤票存根

ID号_____ 姓名_____ 性别：男、女 年龄____

部别 _____

职务 _____ 军衔 _____

负伤地点：_____

负伤时间：____年__月__日__时__分

到达时间：____月__日__时__分

1. 战　伤
2. 非战伤

1. 自　救
2. 互　救
3. 卫　救
4. 未处置

处置：
一、抗感染
1. 破伤风类毒素_____毫升
2. 破伤风抗毒血清_____单位
3. 药名_____剂量_____
　　　　_____剂量_____

二、抗休克
1. 输血(血型___型)_____毫升
2. 输液名称_____，_____毫升
3. 止痛药名_____剂量_____时间_____
4. 吸氧 5. 抗休克裤 6. 其他_____

三、紧急手术
1. 气管切开 2. 血管结扎 3. 开放气胸封闭
4. 血气胸闭式引流 5. 导尿
6. 耻骨伤膀胱穿刺 7. 其他_____

后送：
一、时间____月____日____时____分，送往_____
二、方式 1. 步行 2. 担架 3. 汽车 4. 救护车 5. 列车
　　6. 直升机 7. 运输飞机 8. 救护艇 9. 卫生运输船
　　10. 医院船 11. 回程空车 12. 其他
三、体位 1. 坐 2. 半卧 3. 卧 4. 侧卧(左右)

1. 交换绷带
2. 石膏托制动
3. 夹板制动
4. 固定架固定
5. 加压包扎
6. 洗　消

分类：
一、伤部：1.头部 2.面部 3.颈部 4.胸(背)部 5.腹(腰)部及骨盆(会阴)
　　6.脊椎脊髓 7.上肢 8.下肢 9.多发伤 10.其他_____
二、伤类：1.炸伤 2.枪弹伤 3.刃器伤 4.挤压伤 5.冲击伤 6.撞击伤
　　7.烧伤 8.冻伤 9.毒剂伤 10.电离辐射伤 11.生物武器伤
　　12.激光损伤 13.微波损伤 14.复合伤 15.其他_____
三、伤型：1.贯通伤 2.穿透伤 3.非贯通伤 4.切线伤 5.皮肤及软组织伤
　　(擦、挫、撕裂、撕脱伤)6.骨折 7.断肢和断指(趾)8.其他_____
四、并发症：1.大出血 2.窒息 3.休克 4.抽搐 5.气胸 6.截瘫
　　7.气性坏疽 8.其他_____
五、伤势：1.轻 2.中 3.重 4.危重

| 隔离 | | 染毒 |

填写单位 _____ 军医 _____

图 4-1　伤票

（三）电子伤票

随着科技的进步，我军相关单位研制了一种容量大、功能全、使用方便的电子医疗后送文书，并配套开发出一套系统软件进行管理，依托某网络或野战条件下的局域网运行。该文书又称"电子伤票"，战前官兵每人一份，记录战士的个人信息，包括战前录入的血型、胸部 X 线摄片等基本情况，以及受伤后一线救护所录入的伤情、伤势和救治情况。有了"电子伤票"后，只要经过手持"掌上电脑"识别，就能读写伤员的情况，提高了伤员的分类也可提前提出建议，并及时通知有关单位做好伤病员的各项后送准备工作，特别是对休克、昏迷伤者，从而提高了伤病员的后送速度，使伤员在最短的时间内得到有效救治。"电子伤票"主要利用射频识别技术实现伤员信息的快速采集与传输。电子伤票软件系统主要包括伤票存储模块、伤票读写模块、统计汇总模块、危重评分模块及数据传输模块，具有伤票信息采集与存储、查询、统计、信息传输、危重评分等功能。

基于射频识别（RFID）技术的野战电子伤票系统可取代传统纸质伤票，用于单兵基本信息（姓名、单位、血型、过敏史等）、伤员伤情信息和医疗救治信息的采集、处理、存储和传输，在伤员后送的同时，即可实现从火线—救护工作站—后方医院的救治信息逐级传递，具有采集信息完整准确、处理信息快速便捷、存储信息永久可靠、传输信息方便保密的特点，可实现战场卫勤信息共享，提高伤员整体救治效率和战场卫勤指挥辅助决策能力。

野战电子伤票系统由硬件产品和软件组成。其中硬件产品包括单兵电子伤票卡、电子伤票数据桥接器、伤员信息手持机（PDA）、计算机无线数据收发器、电子伤票读写器及其附件；软件包括基于伤员信息手持机的伤票系统软件和基于笔记本电脑的电子伤票管理系统软件。

二、伤标

伤标用 5 种有色布条或塑料条制成，标示 5 种特殊的伤病情况，红色表示大出血（扎止血带要用文字注明时间），白色表示骨折，黑色表示传染病，蓝色表示放射沾染，黄色表示军用毒剂染毒。伤标样式、颜色为全军统一规定。伤标从战场急救开始使用，随伤员后送，直到确定性治疗后方可摘除（图 4-2，彩图见文后彩插图 4-2）。

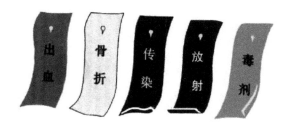

图 4-2　伤标

三、分类牌

分类牌是各级救治机构内部使用的分类标志，各救治机构可自选设计制作，用不同的形状、颜色、孔洞和文字注记表示分类结果分类牌（图 4-3，彩图见文后彩插图 4-3）。

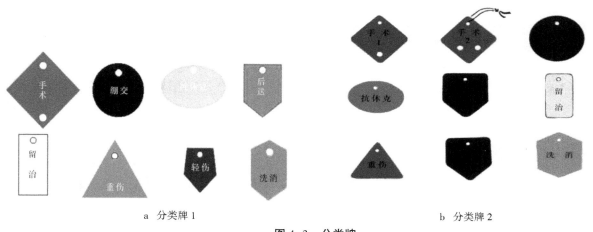

a 分类牌 1　　　　　　　　　　　　b 分类牌 2

图 4-3　分类牌

第 3 节　伤情划分

根据我国军标《战伤分类及判断准则》，对受伤部位（伤部）、致伤原因　（伤因）、伤型和伤势 4 个方面进行创（战）伤分类，基本能实现对伤部、损伤性质、特点与程度等特点和状况进行较为全面的描述。

一、伤部

伤部分为头部、面部、颈部、胸（背）部、腹（腰）部及骨盆（会阴）、脊柱脊髓、上肢、下肢、内脏及多发伤 10 个部分。其中，头部伤包括颅脑损伤；面部伤包括颌部损伤；脊柱脊髓伤包括颈椎、胸椎、腰椎及相应的脊神经损伤；颈、胸（背）、腹（腰）部伤则不包括相应部位的脊柱和脊髓、神经的损伤；其他伤主要包括电击伤、体温过低、电离辐射伤、微波损伤等难以判定具体伤部的损伤；多发伤是指在同一致伤因素作用下，机体同时或相继发生两个或两个以上解剖部位的损伤。

二、伤因

选用武器的致伤因素作为分类基础，分为炸伤、枪弹伤、刃器伤、挤压伤、冲击伤、撞击伤、烧伤、冻伤、毒剂伤、电离辐射损伤、生物武器伤、激光损伤、微波损伤、其他和复合伤等。对于尚未武器化、对人员致伤作用尚不明确的新概念武器损伤因素暂未列入战伤伤因之中，可将之列入其他。复合伤是人员同时或相继受到不同性质的两种或两种以上致伤因素的作用而发生的损伤，在战伤分类与救治过程有着特殊地位。

三、伤型

根据伤部组织损伤特点进行分类，能较明确地反映组织局部损伤的性质与特点，有助于伤势的判断和救治措施的选择，通过对分类标准的归纳和综合，既能反映战伤组织损伤特点，同时又尽可能减少不同伤型之间的交叉重叠。新的战伤伤型分为贯通伤、穿透伤、盲管伤、切线伤、皮肤及软组织伤（擦伤、挫伤、撕裂伤、撕脱伤）、骨折、断肢和断指（趾）及其他。由于绝大部分战伤属机械性损伤，贯通伤、盲管伤和切线伤是依据投射物在机体产生伤道的特点进行分类的，基本上反映了局部组织学损伤特点。例如，穿透伤是指致伤物穿透体腔（颅膜腔、脊髓膜腔、胸膜腔、腹膜腔、关节腔等）而造成体腔与外界相通的损伤，在战伤急救治疗中有着鲜明特点和重要地位；皮肤及软组织伤（擦伤、挫伤、撕裂伤、撕脱伤）伤型基本反映了皮肤软组织损伤的类型与特点；骨折、断肢和断指（趾）则反映骨与肢体损伤的伤型特点；对于其他少见的非机械性损伤（电离辐射损伤等）及无法归类者，则归入其他伤型之中。

四、伤势

分类应准确反映损伤对人体组织器官损伤程度、生命危险程度和预后影响的严重程度，以伤员组织器官损伤的病理解剖损害程度、损伤对生命的危险程度及愈后对人体健康影响程度为基础进行判断。新的伤势分类将伤势分成4类，即轻伤、中度伤、重伤和危重伤。对生命的危险程度可通过伤员的生命体征进行判断，有利于及时准确分类和急救措施的确定。不同伤势的伤员按"重伤—紧急处置；中度伤—优先处置；轻伤—常规处置；危重伤—期待处置"的顺序进行处置。

第4节 改进型创（战）伤等级标识

一、改进型创（战）伤等级标识直观描述

改进型创（战）伤等级标识（以下简称"标识"）为圆形标识，材料为防水彩色亚光面覆膜胶贴纸，中间印正反面人形，顶端红、白、黑、蓝、黄五面小旗，留白方便简单记录，下面是现场救援单位落款。一套4张，分为黑、红、黄、绿4种颜色（图4-4，彩图见文后彩插图4-4）。

二、使用描述

1. 颜色　颜色代表伤势，黑色为危重伤，红色为重伤，黄色为中度伤，绿色为轻伤。依据此标识伤员处置的次序为"红色→黄色→绿色→黑色"。

2. 圈图代表伤部　什么部位受伤就在图上人形的相应部位画圈。

3. 5个小旗代表伤标　红色代表出血，白色代表骨折，黑色代表传染病，蓝色代表放射沾染，黄色代表军用毒剂。在小旗下画"√"代表伤标。

4. 白框内写字　次序依次为"阿拉伯数字—

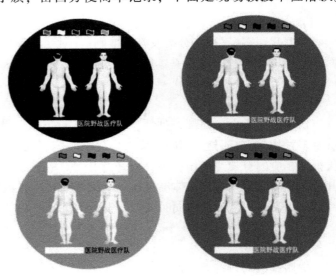

图4-4　改进型创（战）伤等级标识

大写英文字母—简单汉字说明",阿拉伯数字代表伤员序号(在本级救治机构该伤员一直使用此序号与其伤票中姓名相对应),英文字母代表处理意见(S 代表手术,K 代表抗休克,H 代表紧急后送,XX 代表洗消,Q 代表期待处置,L 代表留治,X 代表 X 光检查,B 代表 B 超检查),简单汉字说明伤因或伤型。

5. 特殊情况说明 骨折伤员在人形相应部位写 Ⓩ,Ⓩ+xx:xx 表示骨折已固定及固定时间;Ⓧ 表示出血,Ⓧ+XX:XX 表示出血、使用止血带及时间。

6. 固定 可直接揭去标识背后的胶贴粘在伤员左前胸衣兜上,使用别针或钉书钉钉在伤员衣兜上更加牢固;如能推广使用,还可在"标识"和军装左前胸衣兜外装上按扣,则更牢固更方便。如伤员服装已破损不能粘贴,也可直接贴在伤员身体显要部位或直接用记号笔将"标识"所描述的信息直接写在伤员身上。

7. 示例 如图 4-5 所示(彩图见文后彩插图 4-5)。红色标识;人形圈图头部;顶端红色、白色小旗下画"√",白色框内写着"20-S-枪弹-穿透"字样;左上肢标示 Ⓩ 15:07;右下肢标示 Ⓧ 15:02。此标识描述的信息为"伤员序号 20;出血、骨折;伤势:重伤;伤部:颅脑;伤因:枪弹伤;伤型:穿透伤。处置意见:紧急手术。左上肢骨折已固定,固定时间 15:07;右下肢有出血,用止血带时间为 15:02。"

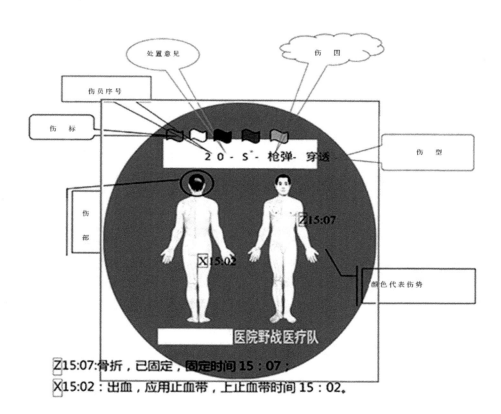

图 4-5 改进型创(战)伤等级标识应用示例

第 5 章　创伤基础知识的培训

第 1 节　创伤概论

一、创伤分类与评分

（一）创伤分类

1. **按伤口是否开放分类**　以体表结构的完整性是否受到破坏，可将创伤分为开放性和闭合性两大类。开放性创伤（open injury）的伤口或创面易受到污染。而闭合性创伤（closed injury）无伤口和外界相通，损伤局部污染少见。但闭合性腹部伤时，肠破裂可能发生严重的腹腔污染。

2. **按致伤部位、组织器官分类**　可分为颅脑伤、胸部伤、腹部伤、肢体伤等。诊治中可进一步按组织器官区分，如心脏挫伤、软组织损伤、肠破裂等。

3. **按致伤原因分类**　如刀剑等冷兵器所致的刃器伤（bayonet injury）；枪弹、弹片等投射物所致的火器伤；冲击波所致的冲击伤；锐器所致切割伤、刺伤；钝性暴力作用组织发生挤压伤（crush injury）、挤压伤；机动车辆撞击所致的交通事故伤等。

4. **按伤情轻重分类**　依据对组织器官损伤程度及其对全身的影响划分轻、中、重。轻度伤无内脏伤，仅体表轻微擦伤和挫伤或小的开放性软组织伤。重度伤多为重要脏器和部位的严重损伤，呼吸、循环、意识等重要生理功能发生障碍，伤员有生命危险。

（二）创伤评分

对创伤伤员生理和（或）解剖参数进行数学计算，通过定量评分显示伤情的方法为创伤评分。创伤评分可分为院前评分和院内评分。院前评分指从受伤现场至医院确定性诊断、治疗这段时间内，对创伤伤员主要采用呼吸、脉搏、血压和意识等生理参数评分，择重优先急救、快速转运。常用的有院前指数（prehospital index，PHI）、创伤指数（trauma index，TI）、Glasgow 昏迷分级（glasgow some scale）、CRAMS 分级标准（circulation, respiration, abdomen, motor and speech scale）等。院内评分是指伤员到达医院后，主要依据损伤的解剖学特征对伤员严重度定级，从量化角度对伤员预后进行预测。常用的有简明损伤定级（abbreviated injury scale，AIS）、损伤严重度评分（injury severity score，ISS）等。

二、创伤病理

创伤后机体发生局部和全身反应。损伤局部表现为炎症反应和细胞增殖，全身反应包括神经内分泌、细胞因子和炎症介质、代谢和器官功能变化。创伤后机体局部和全身反应与创伤严重程度有关，本质上是机体动员自身能力，尽可能保存生命和恢复结构功能的完整性的自限性过程，然而较重创伤引起的急剧反应常可能损害机体自身。例如，目前认为创伤后过度炎症反应是导致多器官功能障碍综合征的重要原因。因此，需要在治疗时加以调整。

（一）局部反应

组织损伤后，破损小血管通过神经轴突反射立即收缩，血小板在受损血管局部黏附、聚集，凝血系统活化生成的纤维蛋白与血小板、其他血细胞组成栓子阻塞伤口止血。随后收缩的小血管扩张，毛细血管壁通透性增加，血浆蛋白渗出至组织间隙。中性粒细胞是最先进入伤口吞噬细菌的炎细胞，继而由单核细胞代替，后者在纤维结合蛋白和细胞因子的作用下分化为巨噬细胞，吞噬和消化细菌、组织碎片和衰老的中性粒细胞，释放大量生长因子和细胞因子，趋化炎细胞在伤口聚集，刺激内皮细胞、成纤维细胞迁移、增殖。损伤局部可出现红、肿、热、痛及功能障碍。伤员也可出现发热、循环血白细胞增多等全身症状。

损伤组织的炎症反应取决于局部的炎症介质和细胞因子代谢。损伤组织及侵入细菌的毒素可激活凝血、补体和激肽系统，释放补体碎片（C3a、C5a）、缓激肽等，活化血小板，组织细胞及损伤组织的中性粒细胞、巨噬细胞释放组胺、5-羟色胺、花生四烯酸代谢产物、血小板激活因子、氧自由基、肿瘤坏死因子、白介素等，引起炎症反应的病理变化。

创伤炎症反应是机体对创伤的自限过程，浸润伤口的免疫细胞可吞噬细菌和清除失活组织，局部渗出物能稀释存在于局部的毒素与有害因子，血浆抗体能中和毒素，激活的巨噬细胞释放生长因子与细胞因子调控炎症反应与伤口愈合。例如，在创伤救治中如使用大量肾上腺皮质激素过度抑制炎症反应，会使伤口愈合延迟并易发生感染。

（二）全身反应

1. 神经、内分泌反应　创伤时，疼痛、失血、缺氧可通过神经通路和多种感受器（压力、容量、化学）传导至中枢神经系统，兴奋交感神经—肾上腺髓质、下丘脑—垂体系统。伤后交感神经兴奋，其轴突释放去甲肾上腺素进入血液循环，同时交感神经促使肾上腺髓质释放儿茶酚胺（肾上腺素、去甲肾上腺素），它与组织器官 α、β 受体结合可调节心血管功能，提高心率，加强心肌收缩，使皮肤、骨骼肌、肾、胃肠道血管收缩，保证心、脑、肺等生命器官的血流供给；刺激肝脏和骨骼肌糖原分解，增加糖异生和游离脂肪酸氧化。

伤后下丘脑—垂体系统释放促肾上腺皮质激素（ACTH）、促甲状腺素释放激素（CTRH）、生长激素（GH）、抗利尿激素（ADH）增加。ACTH 促进肾上腺皮质合成和释放糖皮质激素，糖皮质激素协同儿茶酚胺发挥对心血管的调节作用，抑制炎症反应，参与机体能源的动用。TRH 促进甲状腺分泌甲状腺素（T4），增加机体氧耗量和糖酵解、糖异生，增强交感神经的作用。GH 可增加机体对氨基酸的摄入和肝脏蛋白质的合成，减少肝脏葡萄糖的输出。ADH 可加速肾远曲小管和集合管对水分的重吸收。

伤员血容量下降可引起的肾脏动脉血流量和肾小管钠离子浓度的下降，以及 β-肾上腺素能神经冲动增加，刺激肾脏动脉的球旁器分泌肾素，促使血管紧张素 I 转化为血管紧张素 II，后者调控肾上腺皮质分泌醛固酮，与 ADH 协同发挥维持血容量的作用。

此外，创伤时胰高血糖素和胰岛素释放增加，血糖水平升高。

2. 炎症介质、细胞因子的变化　损伤组织、侵入细菌毒素、异物可刺激机体组织细胞和免疫细胞释放大量的炎症介质和细胞因子，不仅可以引起局部的炎症反应，同时可进入血液循环引起全身反应。氧自由基有显著的细胞毒作用，补体系统活化产生的补体片段可导致白细胞黏附、激活、损伤内皮细胞，细胞因子可引起发热、急性时相蛋白合成等。严重创伤时全身炎症反应剧烈，炎症介质和细胞因子的大量释放对机体组织细胞产生直接损伤，机体抗感染能力减弱，易出现全身炎症反应综合征（SIRS），并发感染可发生多器官功能障碍综合征（MODS）的严重后果。

3. 代谢变化　伤后的植物神经张力、激素、细胞因子的变化，参与创伤后机体代谢改变的调控。创伤后立即发生氧耗量抑制、心输出量低于正常、体温降低，血中葡萄糖、乳酸、游离脂肪酸水平升高，但葡萄糖生成无明显改变。上述变化在创伤后立即发生，由于创伤程度不一，可持续数小时至数天不等，这是机体在低血容量和组织灌流不足时的代偿反应。在成功地采用复苏措施后，伤员机体分解代谢加强，体温升高，葡萄糖生成增加，血中葡萄糖、游离脂肪酸浓度升高，这一期可持续数天至数月。分解代谢亢进一方面可以提供能量，提供氨基酸重新组成修复创伤所需的蛋白质；另一方面可导致细胞群减少、体重减低、肌无力、免疫力降低等，这显然不利于机体，为此需要适当的营养支持。

三、创伤修复

创伤愈合可分为两种基本形式，一是由结构与功能相同的组织再生来完成，修复后的组织与原来的完全相同或基本相同，称为完全再生（修复），如肝脏、骨骼；二是由成纤维细胞、毛细血管构成的肉芽组织充填伤口，继而转变为瘢痕组织，称为不完全再生（修复），这是创伤愈合常见的形式。

（一）创伤愈合的类型

1. 一期愈合（原发愈合）　为切缘对合良好的闭合性伤口，如缝合的清洁皮肤切口，肉芽组织少，形成极小的瘢痕。愈合后功能良好。

2. 二期愈合（瘢痕愈合）　多发生于组织创面范围较大，坏死组织较多，伤口感染明显，初期外科处理不及时或不正确的伤口，需经肉芽组织填充组织缺损，瘢痕化明显是该期愈合重要特征。

（二）创伤修复的过程

创伤修复的过程可分为 3 个阶段。

1. 炎症期　损伤组织的止血与炎症反应是此期的重要特征，由于凝血和炎症反应，损伤组织中沉积的纤维蛋白和糖蛋白、玻基结合素、纤维结合蛋白为修复细胞移行进入损伤部位提供了临时性基质，血小板脱颗粒和移入损伤组织的巨噬细胞释放各种因子，启动了修复细胞的迁移和增殖。

2. 增殖期　成纤维细胞、血管内皮细胞在血小板、巨噬细胞释放的生长因子刺激下，迁移进入伤口，这一进程在伤后 2~3 d 已较明显。成纤维细胞和由内皮细胞分化和移行形成的毛细血管网构成肉芽组织，充填组织裂隙。位于伤缘、表皮基底层和皮肤附属器的上皮细胞，也以每天 1 mm 的速度迁移，一期愈合的伤口在伤后 24~48 h 形成上皮层。

在各种生长因子的刺激作用下，迁移至损伤组织的成纤维细胞开始合成并释放胶原蛋白、粘连蛋白和蛋白多糖等细胞间质成分。胶原蛋白在细胞外形成胶原纤维。随着细胞间质胶原纤维的增加，以及成纤维细胞和毛细血管减少，肉芽组织最终转化为瘢痕组织。伤后 4~5 d 肉芽组织中出现肌成纤维细胞，这是由成纤维细胞、平滑肌细胞及血管周细胞分化而来。肌成纤维细胞收缩使伤口面积缩小。

3. 重塑期　最初形成的瘢痕组织由于胶原过多，排列紊乱，因而硬度和张力都不适应生理需要，需要经过较长的时间的改建、重塑，胶原酶和其他酶降解多余的胶原纤维，最终形成按应力方向排列的胶原纤维束，这一过程将持续 12~18 个月，但瘢痕组织难以恢复到未损伤组织的强度和弹性。

（三）影响创伤修复的因素

1. 感染　损伤组织感染后，细菌的外毒素、内毒素和蛋白水解酶都可损伤细胞和基质，使局部组织成为化脓性病灶，肉芽组织生长缓慢。严重贫血、低蛋白血症、血管疾患、糖尿病等代谢疾病及全身免疫功能抑制，可造成感染发生和加重。引起感染的局部因素包括伤道内异物存留，残存的坏死组织、血肿与凝血块，关闭伤口后形成的死腔等。

2. 血液循环障碍　损伤组织氧分压低于 30 mmHg 时，成纤维细胞合成和分泌胶原蛋白的功能被抑制。休克、伤前患有闭塞性脉管炎、静脉曲张、闭塞性动脉硬化症、结节性多动脉炎等周围性血管疾患和静脉功能不全，以及伤口包扎过紧都可能引起局部灌流障碍，组织修复延迟。

3. 营养状况　营养不良者伤口愈合延缓。维生素 C 及铁、钙、镁、锌等离子的缺乏，影响胶原和其他蛋白合成。

4. 免疫抑制　艾滋病患者免疫功能缺陷，组织创伤后易发生感染或出现 Kaposi 肉瘤。糖尿病、肝硬化、尿毒症、白血病时，机体功能被抑制，影响组织愈合过程。

5. 药物及其他物理、化学因素　糖皮质激素、消炎痛等抑制炎症反应的药物、细胞毒性药物、放射线均可抑制创伤性炎症反应和修复细胞合成蛋白。

四、创伤的诊断

对创伤实施正确的治疗，需了解创伤的部位、性质、程度、全身病理生理变化及并发症。应迅速完成对危重伤员病史询问和初步检查，了解循环呼吸、神经系统的功能状况和损伤特点，以便及时开展复苏治疗，待伤员生命体征基本稳定后，再进行较详细的后继检查，以了解是否存在其他合并损伤，确定下一步治疗计划。

（一）病史询问

1. 致伤原因、机制、作用部位、受伤时的体位　例如，火器伤时由于投射物飞行速度快、动能大，因而击中机体造成的损伤远较刀伤重。高处直立位坠落时，可造成跟骨、股骨和脊柱压缩性骨折。又如，高速行驶的汽车前端撞击时，驾驶员膝部与车内仪表盘相撞，可能发生髌骨骨折、膝关节后脱位、腘动脉损伤、股骨干骨折、髋臼后缘骨折等。

2. 伤后症状 运动障碍、感觉障碍、排尿障碍是判定损伤部位或合并症的重要线索。头部受伤后出现意识障碍常存在脑实质损伤，寒战、发热伤员常有较严重的感染。大量体液缺失伤员常口诉口渴。

3. 了解经过的处理和既往史、药物过敏史。

（二）检查

1. 初步检查 对危及生命的创伤患者的初步检查，按照检查气道（airway）、呼吸（breathing）、循环（circulation）、神经功能障碍（disability）和暴露（exposure）伤员身体完成体检的流程（ABCDE），以便及时开展复苏治疗。存在大批量创伤患者时，尤其应注意不出声者，因窒息、深度休克或昏迷的患者不能呼吸呻吟。

应查明患者气道是否通畅，有无呼吸道阻塞。出血、异物吸入、舌后坠、呼吸道水肿都可能引起呼吸道阻塞。听诊判定肺脏有无异常的呼吸音，观察胸壁运动状况。如呼吸音消失、叩诊时过度回响、心尖搏动，气管偏向健侧或胸壁反常运动，可能是危及生命张力性气胸或连枷胸。血、气胸时肺呼吸音减弱或消失。观察动脉收缩压、脉率、皮肤温度、毛细血管充盈时间、颈静脉显露的变化，了解全身血液循环情况。如发现皮肤苍白、温度低、脉率快、血压降低，应检查有无活动性出血。监测中心静脉压、每小时尿量，以了解血容量不足和/或心功能不全。神经功能的评估依据，意识状态、瞳孔大小、对光反应及对疼痛刺激的运动反应、肌张力等，如受伤人员不能完成简单的自主动作、双侧瞳孔不等、肢体对疼痛刺激反应不对称是神经系统受损的表现。在完成上述对生命体征的评估后，应在保暖的情况下脱去患者的衣物，认真检查包括背部、会阴、腋下等体表各部位，以免遗漏损伤。

2. 后续（二期）检查 在危及生命的情况得到初步处理后，应认真进行全面系统体检和其他辅助检查，以确定损伤部位、性质。如对开放性损伤，应详细检查伤口或创面形状、大小、污染、出血、异物、外露组织的性质，伤道走向；头部伤需要观察头皮、颅骨、瞳孔、耳道、鼻腔、反射、肢体运动和肌张力，进行 X 线、CT 检查等；腹部检查需要了解有无腹肌紧张、压痛、反跳痛，观察移动性浊音，肝浊音区、肠鸣音是否存在等，开展 CT、B 超检查，进行腹腔灌洗和其他实验室检查。

3. 辅助检查 对创伤诊断有一定意义，但切记不能因此延误救治。实验室检查有血常规、尿常规、凝血功能、动脉血气分析、血电解质和 pH、肝、肾功能检查，了解创伤对血液系统和脏器功能的变化，评价复苏效果。体检后尚不能明确的组织损伤，可进行影像学检查，X 线平片或透视检查可明确骨折、血胸、气胸、纵隔扩张、膈下游离气体等。CT 检查可辅助诊断颅脑损伤，发现硬膜外和硬膜下血肿。对腹部创伤采用 CT 检查可确定腹腔实质器官、腹膜后损伤。超声波检查可发现胸、腹腔的积血和肝、脾包膜破裂等。

五、创伤的治疗

创伤的治疗大致分为 3 部分，即急救、确定性治疗和康复治疗。急救包括院前和院内急救。院前急救在事故或安全现场及转运伤员的运输工具（救护车、救护直升机等）内进行，以便伤员能迅速、安全转运。由于医务人员水平、急救设备和现场条件的限制，院前急救仅要求完成维持生命的基本处理，如包扎伤口、保持呼吸道通畅、止痛等。院内急救在医院急诊科室内实施，包括心、肺复苏，完成如气管切开、胸腔闭式引流等紧急救治处理。在伤员生命体征稳定后，开展确定性治疗，如固定骨折、清创、修复损伤血管、修补腹腔空腔与实质器官等。在损伤组织修复后，尚需进行康复治疗，其目标是通过功能锻炼、理疗及心理治疗，使创伤患者损伤组织恢复或部分代偿已丧失的功能。

（一）急救

1. 气道 必须保持呼吸道通畅。在现场急救时，应迅速清除伤员鼻、咽喉部的异物、凝血块、痰液、呕吐物，对下颌骨骨折而无颈椎损伤的伤员，可将颈部托起，头后仰，使气道开放；对深昏迷及舌后坠的颅脑伤伤员，可将舌提出，也可放置口咽通气管；对喉部损伤所致呼吸不畅者，可暂行环甲膜穿刺或切开，待伤员转运入院后可行气管切开。

2. 呼吸 维持足够的通气量和肺泡换气功能是呼吸支持的重要部分。口对口呼吸对现场抢救无自主呼吸的患者常有较好的效果。应在现场堵塞开放性气胸胸腔伤口，使之变成闭合性气胸，再行胸腔闭式引流。血胸引流可采用腋中线第5肋间插管，引流前应静脉输液以防引流后循环虚脱。锁骨中线第2肋间穿刺排气可迅速缓解张力性气胸患者呼吸困难症状。对多根肋骨骨折引起的反常呼吸和纵隔摆动，应先用加垫包扎法限制部分胸壁的浮动，继而用肋骨外固定或内固定（机械正压呼吸），以保障呼吸和骨折愈合。

3. 循环　对低血容量休克患者，应在迅速控制出血的同时，立即建立两条大口径（14号~16号）的静脉通路，快速输入乳酸林格氏液 2000 mL（儿童为 20 mL/kg 体重），维持于桡动脉搏动可触及，即动脉血压>90 mmHg。高渗盐水 7.5%氯化钠液（40 mL/kg）的输入有良好的复苏效果，输入 250 mL 相当于等渗液 2000 mL 的效果。如丢失 30%的血容量，需补充全血。活动性骨折需固定，以免加重休克，张力性气胸或心脏压塞引起心源性休克时，立即实施胸腔穿刺排气或心包穿刺排液。发现心跳骤停者需行体外心脏按压、胸内心脏按压、心室腔注射复苏药物，存在心室纤颤时可电击除颤。脑干、颈、胸段脊髓损伤可引起神经源性休克，可应用苯肾上腺素等静滴 ［1~2 μg/（kgmin）］ 维持血压。

4. 神经系统　搬运脊柱、脊髓伤患者应采用硬板担架，避免脊柱活动或扭转加重损伤。颈椎损伤时需用颈圈固定。伤后 8 h 内对脊髓钝性伤者静脉可输入甲基强的松龙 30 mg/kg，1 h 内输完，然后以 5.4 mg/kg剂量持续输入 23 h，该措施有保护脊髓功能的作用。对颅脑伤急救的重点在保持适宜的脑灌注压，可适当静脉补液、吸氧、维持动脉血压大于 70~80 mmHg，并采取抬高患者头部 30°~45°，保持头部中线位以利于静脉回流，应用甘露醇、速尿等药物降低颅内压的综合急救措施。

（二）确定性治疗

1. 颅脑伤　清创缝合单纯头皮软组织伤。做好颅内清创减压术，清创后应对硬脑膜和头皮伤口进行一期缝合，防治脑水肿、颅内压增高和颅内感染。

2. 颌面、颈部伤　对颌面部软组织清创时应尽量保留软组织，力争一期修复损伤动脉。颈部两侧均损伤时，可以结扎损伤静脉，采用可吸收缝合线修复颈部呼吸道和食管壁伤口。

3. 胸部伤　插入胸腔闭式引流管后，首次引流血量 1500 mL 以上或连续 4 h 引流血量超过 2000 mL 应开胸止血。手术切除胸壁伤口的坏死软组织后缝合。大块的胸部软组织缺损可采用聚四氟乙烯网修复。结扎和贯穿缝合肋间或胸壁血管出血处。对多根肋骨骨折引起连枷胸，除采用肋间神经封闭止痛外，可采用牵引固定或内固定。

4. 腹部伤　依据伤史、物理检查，明确存在腹内脏器损伤后应剖腹探查。如合并失血性休克应在抗休克的同时紧急进行手术止血。肝脏破裂大出血可在阻断肝门血管，控制出血的基础上，再进行缝扎止血和裂口缝合修补。血流动力学状况稳定的脾破裂可行手术修补，但战时多采用脾切除术。十二指肠、小肠损伤的手术治疗以缝合或吻合为主。结肠损伤可行肠外置或肠切除加造口，横结肠、降结肠和直肠损伤时常采用结肠双造口术外置。肾损伤的救治原则是尽可能保留肾组织。为控制骨盆进行性出血可结扎髂内动脉。

5. 脊柱、脊髓伤　对开放性脊柱伤，如硬脊膜有破裂，清创后缝合或修补硬脊膜。闭合性脊髓、脊柱伤出现脊髓损伤症状加重时，应行手术探查。

6. 四肢及周围血管伤　所有四肢开放性伤都应在伤后 6~8 h 内尽早外科清创，以使污染伤口在尚未发展感染时转变为或接近清洁伤口。火器伤伤道污染重、组织损伤广泛，因此应在清创后 3~5 d 行延期缝合。腘动脉与腘静脉损伤、肌肉广泛挫伤、伤员长期处于休克状态时，应实施筋膜切开术，以防止筋膜内压力超过毛细血管灌注压，出现筋膜间隙综合征，造成组织坏死。应尽早复位、固定肢体骨折。应在伤后 8 h 内尽早完成重要动脉损伤的修补或吻合，血管缺损过长可采用自体静脉移植或人工血管修复。

（三）康复治疗

机体创伤既会造成肉体的损伤，同时也会导致心理的创伤。在创伤的修复过程中，要特别注意早期的康复治疗。创伤后的康复治疗包括心理康复治疗、颅脑损伤的康复治疗、脊髓损伤的康复治疗、四肢骨折的康复治疗等。

心理康复治疗多采用危机干预六步法，其是由格林兰与詹姆斯（Gillilan B E，James R K，1983）提出的。主要包括确定问题、保证当事人安全、给予支持、提出并验证可变通的应对方式、制订计划、得到承诺。

颅脑损伤的康复治疗宜尽早实施。主要包括脑损伤程度的评定（严重程度的评定、功能损害的评定、认知障碍的评定、行为障碍的评定）、针对性制订康复计划、具体计划的实施、疗效评定。

脊髓损伤的康复治疗是促进脊髓损伤神经功能恢复的重要措施。其最佳时机为脊髓损伤或手术后生命体征平稳时即可开始进行。包括伤情的评定（神经功能障碍的评定、损伤完全性的评估、脊髓损伤程度的评定）、根据稳定程度制订康复计划及康复内容（正确卧位、防止关节挛缩、呼吸功能训练、膀胱功能训练、全身关节训练、肌力训练、血液循环及自主神经功能适应性训练、预防深静脉血栓及压疮的训练和处理等）。

四肢骨折的康复治疗有助于减轻水肿、充血和疼痛，促进骨折愈合及伤肢运动和协调功能的恢复。早期康复主要针对非固定肢体的活动。被固定肢体可以进行适量的等长收缩运动，以不导致骨折移位为原则。主要包括姿势体位治疗、物理治疗（运动治疗、理疗、水疗）、作业治疗、中医康复治疗（针灸、推拿）、康复工程（矫形器、其他辅助器具）。

第 2 节　浅部软组织创伤

浅部软组织创伤主要指皮肤与浅层肌层之间的损伤，不包括较大的血管、神经、骨骼及其他器官的损伤，常为钝器打击、锐器切割、重力挤压、过度牵拉等所致。

一、挫伤

浅部软组织的挫伤（contusion）多为钝物打击、体位改变或碰撞坚硬物体所引起的闭合性损伤。临床表现为局部肿胀、疼痛、皮肤发红或青紫，或伴局部功能障碍。病理变化为浅部软组织部分细胞受损，微血管破裂出血或渗血，继而发生炎症反应。经过一段时间后，局部的损伤产物可自行吸收，炎症消退而组织逐渐修复。

治疗：伤后早期可局部冷敷或加压包扎，以减少组织内出血。局部制动以减轻疼痛。伤后 12 h 起应改为局部热敷或理疗而利于瘀血吸收消散。还可选用止痛、活血化瘀的中药外敷（如舒经活络油）和内服（如三七片、云南白药等）。少数挫伤后有较大血肿产生时，应予加压包扎，约 3 d 后血肿液化出现波动感时，酌情用针吸法抽出陈旧性血液，再加压包扎。浅部软组织挫伤诊治时必须排除深部组织损伤，避免延误治疗。

二、小刺伤

浅部软组织的小刺伤（pricking wound）大多由针、铁钉、木刺、竹签等细长、尖锐物刺伤组织造成。伤口小，可伴出血，可能引起感染，容易残留异物。

小刺伤的伤口出血一般不多，直接压迫 3~5 min 即可止血。止血后用 70% 酒精或碘伏液涂擦，以无菌敷料覆盖。伤口内若残留异物，应尽量设法取出，然后消毒包扎。对污染重的刺伤处理时，不应忽略采取抗感染、防止破伤风发生的措施。

三、浅部切割伤

浅部切割伤（incised wound）为刀刃、玻璃片、铁片、竹片等锐器切割组织所致。伤口多呈线型或唇状，边缘清楚，少数创缘不整；出血呈渗溢状或涌溢状，若伤及小动脉则为喷射状出血且颜色鲜红；若不发生感染，可较快愈合。现场急救时先压迫止血，尽量用清洁布类覆盖或填塞伤口，加压包扎。尽快送至医疗机构进行相应的处理。

（一）浅表小伤口的处理

对皮肤、皮下浅层组织长约 1 cm 的小伤口，用无菌生理盐水冲洗拭干后，以碘伏、酒精消毒周围皮肤。用蝶形胶布固定创缘使皮肤完全对合，外加包扎，一般一周左右都能愈合。仅有皮肤裂口，可用创可贴。

（二）一般伤口的处理

一般伤口指需要做清创缝合的伤口，应按照清创术要求实施。术中应仔细检查伤口内各层受损组织，除去可能的异物、凝血块和失活组织，结扎或缝扎活动出血点。皮肤和皮下结缔组织切割伤，可做单层缝合；若深筋膜有裂口时，应先缝合深筋膜，然后缝合皮肤和皮下组织，勿留下死腔；最后消毒皮肤，无菌敷料覆盖固定或包扎。若伤口污染明显或处理时间已超过 8~12 h，但尚未发生明显感染，伤口内放置皮片或盐水纱布条引流。24~48 h 后伤口若仍无明显感染，可取出引流物缝合伤口；若伤口已感染，则按感染伤口处理。

（三）感染伤口的处理

对因伤口严重污染和处理时间超过 8~12 h，或伤口处理不当发生化脓感染的伤口，处理原则是控制感染，加强换药，逐步达到二期愈合。缝合的伤口易发生感染时，应拆除缝线，用呋喃西林等药液纱条敷伤口，引流脓液，促进肉芽生长。观察创面情况，视情况 1~2 d 换药一次。若脓液减少，肉芽组织生长良好（呈粉红色，颗粒状凸起，擦之易出血），可用凡士林纱布敷伤口。如果发现伤口有脓液，呈绿色，肉芽生长不良或反而销蚀，可能有铜绿假单胞菌滋生，可应用苯氧乙醇、磺胺米隆或磺胺嘧啶银等湿敷。若伤口肉芽水肿明显，可用高渗盐水或 30% 的硫酸镁湿敷。肉芽组织生长过盛时，宜用硝酸银销蚀。若切割伤发生在不清洁环境或伤口较大，均应在伤后 12 h 内应用破伤风抗毒血清，预防破伤风发生。全身应用抗菌药物应根据伤口污染程度、受伤人员全身状况、局部炎症反应程度决定。如果伤口污染重，患者有发热，白细胞总数升高，伤口有炎症出现，应及早全身应用抗菌药物。

第 3 节 火器伤、冲击伤、挤压伤和创伤复合伤

一、火器伤

火器是以火药为动力发射投射物（弹头、弹片）的致伤武器，包括枪械、火炮、手榴弹、炸弹等，其所致损伤统称为火器伤（firearm wound）。在常规战争中火器伤是最常见伤类，在平时也时有发生。

（一）特点

平时火器伤主要指手枪、猎枪、霰弹枪发射的低速投射物致伤，伤员常零星出现，躯干致伤多见，伤腔污染轻，一般能在伤后较短时间内得到较好的医疗救护。战时火器伤伤员常大批量发生，弹片伤为主要伤类，致伤部位以四肢为主，伤员常多部位受伤，局部组织损伤广泛，伤道复杂、污染重，感染发生早，脏器并发症发生率高，伤员后送困难，难以及时得到初期外科处理。高速投射物伤时，远离伤道的组织也可发现出血、变性，这可能与投射物的高能量传递与继发的神经内分泌、细胞因子变化有关。

（二）致伤机制

高速枪弹、弹片等击中机体时的前冲力可直接穿透、切割击中组织，同时弹道周围组织被压缩向外运动，形成较投射物直径大 10~30 倍的瞬时空腔，腔内压力低于大气压，可将伤道外细菌、污物吸入腔内，数毫秒后，瞬时空腔以搏动形式缩小，最终形成永久伤腔。瞬时空腔形成是造成火器伤组织损伤广泛、污染重的重要机制。此外，高速投射物击中组织时的冲击波和热效应，也是造成组织损伤的重要物理因素。

（三）病理改变

损伤区可分为：①原发伤道：为投射物击中后残留的伤腔，内有失活组织、凝血块及吸入的污物。②挫伤区：紧靠原发伤道，为瞬时空腔和冲击波直接被挤压和牵拉部分。该区域组织最终大部分变性坏死，清创时应予以切除。③震荡区：为挫伤区以外血液循环障碍组织，显微观察可发现灶性坏死。

按照火器伤伤口情况，可分为：①有入口而无出口的盲管伤；②有入口和出口的贯通伤；③出入口相

连呈沟状为切线伤；④入口和出口集中在同处的浅表伤口为反跳伤。

（四）救治原则

1. 初期外科处理　主要在现场实施。①询问受伤经过，查阅伤情记录（伤票等），认真检查局部和全身情况，遇见复杂的伤情（多处伤、复合伤等）或同时处理多数伤员，必须分清轻重缓急，作合理安排。②积极防治休克，以备尽早实施手术处理。如有活动性内出血，应在抗休克同时手术止血。伤后应尽早给予抗生素和破伤风抗毒血清防治感染。③大多数火器伤需要清创，以防止感染，改善循环促进伤口愈合。对出血不止或已上止血带的伤部优先清创。一般应在伤后 6~8 h 内伤口尚未感染前尽早实施；如早期应用抗菌药物，伤口无明显感染征象也可推迟清创时间。④火器伤伤道大多较复杂，清创时需扩大伤口并充分切开深筋膜、肌膜等，彻底切除失活组织。判定失活肌组织可依据色泽暗紫、软泥样的致密度、无毛细血管出血、无收缩力等为失活组织，应予以切除。要尽量取出伤道内泥沙、弹片、碎布等异物，对位置较深的金属异物、摘取困难或可能损伤重要器官，不可勉强取出。大骨片应保留于原位、神经和肌腱也应修复，术中要注意止血。⑤伤口清创后，除头、面、手、外阴部外，一般禁做初期缝合。⑥对表浅的小伤口和出入口较小，无重要组织器官损伤、无骨折、污染轻的贯通伤可不必手术，可用等渗盐水冲洗伤口，消毒皮肤，必要时对伤道加以搔刮，然后包扎伤口，全身应用抗生素。

2. 后续处理　①术后监护伤员的呼吸、脉搏、血压、意识状态等。注意防止休克。继续应用抗菌药物。伤员应取适当的体位，需抬高伤肢。注意敷料包扎的松紧度，外表有无渗血、渗液和肢端血液循环情况。②如清创后 4~7 d 伤口肉芽新鲜、无感染，可延期缝合伤口。因伤口感染或错过延期缝合的时机，待感染控制后，肉芽健康，可在清创后 8~14 d 行二期缝合。对皮肤缺损大的伤口可采取植皮或皮瓣移植。

二、冲击伤

冲击伤（blast injury）为机体受冲击波直接和间接作用而发生的损伤。核武器和各种常规爆炸武器（炸弹、炮弹、鱼雷、燃料空气炸药武器）爆炸产生的冲击波是主要的人员杀伤因素。平时的爆炸事故也会发生为数不少的冲击伤。

（一）致伤机制

冲击波在空间运行时，形成外层压缩区和内层稀疏区。压缩区内空气压缩，产生高于大气压的超压，随后稀疏区内压力低于大气压为负压。冲击波在其运行过程中因空气流动产生的冲击力称为动压。冲击波的超压使含空气的脏器（听器、肺、胃肠等）内气体压缩和随后极度膨胀，造成原发冲击伤。冲击波动压可撞击人体，导致人被抛掷、位移而致伤。负压也有一定致伤作用。

（二）临床特点

1. 多处受伤　冲击伤伤员常不仅有超压所致充气脏器损伤，同时动压造成骨折、肝脏破裂相当常见。战时冲击伤伤员常合并弹片伤或其他创伤。

2. 外伤易掩盖内脏伤　单纯超压致伤时，体表多完好无损，但常有不同程度内脏伤，即呈现外轻内重特点。

3. 伤情发展迅速　重度以上冲击伤伤员，伤后短时间内可出现一个相对稳定的代偿期，此时生命体征尚可维持正常，但不久会因代偿失调和伤情加重，全身情况急剧恶化。严重颅脑损伤，两肺广泛出血、水肿和内脏破裂的伤员，伤情发展更快，如不及时救治，伤员可迅速死亡。

（三）救治原则

1. 现场急救　①迅速判定：对创伤性截肢、听力减退、无明显外伤但处于休克的爆炸伤伤员，均应意识到可能存在内脏冲击伤，不宜过多搬动检查。②防治外伤性窒息：清除口、鼻腔分泌物，保持呼吸道通常；鼓励清醒的伤员咳嗽排痰；呼吸停止者作口对口人工呼吸，禁用压胸法呼吸。③对鼓膜破裂和口鼻出血或咳出血性泡沫痰的重伤员用头高卧位后送，切不要搀扶伤员步行。

2. 紧急救治　①抗休克时可输入低分子右旋糖酐和代血浆，但需适当限制输液量和控制输液速度，以免加重肺损伤；②对严重呼吸困难或较长时间昏迷的伤员，应及时作气管造口术，清除气管内分泌物，给氧，保持呼吸道通畅；③口服或注射止痛剂止痛，胸部疼痛可作肋间神经封闭止痛，禁用吗啡或哌替啶类药物；④给予抗生素类药物抗感染；⑤静卧，血压稳定后立即后送；⑥对危重伤员早期可一次性应用大剂量皮质类固醇。

3. 早期治疗　①在排除肋间骨折和气胸的情况下加压给氧，输入高渗葡萄糖、甘露醇，减轻肺水肿，降低颅内压，血压稳定后用呋塞米（速尿）或利尿酸钠利尿，静注氨茶碱防治支气管痉挛，对昏迷、排痰困难或有窒息的伤员作气管造口术，脑水肿行头部降温。②鼓膜穿孔、鼓室出血时需清除外耳道异物，保持干燥，禁滴油液和冲洗，勿用力擤鼻，防治水灌入耳内，给予抗菌药物以预防中耳炎。③摄胸部 X 线平片，以了解胸部和肺损伤情况。监测心功能，必要时给予心肌保护药物和强心药物。对血胸伤员行胸腔穿刺排血，大量出血应行闭式引流术，必要时可剖胸探查止血。④疑有腹腔脏器伤时，及时剖腹探查。⑤早期给予抗生素，防治局部和全身感染。

4. 后期治疗按各专科要求进行全面治疗。

三、挤压伤

挤压伤是指四肢或躯干肌肉丰富部位较长时间受挤压、压榨所造成的局部肌肉损伤形成筋膜间室综合征，如继续发展则可造成挤压综合征（crush syndrome）。

（一）致伤机制

自然灾害或各种突发伤害事故均可使人体受到致伤物不同形式的撞击或挤压而引发缺血、缺氧及变性坏死等一系列病理改变。火灾中烧伤后组织水肿，无弹性的焦痂限制筋膜间室容积，导致局部组织内压力升高；昏迷、中毒、麻醉、吸毒等意识丧失的情况下，体位长时间固定，可引起自压性肌肉损伤。在伴有严重多发伤休克者，因四肢动脉压均下降，更容易在筋膜间室内压增高的情况下发生微循环障碍而引发挤压综合征。此外，一些不当医疗处置措施，如止血带绑扎时间过长，骨折脱位后石膏、夹板固定过紧，应用充气性抗休克裤过久或压力过大等也可以导致肢体挤压综合征。

（二）病理生理变化

肢体的特定部位的特有解剖结构是发生挤压综合征的重要解剖学基础。由于挤压引起四肢或躯干肌肉组织的损伤，循环、微循环发生持续性障碍和氧自由基的大量产生，使筋膜间隙内组织内组织肿胀、体积增大或因肢体外部遭受压迫使得空间变小，造成肌肉缺血性坏死、神经麻痹。在压力解除后，缺血与缺血再灌注损伤引发横纹肌溶解，大量肌红蛋白、钾离子、镁离子、酸性代谢产物、氧自由基、血管活性物质及组织毒素等有害物质，通过循环再建或侧支循环大量释放入血，引发肌红蛋白血症及肌红蛋白尿、电解质的改变及氮质血症、血液高凝状态、机体免疫功能下降、多器官功能不全综合征等全身一系列病理改变，导致创伤后机体的严重继发性损害。以肾损害最为突出，严重者可发展成为肾小管坏死型急性肾衰竭。

1. 肌肉的变化　首先出现类似急性炎症的变化，然后出现肌肉、神经组织细胞的变性坏死。随后机体经吞噬或自溶现象主动地清除坏死组织，最后表现为肌肉和神经组织的再生，行的胶原纤维形成，修补组织缺损。

2. 毛细血管破坏　毛细血管广泛损伤，表现为内皮破损、脱落，平滑肌纤维断裂、阻塞管腔。

3. 神经损害　因肌肉组织水肿使神经受压，早期神经呈阶段性缺血、肿胀。严重受挤压时，神经外观变扁、变细，呈带状。后期神经束间瘢痕形成，与周围组织粘连。可见神经鞘管断裂，部分神经纤维变性，严重者轴索断裂。

4. 肾脏变化　肉眼观察，双肾肿大，包膜紧张，色灰黄，血管扩张瘀血，皮质增宽色黄，髓质显著充血。

5. 其他受累器官　主要表现为组织细胞间质水肿，弥散性小出血灶，实质脏器可见瘀血改变。挤压综合征还可合并脂肪栓塞、弥散性血管内凝血（DIC）和 MODS，发生相应的全身与局部脏器的病理学变化。

（三）临床表现

挤压伤早期多属于功能性改变，无临床异常表现。挤压综合征临床表现常发生在受累肢体解除压力之后，分为局部表现和全身表现。临床表现的严重程度与受压时间长短、挤压物体重量、受压部位和范围有关。

1. 早期表现

（1）挤压伤伤员早期可无明显异常表现，多数伤员仅有焦虑、恐惧外，主诉症状不多。

（2）伤员可仅有肢体麻痹、僵硬，无痛觉。

（3）肢体不肿胀，受压力最大部位可以有压痕。

（4）患肢有皮肤麻木区及散在的感觉低下的斑片，与神经根及周围神经末梢支配区域不相吻合。

2. 局部表现　受损肢体在压力解除后，由于其病理生理改变的持续损害作用，在挤压伤的基础上逐渐发展成为筋膜间隙综合征。受累肢体大致经历 3 个阶段：第 1 阶段主要为疼痛、麻木、肿胀；第 2 阶段为神经、血管功能减退，肌肉无力或瘫痪，脉搏搏动减弱或消失；第 3 阶段为肌肉进行性坏死，并发急性肾衰竭或多器官功能衰竭。

3. 全身表现　典型临床表现为低血容量性休克及急性肾功能衰竭，还可能出现肌红蛋白血症与肌红蛋白尿、高血钾、酸中毒和氮质血症等症状。如果合并伤肢的感染，症状会更加复杂及严重。

（四）现场紧急救护

挤压综合征死亡率高达 20%~40%。而挤压伤时引起筋膜间室综合征和挤压综合征的基础，急性肾衰竭为主的多器官功能损害又是挤压综合征的严重后果。因此，在挤压伤的救治过程中要高度重视急性肾衰竭的有效救治。更要对筋膜间室综合征的早期诊断、积极抗休克、加强抗感染、有效纠正酸中毒及高血钾症。一旦休克平稳后尽早行筋膜间隙切开减压，清除坏死组织，必要时行截肢术。挤压伤的处置要从现场开始，防止病情进一步发展，导致筋膜间隙综合征甚至挤压综合征的发生。

1. 现场伤情判断　受伤现场因条件限制不可能为伤员进行血液生化、血气及酸碱平衡、肾功能及尿液等指标的检测分析，为伤情判定分类提供客观指标。因此，现场分类主要根据伤员被掩埋受压时间、受伤部位、局部损伤情况、生命体征变化及全身状况等进行现场初步诊断。

（1）受压时间：首先了解伤员肢体或躯干受压时间。受压时间<8~12 h 者多为挤压伤；受压超过 12~24 h 者有可能发生筋膜间室综合征；受压超过 48~72 h 者发生挤压综合征的可能性极大。

（2）受压部位：因前臂及小腿的肌群间隔有双骨、坚韧的骨筋膜及深筋膜构成，当受挤压使其筋膜间隙内压力易于升高造成筋膜间隙综合征。而上臂及大腿由于筋膜鞘相对薄弱、弹性大、扩展空间大，同样的挤压则不易产生筋膜间综合征。

（3）局部损伤情况：在挤压伤早期，受压肢体可仅表现为麻木、无痛觉及局部压痕。当发展到筋膜间隙综合征时，受累肢体局部高度肿胀、水泡、紫癜、花纹及伤口大量渗液等。

（4）生命体征变化：血压、呼吸、脉搏、体温及意识状态是重要的生命体征。如遇伤病员血压下降、呼吸浅快、脉细弱、体温偏低及意识模糊，提示可能发生了筋膜间隙综合征或挤压综合征。

（5）全身状况：在挤压伤初期，伤员可无全身症状。一旦发生意识障碍，并有末梢循环差、口唇发绀、贫血貌，甚至衰竭状态者，提示为挤压综合征。

（6）了解有无合并伤：了解排查是否合并有呼吸不畅、颅脑创伤、胸腹部损伤、多发性骨折、脱水及出血性休克等。

2. 现场急救措施　面对大量伤情复杂、严重的伤员，首先要采取紧急救治措施，迅速建立"三通"即确保气道、尿道和输液通道的通畅。对严重危及生命的伤情，如大血管损伤、严重颅脑伤、脊柱脊髓伤、胸腹部开放伤等，应尽快处置。若发现伤员被困废墟下超过 48~72 h，因肢体被巨大重物压榨难于脱险，经确认肢体已完全坏死无法保留者，在征得其本人、家属或有关领导同意后，可在现场实施截肢手术以挽救生命。

3. 后续处理　伤员获得解救以后，首先应监测生命体征，检查受压伤肢局部及全身情况，并采取如下处置措施：①注意保护伤口，减轻污染，保持伤口引流通畅，必要时给予切开引流，清除坏死组织。②早期应用足量有效的抗生素。有条件时可根据创面、血液的细菌学检查和药敏试验结果再进行调整。③预防应用破伤风和气性坏疽抗毒血清注射。④抗休克治疗。⑤筋膜间室综合征的紧急处理。⑥保护肾功能。⑦其他救护措施，如维持电解质平衡等。

4. 伤员转运　筋膜间室综合征及挤压综合征均属危急重症，当伤员在现场救护处置病情稳定后，应尽早采用救护车或直升机转运至后方三级综合医院进一步救治,在转运途中需有专门医护人员护送,要严密监测病情变化,并及时处置危急情况。

四、创伤复合伤

人体遭受两种或两种以上致伤因素的作用而发生的损伤为复合伤(combined injuries)。除核武器攻击时常产生大量创伤复合伤伤员,烧伤复合冲击伤、弹片伤复合烧伤在现代战争中也十分常见。尤其是战斗人员在相对密闭的工事、舰船舱室、装甲车辆内受到攻击时,极易发生复合伤。平时煤矿瓦斯爆炸时易发生烧伤复合冲击伤。由于创伤复合伤是多因素致伤,因此临床经过较单一伤有不同程度加重。

(一)临床特点

1. 休克发生率高,程度重。休克发生与失血、细菌毒素、脏器损伤、应激等有关。

2. 感染发生早而重。除体表伤口为主要感染源外,内源性感染突出,全身免疫功能下降。

3. 脏器损伤突出。如吸入性损伤复合冲击伤时,吸入的高温有害气体与冲击波共同作用于心肺,造成损伤加重,易发生心力衰竭、急性肺损伤、肾功能障碍,造血功能抑制。严重烧伤、冲击伤和烧冲复合伤时,骨髓巨核细胞发生蜕变,并被中性白细胞吞噬,引起血小板数量下降。

4. 死亡率高。伤后 24 h 多为出血、窒息或休克所致,稍后死亡原因多为感染、MODS 等。

(二)救治

1. 迅速撤离现场。

2. 优先抢救窒息、休克、出血和昏迷的伤员。

3. 积极支持循环和呼吸。复苏时要考虑到不同致伤因素造成的原发损伤对复苏的影响,如对烧伤合并肺部冲击伤伤员补充液体时,要密切监测伤员心肺功能,防止加重肺冲击伤的病理进程。

4. 及时实施清创和处理脏器损伤,固定骨折部位。

5. 注意保护脏器功能。

6. 加强抗感染。

第 4 节 烧 伤

一、分类与分型

1. 轻度烧伤 Ⅱ度烧伤面积 9% 以下。

2. 中度烧伤 Ⅱ度烧伤面积 10%～29%;或Ⅲ度烧伤面积不足 10%。

3. 重度烧伤 总面积 30%～49%;或Ⅲ度烧伤面积 10%～19%;或Ⅱ度、Ⅲ度烧伤面积虽不达上述百分比,但已发生休克等并发症、呼吸道烧伤或有较重的复发伤。

4. 特重烧伤 总面积 50% 以上;或Ⅲ度烧伤面积 20% 以上;或已有严重并发症。

二、分级急救原则

烧伤的急救应保证烧伤伤员后送至医院时能处于最佳状态,给予最有效的非医务人员的处理,任何延误都可能对以后的治疗产生严重影响,甚至危害生命,因此要求训练时,训练人员能做到自救与互救。

(一)现场急救

1. 迅速脱离热源

(1)热力烧伤时,尽快脱去着火或沸腾浸渍的衣服或滚压灭火,也可用水浇或跳入水池、河沟中。

(2)凝固汽油弹爆炸后,应迅速用不易燃物品覆盖全身,或跳入水中潜行。

(3)被磷或其他化学物品烧伤时,则应迅速脱去被浸渍的衣服,用大量清水冲洗。

2. 迅速离开现场，处理危及生命情况

（1）保证气道呼吸通畅，暂时止住大出血，减轻 CO 中毒等。

（2）创面用敷料或干净被单等覆盖，以防污染与再损伤。

（3）面积较小的烧伤，可行冷疗（侵入冷水或冰水中）0.5～1 h。

（4）大面积烧伤最好立即行静脉补充电解质液，无条件时，可口服烧伤饮料（每片含氯化钠 0.3 g，碳酸氢钠 0.15 g，苯巴比妥 0.03 g，每服 1 片服用开水 100 mL）。

（5）慎用镇痛药物。

（6）处理防治复合伤。

（二）后送注意事项

1. 后送距离要短，做到尽快后送。

2. 充分估计伤情，做必要的处理（如气管切开）。

3. 建立静脉通道，并留置导尿管，观察尿液、尿量，监护循环稳定情况。

4. 对剧烈疼痛的患者，可注射盐酸哌替啶注射液 50～100 mg。

5. 创面均应包扎，以防污染与再损伤。

6. 应用抗菌药物。

7. 处理合并伤。

8. 途中注意防寒、防暑、防尘、防空。

9. 详细记录病情及治疗措施，填写伤票，以保证以后治疗的连续性。

三、化学烧伤的现场急救

1. 确定污染范围和程度。

2. 救援人员做好个人防护。根据具体化学武器危害程度，穿戴不同级别的防护装置。

A 级：提供最高的防护，整体密封，内含呼吸装置以防化学气体和蒸汽。对周围环境中的气体与液体提供最完善的保护。它是一套封闭的防化学品的服装、手套及鞋子，以及一套隔绝式防护装置。

B 级：类似于 A 级，用于防有毒化学品喷溅，但不是全密封的，它包括一套不封闭、防溅洒、抗化学品的服装，它可对液体提供如 A 级一样的保护。

C 级：包括一套防溅洒的服装，配有面部完全覆盖过滤式防护装置。可提供防化学品喷溅防护，可不用呼吸器。

D 级：仅限于衣裤相连的工作服或其他工作服、鞋子及手套。D 级只提供较少的防护。

3. 尽快将伤员撤离、疏散，空气污染时向上风处转移，水源污染时向上游转移。

4. 立即脱去被污染的衣服，尽早进行洗消处理。

化学物质不明时，用大量清水进行冲洗，防止化学物质的继续损害和经皮肤吸收。冲洗的量要足，时间要长，达到彻底清除化学物质为止，不可为等待中和剂或解毒剂而延误急救时间。化学物质明确时可酌情使用中和剂进行洗消。但量不可过多，时间不可过长。因为中和剂多有毒性，且中和反应易产生大量热量，引起创面损伤加重和全身中毒反应，洗消中值得注意的是洗消液的温度不可过高，以免引起局部毛细血管扩张，加速化学物质的吸收。

5. 根据伤员烧伤和中毒情况，立即进行分类处置。

（1）立即处理：危重患者是指出现可能影响生命的损害或指征，如窒息、严重出血、呼吸超过 30 次/min 等，需要紧急处理和转运。

（2）延期处理：不严重的伤害或中毒，可随后处理或转运。

（3）无须处理：未中毒、无伤害或轻微中毒或伤害，不需要处理和转运，但需要观察。

四、放射性烧伤的现场急救

1. 迅速转移伤员，将伤员安置到无污染的安全地点。

2. 立即嘱伤员脱去外衣和鞋，最多可减少 90% 的污染。

3. 对烧伤创面快速进行冲洗冲洗液为乙二胺四醋酸二钠钙（螯合剂Ⅲ）1 g、2% 利多卡因 10 mL 加入 0.9% 氯化钠溶液 10 mL，以此比例配制的冲洗液可与放射性物质络和将其清除，从而减少放射性物质经创面吸收或避免其对局部组织的损伤。

4. 对污染皮肤的处理放射物质不详时可选用 5% 次氯酸钠溶液或 6.5% 高锰酸钾溶液浸泡后再用 10%~20% 的盐酸羟胺刷洗。去污过程中应注意，宜用 40 ℃ 左右温水，勿将污染扩散，勿用硬毛刷和刺激性强的制剂，去污次数不超过 3 次。

5. 病情评估后再后送。

五、成批烧伤伤员抢救的组织

成批伤员具有病情复杂危重、处理难度大等特点，同时又受各种因素的制约，例如，伤员的多少，人力物力是否充足，后勤保障是否有利，处置是否正确有序等。现场科学合理的组织抢救，成立抢救组、评估组、协调供应组、后送组，才能保证救治任务的完成。

1. 抢救组　主要任务是采取相应的抢救措施，基本原则按现场急救程序进行。

2. 评估组　主要任务是对伤员进行病情评估，根据烧伤程度将伤员进行分类。

3. 协调供应组　主要任务是调派各种物资资源，保证抢救运输用车、基本药物、器械、敷料等的供应，同时关注抢救进展情况，根据评估组病情评估结果，安排后送工作。负责与医院联系，告知对方需转送的伤员数及基本病情，使其做好迎接成批伤员的准备。

4. 后送组　负责将伤员后送，根据伤情选择合适的运输工具，并保证途中的抢救护理和安全。

第 5 节　特殊武器损伤救治

一、核武器损伤救治

核武器爆炸时巨大能量转变为冲击波、光（热）辐射和核辐射杀伤人员。人体在遭受放射性损伤同时还可能发生冲击伤、烧伤、挤压伤等，这类伤称为放射性复合伤（radiation combined injuries）。在平时的核事故中也可见到。

（一）临床特点

1. 单一伤特点　①光辐射伤：人体裸露皮肤易发生烧伤，吸入炙热的气体、尘土可造成呼吸道烧伤。光辐射还可造成闪光盲、眼底烧伤、视网膜和脉络膜损伤。②冲击伤：核爆炸时产生的强冲击波可引起原发和继发冲击伤。③核辐射伤：可分为早期核辐射和放射性污染。急性放射病的基本病理变化是造血功能障碍、出血倾向和细胞代谢障碍。

2. 复合效应　以放射损伤为主的放射性复合伤伤情轻重常取决于辐射剂量，具有明显的放射病特征，有造血功能障碍、感染、出血等特殊病变和临床症状。①休克：单纯放射性损伤很少直接引起休克，但复合很轻的创伤时休克的发生率较高，成为早期死亡的主要原因。这可能是机体受到较大剂量射线照射后，体内出现一系列容易引起休克的改变，复合创伤时更易发生休克。②免疫功能：创伤和放射性损伤都可抑制细胞与体液免疫功能，复合伤时有显著的免疫抑制作用。表现为白细胞数量减少、网状内皮系统的杀菌功能抑制，非特异性免疫力下降，抗体生成减少，皮肤黏膜的屏障功能减弱等方面。复合伤创面的感染发生率高，在体表、口腔、咽喉、肺部、肠道常发生局灶性感染。全身感染常在局部感染发生的同时出现。③代谢功能：表现为体重下降，蛋白质分解代谢加强，呈现负氮平衡、脂肪动员、糖原分解和糖酵解加速，水、电解质紊乱。④造血功能：放射复合伤对造血组织（骨髓、脾脏、淋巴结）加重破坏。骨髓造血功能红细胞与粒细胞生成抑制，损伤骨髓基质细胞。⑤出血明显：放射性复合伤血小板数下降，毛细血管脆性增加和凝血障碍明显；出血症候群较单纯放射伤提前出现，伤口内出血倾向增强。⑥组织愈合：炎症反应抑制，生长因子生成和释放减少，感染加重，损伤组织愈合延迟。

（二）做好防护工作

1. 个人防护动作

（1）进入邻近工事：发现闪光或听到空袭警报，立即进入邻近工事，注意避开门窗、孔眼，可避免或减轻损伤。

（2）利用地形地物：邻近无工事时，应迅速利用地形地物隐蔽。例如，利用土丘、土坎、沟渠、弹坑、桥洞、涵洞等，均有一定防护效果。

（3）背向爆心就地卧倒：当邻近既无工事又无可利用的地形地物时，应背向爆心，立即就地卧倒。同时应闭眼、掩耳，用衣物遮盖面部、颈部、手部等暴露部位，以防烧伤。当感到周围高热时，应暂时憋气，以防呼吸道烧伤。

（4）避免间接损伤：室内人员应避开门窗玻璃和易燃易爆物体，在屋角或靠墙的床下、桌下卧倒，可避免或减轻间接损伤。

2. 使用防护器材

（1）个人穿防护服：人员通过沾染区或在沾染区内作业时，应穿戴制式的个人防护服装。

（2）使用简易防护器材：普通衣服、雨衣在一定范围均能屏蔽或减轻光辐射烧伤；偏振光防护眼镜对光辐射所致视网膜烧伤有很好的防护效果，可供观测、驾驶和执勤人员使用；坦克帽、耳塞或棉花等柔软物品塞于耳内，均能减轻鼓膜损伤；用任何可以挡住射线的物体，如军用水壶，遮盖身体躯干有骨骼的部位，可减轻核辐射对造血的损伤。

3. 应用抗放射药物　因任务需要而进入沾染区的人员，有可能受到超过战时控制量的照射时，尤其有可能超过 1 Gy 剂量时，应事先应用抗放射药物。

4. 洗消　放射性核素沾染体表又未进行彻底消除者，应尽早进行局部、全身洗消和伤口除沾染，以减少或阻止放射性核素进入体内。

（三）核武器杀伤区抢救原则

1. 核武器伤员抢救要突出"三快"　核武器伤员要快抢、快救、快送。抢救人员要严格遵守沾染区防护规则，保证伤员和自身的安全。

2. 组织自救互救，对服装和体表暴露部位进行局部除沾染　当沾染严重时，抢救人员可采取戴口罩、围毛巾、口服碘化钾等防护措施，将伤员迅速向指定地点集中。能走动的伤员，自己步行离开杀伤区；不能走动的，迅速后送到早期治疗机构。

3. 清除异物，保持呼吸道通畅　寻找和解救倒塌工事和房屋中的伤员，清除口、鼻、外耳道的尘埃和异物，保持呼吸道通畅。

4. 保护好创面　大面积烧伤伤员，用衣、被单等物遮盖创面。有休克症状者，可口服烧伤饮料。

5. 要按一般战伤处理原则对开放性伤进行处置。

6. 立即后送，及时使用药物　对放射损伤和放射复合伤伤员，要立即后送，及时口服和（或）注射抗辐射药物 523、408 等。

（四）放射复合伤早期治疗

1. 采用放射检测装置对伤员进行放射沾染检查，观察伤员生命体征变化。测定外周白细胞总数、中性粒细胞比例和淋巴细胞数，检测淋巴细胞染色体畸变率，了解放射性损伤程度。对所有放射性沾染伤员进行洗消。伤情严重者先救治后洗消。

2. 防治休克的原则与措施同一般战伤。

3. 应用辐射防护剂及对进入体内放射性物质阻吸收、促排出。

4. 外科处理应尽量在骨髓型放射病极期前和恢复期完成。对各部位损伤的处理同其他战伤。

5. 积极防治感染，除全身应用抗菌药物外，应加强对创面感染的控制，早期清创。

二、化学武器伤救治

化学战剂一般分为：①神经性毒剂，如塔崩、沙林、梭曼、VX 等有机磷酸酯类化合物，毒性作用表现为抑制乙酰胆碱酯酶活性；②糜烂性毒剂，主要代表有芥子气、路易氏剂；③窒息性毒剂，如光气和双光气；④全身中毒性毒剂，主要是氰类化合物，如氢氰酸、氯化氰等；⑤刺激性毒剂，如 CS、苯氯乙酮、亚当剂等；⑥失能性毒剂，如 BZ、CF、EA3834 等。化学战剂中毒合并各种创伤或创伤组织被毒剂污染造成的损伤称化学复合伤。

（一）临床特点

1. 损伤组织染毒　毒剂可经损伤组织迅速吸收，即或创伤并不严重，也可在短时间内危及生命。①神经性毒剂：损伤组织染毒后可出现肌肉纤维性颤动，数分钟至半小时出现全身中毒症状，表现为胆碱能神经过度兴奋；流泪、全身颤动、呼吸困难、惊厥、昏迷等。②糜烂性毒剂：芥子气可直接造成细胞凋亡、坏死和组织炎症；路易氏剂为含砷氯化物，较易经伤口吸收，染毒后 10~20 min 后损伤组织炎症反应明显，损伤中枢神经系统和呼吸循环系统。③窒息性毒剂：光气单纯经创面吸收虽不会出现肺水肿症候群，但局部出血较多，疼痛加剧。④全身中毒性毒剂：氢化物中毒可出现呼吸停止，接触毒剂伤口易出血。

2. 毒剂中毒合并创伤　损伤组织虽未直接染毒，但因毒剂和创伤两种因素相互作用而使病情加剧，表现为：①伤员既可出现创伤性休克，又可出现中毒性休克，休克发生率增加，程度加重。②氢氰酸中毒时凝血时间延长，路易氏剂损伤血管，增加血管通透性。上述两种毒剂全身中毒都可造成局部伤口出血加重。光气能暂时增加血液凝固性。③中毒伤员全身状况恶化，机体免疫功能抑制，合并创伤易并发感染。毒剂可直接损伤内脏器官，合并创伤时脏器功能衰竭发生时间提前，程度加重，如光气中毒合并创伤失血时，伤员的肺水肿更加严重。

（二）做好防护工作

1. 个人防护

（1）过滤式防毒面具的使用方法

1）正确选配面具：战前应根据个人的头型大小，选配合适的面具并试戴。要求无明显压迫感，呼吸时不漏气。

2）气密检查：先检查面具外形有无损坏和各部分是否完好；然后戴上面罩，用手堵住滤毒罐进气口，用力吸气，有闭塞感时证明气密性良好。如发现漏气，应分段对滤毒罐、导气管、面罩及各结合部位进行检查。检查合格后再在氯化苦毒气室内进一步检查。

3）戴脱时机：听到毒剂警报，出现可疑敌化学袭击的征象；发现敌军戴防毒面具或进入防护工事时，我方人员应戴面具。解除警报，发现敌军未戴面具接近我前沿时，脱面具。

4）佩戴方法：听到毒剂警报或"戴面具"的命令时，人员暂时停止呼吸，闭眼，迅速打开滤毒罐进气口，从面具带内取出面罩，戴好面具，调整合适后深呼一口气，睁眼，恢复正常呼吸。

（2）使用皮肤防护器材：全身防护器材有连身式防毒衣和两截式防毒衣。局部防护器材有防毒围裙、防毒靴套、防毒手套。在持久性毒剂染毒区内或搬运伤员时，应穿全身防护器材和戴防毒面具；在毒区处理染毒伤员或染毒物品时，根据情况使用全身或局部防护器材。用过的器材应及时消毒，妥善保管。防毒衣的穿戴要领：

1）卸：即卸下武器、器材和装具，解下腰带置于身体左侧，下蹲的同时左右手分别握住防毒衣袋和面具袋的背带，卸下两袋置于身体的左前方或左侧方。

2）展：左手扶防毒衣袋，右手打开袋盖并取出防毒衣，顺势向前展开防毒衣。

3）穿：两手撑开胸襟，按先左后右的顺序将腿伸入裤管（旧 66 型需脱鞋），上提防毒衣的同时稍下蹲将两臂插入袖筒，借两臂上翻力把防毒衣穿上。此时，为了使防毒衣穿得平整，及背挎各种器材和装具的方便，可暂时将头罩罩在头上。挺身并披好胸襟布，由上而下对齐抹平尼龙搭扣，系好腰带。蹲下系好鞋带，整理脱下的鞋帽等物并放入防毒衣袋，盖好袋盖。面具袋在上，防毒衣袋在下，一起成右肩左斜背好，并将面具袋腰带系好。至此完成"准备状态"。防化兵执行各种任务，常以此状态待命或稍事休息。

4）戴：即戴面具，衬帽，头罩与手套。按立姿戴面具要领戴好面具与衬帽，扣好头罩，仔细掖好下颌垫布，系好颈带。从面具袋中取出手套，挂好拇指套环，按先左后右顺序戴好手套。为保障袖口部位的气密，手套需位于内外袖之间。

以上 4 步即成战斗状态。

2. 毒剂消毒当人员、物品、水或食物染毒时必须进行消毒，以防止和减轻人员中毒，恢复物品的使用价值。医疗卫生机构在消毒工作中的主要任务是：

（1）负责对染毒伤病员及其服装装具消毒。

（2）对本医疗单位染毒地面、道路、卫生器材和车辆的洗消。

（3）参加对水和食物的消毒工作，根据结果确定能否使用。

（4）对可疑染毒人员，给予必要的洗消和医疗救护。

（5）可采用机械法、化学法消毒。

（三）救治

1. 诊断　除明确火器伤、冲击伤或其他创伤的部位、范围、伤情、伤型外，应确定伤员有无毒剂中毒及损伤组织是否被毒剂污染。在战时对化学复合伤的诊断主要依据中毒史和临床特点作出诊断，实验室检查可辅助诊断。

2. 急救　①染毒后要及时使用特异抗毒剂。神经毒剂中毒时立即肌注神经性毒剂急救针，也可尽早应用抗胆碱能药物阿托品、东莨菪碱、苯那辛和胆碱酯酶活化剂（氯磷定、甲黄磷定、双磷定和双复磷）。全身中毒性毒剂中毒时对中毒者应及时戴防毒面具，并立即肌注抗氰急救针，或迅速吸入亚硝酸异戊酯。失能剂中毒时，可肌注解毕灵或 7911。路易氏剂中毒及时注射二巯基丙磺酸钠、二巯基丁二酸钠，也可口服二巯基丁二酸胶囊。②防止毒剂继续吸收。应迅速采取个人防护措施，采用防毒面具，肢体伤口染毒时应在其上端扎止血带，用洗消剂或清水充分洗消，防止毒剂扩散。路易氏剂染毒局部涂抹 30% 二巯基丙醇软膏，数分钟后再用水洗。糜烂性毒剂洗消可用高锰酸钾、氯胺、漂白粉等氧化剂配成的洗消溶液。神经性毒剂的洗消可用碱性溶液。③撤离毒区，迅速后送。

3. 治疗

（1）稳定全身状况：应维持中毒伤员的呼吸和循环功能稳定，保持水、电解质和酸碱平衡。

（2）继续抗毒治疗，早期应用广谱抗生素，加强抗感染措施。

（3）外科处理原则：应待中毒全身症状好转后再进行外科处理。如创伤危及生命，应优先处理。芥子气或光气中毒，临床发展过程慢，如时间许可，应争取在全身中毒未充分发展前实施手术。糜烂性毒剂皮肤染毒部位禁忌做手术切口。术中要特别注意止血。中毒伤员有明显的中枢神经系统症状，肺水肿、呼吸和循环机能障碍时，禁忌用全身麻醉。糜烂性毒剂皮肤染毒部位禁忌浸润麻醉而应采用传导麻醉。

三、生物武器伤救治

（一）致伤特点

生物战剂有病毒、细菌、衣原体、立克次体、真菌和毒素六大类。侵入人体途径有呼吸道、消化道、皮肤等。伤情特点为具有传染性，可造成疾病流行，有的还可能造成持久危害；能在宿主和传播媒介中生存繁衍，形成自然疫源地。

（二）预防措施

1. 必须应用个人、集体防护器材。

2. 涂抹驱避剂，使用驱蚊网进行防护。

3. 除做好一般性预防接种外，有条件时进行针对性的特异性免疫。

4. 在潜伏期内给予抗感染药物，防止发病或减轻症状。

5. 进行检疫，及时报告疫情，处理污染区及疫区。

根据情况，请示上级相关部门作出决定封锁污染区及疫区，并对其进行卫生整顿和必要的卫生处理，进行消毒、杀虫、灭鼠。

（三）进入污染区做好防护工作

1. 对微生物气溶胶的防护

（1）呼吸道防护：防毒面具对生物战剂有良好的防护作用。

（2）皮肤黏膜防护：在污染区的工作人员可穿戴橡胶防毒衣或布料防疫服，戴防护眼镜、口罩和手套，穿长筒靴。

（3）消化道防护：主要把好"病从口入"关，对战剂污染的水源、食物，应经严格消毒后才能饮用和食用。

2. 对病媒昆虫的防护

（1）机械防护：防蚊帽可防止头颈部受昆虫叮咬。将袖口、裤脚扎紧，以防病媒昆虫。

（2）药物防虫：在皮肤裸露部位可涂驱避剂，也可将桉树叶捣烂放在室内，或点燃艾蒿、山胡椒、玉米须等，均有一定驱虫效果。

3. 免疫预防接种　部队应根据上级规定和本地区疾病流行情况，进行计划性预防接种，如霍乱、伤寒、鼠疫、破伤风等疫苗，使部队人员形成基础免疫。在战时，根据对敌人可能使用生物战剂的准确判断，由卫勤部门决定对部队成员先期接种疫苗。根据敌人所使用的生物战剂种类，选用相应的生物制品。

4. 药物预防　当已确定敌人使用生物战剂，应立即对曾暴露而未发病的人员和患者的密切接触者，以及没有进行预防接种者或在污染区工作需要即时离开检疫区的人员进行药物预防。

（四）救治措施

1. 采取综合控制措施　进行病原体检验，及时明确诊断。发现烈性传染病要建立严格隔离、消毒制度。加强卫生整顿、免疫接种、药物预防等措施。做好医学观察和留验，防止传染病扩散。

2. 查清病原体　在病原体未查明前，可考虑作用广谱高效抗感染药物。病原体查明后，按传染病常规治疗方法进行。

3. 针对性专科治疗　传染病员一般就地隔离治疗，不要后送。特殊情况下需要后送时，应在严密防护条件下专人专车后送。

四、新概念武器损伤防治

随着高技术的发展，正在引起武器装备的巨大变革，也为发展全新的非核武器开辟了广阔的前景。激光武器、微波武器、粒子束武器及贫铀弹武器等高科技武器陆续问世。具有相当威力的非核武器系统，其基本原理、结构和杀伤破坏机理等方面完全不同于传统武器的概念，称之为新概念武器。这类武器有可能成为21世纪武器装备发展的主流，势必将会带来一些新的杀伤因素，造成新的伤害，构成新的威胁。因此，必须有新的预防、诊断、治疗的措施、手段和新的医疗救护体系与之相适应。

（一）致伤共性

1. 激光武器产生烧蚀效应和激光效应　致伤主要是眼损伤，失去精细分辨能力或产生闪光盲。严重者可发生血液凝固、眼底出血以致局部爆裂。

2. 微波武器伤属于热效应和非热效应致伤　热效应引起局部或全身的温度升高，严重时可出现内脏出血和水肿，眼可发生白内障，甚至体温高达43 ℃而死亡。非热效应引起疲劳血压下降、胃液分泌减少、记忆力减退等。

3. 次声武器伤易致精神与神经系统损害　次声武器引起恶心、头痛、眩晕、心悸、恐慌、烦躁、血压升高、平衡失调、精神错乱，甚至失去知觉。

4. 粒子束武器具有动能杀伤、产生次级射线（X射线和γ射线），由此使人员发生电离辐射伤害，重者可能致死。

5. 贫铀弹对人员的杀伤，主要有体内污染和通过弹片嵌入伤口的污染。贫铀弹爆炸后，18%～70%形成气溶胶，其中50%以上是可吸入粒子，大部分在肺液中难溶。气溶胶造成包括空气、水、食物等的环境污染，人员吸入或食入贫铀气溶胶后，就会造成内脏组织的损伤；贫铀弹片嵌入伤口，或者普通伤口污染，经吸入进入体内造成体内污染，并延迟伤口愈合时间。

（二）预防措施

1. 激光武器防护原则

（1）使用激光防护器材，用以防护人员及武器装备。例如，战斗人员应配发和使用防护镜，目前我军已有反射型、吸收型和复合型 3 种防护眼镜。

（2）给夜视系统的光学元件镀上激光防护膜。

（3）利用不良的气象和烟幕：可以利用不良的气象和烟幕来对抗激光干扰机、激光致盲武器和激光反传感器武器，如需大面积防护，可施放水（蒸气）幕、烟（雾）幕等，以吸收激光。

（4）采取正确的规避行动：激光的传播速度为 3×10^8 m/s，人员很难进行规避，但预先了解激光发射方向，采取背向激光照射方向可以预防。

（5）研究激光干扰的方法：激光也同所有光波一样，具有穿透大气能力差的弱点，因此也可利用地形、地物等自然条件，降低对方激光武器的效能。

2. 微波武器防护原则

（1）使用个人防护器材：为避免接触者因过度暴露而造成伤害，当接触高场强的微波环境时，应使用个人防护器材：包括防护服、防护围裙、防护帽及防护眼镜等。

（2）屏蔽防护：利用地形、地物等自然条件或大型车辆、舰船舱室及工事等，可以在一定程度上减轻微波对人员的伤害。

（3）时间和距离防护：远离微波源，尽量减少照射时间。

（4）及时进行观察和对症处理。

3. 预防次声武器伤应采取消声、隔声措施，使用个人防护器材。

4. 粒子束武器防护原则

（1）利用地形、地物或工事等减轻粒子束武器对机体的机械破坏作用。

（2）使用防护服，防止 X 射线和 γ 射线对机体的辐射作用。

（3）武器装备采取相应的防护加固和对抗措施。

5. 对铀的医学防护，目前认为最有效的措施是促进体内铀的排出。

（三）救治原则

对激光武器伤主要是立即进行眼科检查，患眼散瞳休息，使用维生素、能量制剂、激素类药物、血管扩张剂、碘剂等，积极控制炎性反应，促进出血、渗出的吸收及减轻瘢痕组织的形成，对皮肤损伤，应按照皮肤烧伤的处理原则进行治疗。对其他脏器伤，应采取相应的对症措施。

微波武器伤、次声武器伤、粒子束武器、贫铀弹主要采取对症下药支持疗法。

由于新机理武器引起的创伤与传统武器创伤明显不同，往往是伤员突然大量出现，组织损伤广泛，诊断救治都比较困难，加上这些武器在使用过程中又会产生新的损伤因素，从而给战伤救护带来了新的问题。所以，我们应在努力提高现有防治措施和技术水平的基础上，有重点地开展相应的损伤防治研究，以保证充分发挥人和武器装备的综合效能。

五、放射性沾染防治

放射性沾染是指核爆炸时产生的放射性物质对地面、人员、水、空气和物体等所造成的沾染。核爆炸时产生的放射性物质有核裂碎片、感生放射性物质和未裂变的核装料。

放射性沾染通过 3 种方式作用于人体，即射线对全身的外照射；射线对体表的照射，造成皮肤损伤；食入污染的食物和饮水、吸入污染的空气，以及通过伤口进入体内的放射性物质所致的体内照射。

（一）救治原则

1. 外照射损伤救治原则

（1）及时使用防护器材，尽快撤离沾染区。

（2）避开高照射率地域，减少受照射时间。

（3）利用工事、车辆等屏蔽物削弱射线。

（4）服用胱胺、半胱胺等辐射防护剂。

2．内照射损伤救治原则

（1）消除体表沾染。

（2）防止放射性食入或吸入。

（3）减少放射性核素的吸收：当放射性核素由消化道进入体内仍停留在胃肠道时，应尽快采取措施减少放射性核素吸收入血。如使用催吐药物，条件允许可洗胃。由呼吸道进入的放射性核素，应清洗鼻腔，在鼻咽部喷入血管收缩剂，然后口服祛痰剂，促使其随痰吐出。当伤口受沾染时，首先尽快用生理盐水冲洗伤口，同时用消毒纱布或棉签擦拭创面。

（4）加速放射性核素的排出：对已经吸收入血和沉积在组织、器官中的放射性核素应尽早加速排出，以减少它们在组织、器官中的沉积量。

3．β射线皮肤损伤救治原则

（1）尽快脱离放射源，消除放射性沾染，避免再次照射：放射性沾染形成之后，应尽快脱离沾染区。对在沾染区工作的人员及疑有沾染的人员进行除沾染，包括服装、武器、装具等，避免再次照射。

（2）保护皮肤的损伤部位，防止外伤和理化刺激：皮肤受沾染以后，妥善保护好损伤部位，防止外伤形成伤口，减少放射性物质的吸收。

（3）消除炎症，防止继续感染，促进组织愈合。

（4）对经久不愈的溃疡，可手术治疗。

（5）积极治疗：在合并有急性放射病时，全身和局部可互相影响，因此，在局部治疗的同时，应积极进行全身治疗，拟制卫勤保障方案，建立健全卫勤组织。

（二）治疗措施

1．外照射损伤治疗措施

（1）早期给予抗放药物：抗放药在照射前给药和照射后早期给药都可以减轻放射病的损伤，对中、重度放射病效果较好。

（2）改善微循环。

（3）防治感染：防治感染在治疗中有非常重要的位置。尤其在极期，应把控制感染放在治疗的首位。①入院清洁处理。洗浴或用 1：5000 洗必泰药浴。②消毒隔离。战时采取区段隔离，即与其他伤病员分室或分区住院，以免发生交叉感染；病室经常用紫外线消毒和消毒擦拭；平时，重度以上患者应住入层流洁净病房。③注意皮肤黏膜卫生。④应用肠道灭菌药。由于抑制了肠道细菌，应适当补充维生素。⑤全身应用抗菌药。⑥增强机体免疫功能。⑦注意局部感染灶的防治。⑧注意防治二重感染。⑨间质性肺炎的防治。主要用给氧或辅助换气改善呼吸功能和防止心力衰竭。肾上腺皮质激素或改善呼吸困难、控制症状。大剂量应用丙种球蛋白、抗病毒药和抗巨细胞病毒血清等，对病毒感染有防治作用。

（4）防治出血：放射病出血的原因主要是血小板减少，其次还有微血管凝血障碍等因素。①补充血小板和促进血小板生成；②改善血管功能；③纠正凝血障碍。

（5）输血及血液有形成分治疗是重度以上放射病治疗重要措施：①输血：可补充血细胞、营养物质和免疫因子，刺激和保护造血功能，止血和抗感染。②输白细胞：输入白细胞后，患者血中白细胞数可暂时升高，输入后 4~6 h 达高峰，以后逐渐下降。所以输入白细胞不能提高外周血中白细胞数，可达到提高机体抵抗力、延迟和减轻感染的效果。③输血小板：输血及血液有形成分，都要注意输注速度，避免加重肺水肿和脑水肿。

（6）肠型放射病病员应首先针对肠道损伤采取综合对症治疗。

（7）脑型放射病病员急救重点是镇静、止痉、抗休克和综合对症治疗。

2．内照射损伤治疗措施

（1）催吐和洗胃：在食入放射性核素的最初 1~2 h 内可进行催吐和洗胃，可用清洁钝器刺激咽部。或口服催吐药物，如吐根剂、硫酸铜（1%、25 mL）、硫酸锌（1~2 g）。催吐要及早实施，可使刚进入胃内的放射性物质排出 80%~90%。

（2）口服吸附剂、沉淀剂：对残留在胃内和肠道内的放射性物质，通过吸附剂、沉淀剂作用将其吸附沉淀下来。吸附剂有活性炭、磷酸钙、硫酸钡等。沉淀剂褐藻酸钠（10 g）、凝胶磷酸铝（100 mL）用于锶、钡等元素；鸡蛋清用于重金属元素，抗酸剂用于能溶于酸性液体的元素。

（3）服用缓泻剂：放射性核素摄入后已超过 4 h，服用缓泻剂，可加速放射性核素在胃肠道内运行，缩短停留时间，减少吸收。

（4）口服碘化钾 0.1 g，可阻止食入或吸入的放射性碘在甲状腺内的蓄积，并提高放射性碘的排出率。

（5）应用络合剂：络合剂在体内能与金属离子形成溶解度大，离解度小，扩散力强的络合物，加速金属离子自体内经肾排出。常用的有乙二胺四醋酸二钠钙（又称依地酸钙钠）和二乙基三胺五醋酸二钙（又名促排灵）等。

（6）服用影响代谢的药物：如服用大剂量氯化铵，促进钙排出。

（7）对症治疗：根据患者情况，实施综合对症治疗，如促进造血功能恢复、改善甲状腺功能、抗感染、提高机体抵抗力。

3. 皮肤射线损伤治疗措施

（1）红斑反应的治疗：保护创面防止再损伤，应用止痛消炎药如 0.1%醋酸去炎松软膏或 5%苯海拉明霜等。

（2）水疱反应的治疗：对于较小的水疱，张力不大者可保留疱皮，待其自行吸收。对于较大或张力大的水疱应在无菌操作下低位穿刺排液，然后以凡士林纱布覆盖后加压包扎 2~3 d。

（3）溃疡反应的治疗：敷贴含有抗生素的凡士林或鱼肝油纱布，可保护创面，促进愈合。有继发感染时，可应用庆大霉素、卡那霉素等抗生素溶液湿敷。

（4）手术治疗：一般在伤后 1~2 月坏死、溃疡的界线基本清楚后即可采取手术治疗。主要是切除坏死组织，创面较大较深时可做皮肤或皮瓣移植。

第 6 节　有害动物致伤

一、有害动物致伤机制

尽管动物致伤种类甚多，除咬伤、蜇伤外，还有裂伤、撕裂伤、撕脱伤、毁损伤、角顶伤、撞击伤、刺伤（蜇刺伤）、锥刺伤等，但致伤的机制或损伤的结果主要有以下 3 种情况。

（一）机械性损伤

动物的咬嚼、脊刺、嘴刺、利牙的刺入，利爪的撕裂或撕脱，尖角的顶撞，利钳、利尾刺的蜇刺等，可造成不同程度的咬伤、蜇伤。严重者不亚于其他火器伤的损伤。

（二）继发性感染

咬伤、蜇伤，特别是咬伤，若非经过早期的彻底处理，大多要继发感染。主要原因有以下几方面。

1. 伤口中存在大量损伤坏死组织。

2. 伤口中存有异物，如动物牙齿、毛、尾刺、衣服、泥土等。

3. 伤口污染除受环境污染外，主要是动物口腔、唾液、爪甲污垢等污染。如常见的化脓性细菌感染、非芽孢性厌氧菌感染、气性坏疽、破伤风、狂犬病、鼠疫、鼠咬热等。

（三）中毒

常见于足节动物，如黑蜘蛛、黄蜂、蝎子、蜈蚣等的蜇（刺）伤；大动物有毒蛇咬伤，海星、海胆的刺伤等均可产生中毒。

二、有害动物致伤急救原则

由于能袭击人类，导致咬伤或蜇（刺）伤的动物种类多，因此，在急救处理中也很复杂，其一般处理急救原则如下。

（一）必须详细询问受伤史

1. 询问是何种动物咬蜇伤，或在何地、何时被咬蜇伤，再做分析。

2. 根据咬蜇伤动物进行较确切的急救处理。

（二）无法识别动物种类处理

1. 系咬伤（包括抓伤或撞击伤等），应尽早进行彻底清创术，应用抗菌素，注射抗毒血清等。

2. 系蜇（刺）伤，应仔细检查有无刺入的尾针（异物），在无菌条件下去除，防止感染。可用弱碱或弱酸（如肥皂水或淡醋水）中和毒液。也可局部涂擦碘酒、碘酊等消毒包扎。

3. 在未否定疯狗或毒蛇咬伤以前，一律按疯狗或毒蛇咬伤处理。

4. 必须安抚伤员，消除其恐怖心理，必要时可给予镇静、镇痛剂，达到止痛镇静作用。

（三）及时后送救治

轻伤经现场急救处理后，局部及全身症状消失，稍事休息即可。如果伤情较重，则应迅速送至正规医疗机构进行综合治疗。

第 7 节　溺　水

一、溺水后病理生理特点

由于吸入水分的性质不同，水的渗透压高低不同，对人体的影响也不同。淡水（低渗）与海水（高渗）所引起的病理生理改变如下。

（一）淡水溺水

属于低渗性液体，进入人体后会产生下列变化。

1. 容量增加，增加心脏负担。

2. 血液稀释，造成低钠、低氯及低蛋白血症，电解质紊乱，诱发心律失常。

3. 红细胞溶解（溶血），水进入红细胞，使其肿胀、破裂。

4. 气体交换功能障碍，水损伤气管、支气管及肺泡壁上皮细胞所致。

（二）海水溺水

属于高渗性液体，进入人体后会产生下列变化。

1. 急性肺水肿　水进入肺泡——大量血浆中的水向肺泡腔和肺间质渗出引起。

2. 血液被浓缩　出现高血钠、高血钙——诱发心动过缓，甚至心脏停搏。

3. 脑水肿　由于全身组织缺氧所导致。

4. 肺部组织感染　因肺部进入海水所致。

二、溺水诊断要点

1. 伤员有被水淹没或溺水病史　根据溺水史和打捞经过，不难诊断，但应迅速评估溺水者的生命状态，例如，呼吸是否停止，心跳有无，血压及意识状态等。

2. 检查可见　面部青紫、双眼充血；口、鼻腔充满泡沫或污物、杂草；四肢冰凉、昏迷、上腹部膨胀，甚至呼吸心跳停止。

三、溺水后简便倒水方法

1. 头低压腹倒水法　救治人员一腿跪地，另一腿屈膝，将溺水者腹部放在救治者屈膝的膝盖上，使其头低下垂，然后按压其背部，使水倒出。

2. 捉腿垂头倒水法　救治人员抱住溺水者双腿，使其腹部放在救治者肩部，救治者快步走动，使水倒出。

四、溺水后期治疗原则

当溺水者呼吸心跳骤停时，按心肺复苏术操作原则进行救治，后期治疗原则如下。

1. 气管插管或气管切开。

2. 防止脑水肿。

3. 维持水、电及酸碱平衡。

4. 防止并发症。

五、海上救治的基本原则及救生要领

实施救援海难落水人员时，应根据海域、水文、气象和船舶遇难的情况，首先要弄清船舶遇难性质、船号、方位，遇难人员数量，海区自然条件，救生器材的完备程度等。与此同时，快速创建海上的前接基地，实施陆海空立体救援。一边迅速投入救援力量，调配快速运送工具，搜索投放救生器材；一边布置岸基待收床位，调剂药品器材，实施捞救、治疗、后送一体化全程保障，并协助做好海难救援善后处理。

（一）海上救援原则

1. 同时发现遇难者，先救水中人员，后救舰船上的遇难者。给最需要者以优先救援，这是一个不可动摇的抢救原则。

2. 先发现先救，后发现后救的原则。因为在浩瀚的海洋上不易发现落水人员，所以一旦发现应立即救援，不要失掉机会。特别对少数或个别漂流浮散人员，更应及时救援。

3. 先救单人，后救集体的原则。因个别漂流的落水人员多系伤病较重，或受风流的影响单独漂流，精神紧张，恐惧孤独，体力不支，且不易被发现，而集体漂浮人员，能互相帮助，有支持力，目标较大，容易被发现。因此，在两者被同时发现时，应先救单人，后救集体。

4. 先近后远，主次兼顾的原则。所谓的"近"就是与捞救人员的距离短，易接近，捞救节省时间，以便救出更多的落水者。

5. 先救伤员，后救健康者，最后打捞死亡者的原则。对落水的健康人员，可令其向救援船浮游，沿舷梯上救生船，船上的人员会给予必要的协助。

6. 先抢救治疗，后快速后送的原则。对落水的伤员有条件的应就地紧急救护治疗，在转送途中也应坚持边送边治疗的原则，使伤员始终保持良好的救治，减低伤亡率。

7. 先稳定伤情，后确定治疗的原则。对伤员首先进行分类检查，按照轻重缓急等实施确定性治疗。

（二）海上救生要领

1. 防淹没

（1）海上作战时应注意安全防护，带足救生衣，即使熟练的游泳和潜水人员亦不可思想麻痹。

（2）有潜水任务时，也要特别注意，由于入水前可能做过深呼吸，过度换气可导致血液中二氧化碳张力减低，从而引起脑血流量减少，潜水在不知不觉中发生昏迷。加强安全教育，防止这类意外事故发生。

（3）在广大官兵中普及水上训练及救生知识，特别是淹溺急救知识培训，提高自救互救能力。有组织的进行游泳训练，提高水上生存能力。

（4）多人落水时应相互手拉手，以防止被风浪冲散，落水时间较长，应进行自我激励和互相激励，增强救生意志，可紧抱成团，以防体温下降和鲨鱼袭击。

（5）水中要领，即在水中停留飘浮，配合有节律的呼吸，将头部间歇地浸没在水中休息，此法无不适感，消耗体力少，几个小时也不会觉得疲劳，使身体的消耗在最小限度，以求延长生存时间。人落水后心理紧张，拼命挣扎，杂乱无章的动作只能加速落水者的沉没。

2. 御寒　许多落水者死亡不是溺水，而是低体温。人体长时间浸泡在冷水中，使中心体温下降至 35 ℃以下，体内各种重要器官发生严重的功能失调，心室发生纤颤是死亡的主要原因。在寒风凛冽的冬季，人浸在海水中的危害不言而喻，即使在夏季，世界上有 67% 的海水表层温度低于 25 ℃，有 47% 的水温低于 20 ℃。水的比热和热传导率都比空气大得多，为了减缓体热的散失，一般人员落水后，切勿脱去外衣，包括冬装，否则既不能御寒，也不能增加浮力。

3. 止渴　水是生命的源泉。没有食物只要有水也可能存活 4~5d，甚至 10d 以上。苦涩的海水不仅不能补充身体需要的水量，喝了还会加速机体脱水。若身边携有救生淡水，一定要有计划饮用，同时"开源节流"，包括收集雨水、挤鱼汁等，还要注意减少不必要的活动。

4. 避害　海洋中有不少生物会伤人，威胁最大的要数鲨鱼。鲨鱼是变温动物，水温 18~28 ℃ 最适宜其活动，所以赤道两侧 20°~40° 纬度海区最易发生鲨鱼袭击人事件，夏季尤多。由于鲨鱼具有对低频振动极其敏感的侧线系统，落水者若在水中无规律扑打，易被鲨鱼发现招致攻击；鲨鱼嗅觉灵敏，人员的血腥味和分泌、排泄物也易招引鲨鱼。所以，落水后适时使用黑色驱鲨剂并尽快离开水域才是安全之策。此外，海蜇的触须会蜇人，海蛇也会咬人，刺毒鱼类会刺人，都得防范，同时，也不可任意吃不熟悉的鱼肉，以防中毒。

第 8 节　创伤后心理问题

一、应激

所谓应激是机体在各种内外环境因素及社会、心理因素刺激时所出现的全身性非特异性适应反应，又称为应激反应（stress），也称为狩猎式反应。这些刺激因素称为应激源。应激是在出乎意料的紧迫与危险情况下引起的高速而高度紧张的情绪状态。应激的最直接表现即精神紧张。

（一）应激源

应激源是指能引起全身性适应综合征或局限性适应综合征的各种因素的总称。根据来源不同，将其分为以下 3 类。

1. 外部物质环境包括自然的和人为的两类因素。属于自然环境变化的有寒冷、酷热、潮湿、强光、雷电、气压等，可以引起冻伤、中暑等反应。属于人为因素的有大气、水、食物及射线、噪声等方面的污染等，严重时可引起疾病甚至残疾。

2. 个体的内环境内外环境的区分是人为的。内环境的许多问题常来自于外环境，如营养缺乏、感觉剥夺、刺激过量等。机体内部各种必要物质的产生和平衡失调，例如，内分泌激素增加，酶和血液成分的改变，既可以是应激源，也可以是应激反应的一部分。

3. 心理社会环境大量证据表明，心理社会因素可以引起全身性适应综合征，具有应激性。尤其，亲人的病故或意外事故常常是重大的应激源，因为在悲伤过程中往往会伴有明显的躯体症状。研究表明，在配偶死亡的这一年中，丧偶者的死亡率比同年龄其他人要高出很多。

另外，根据影响程度又可分为良性应激（生理性应激）和劣性应激（病理性应激）。心理、社会因素可引起良性应激，如中奖、晋升；也可引起劣性应激，如竞争失败、丧失亲人。应激对健康具有双重作用，适当的应激可提高机体的适应能力，但过强的应激（不论是良性应激还是劣性应激）使得适应机制失效时会导致机体的功能障碍。

（二）影响应激因素

在现实生活中，同样的一个刺激，有的人可以发生应激反应，有的人则不发生，有的人只发生轻微的应激反应，有的人则发生严重的应激反应。一个人是否发生应激反应与以下因素有关。

1. 机体的机能状态　当机体处于疲劳、消耗、饥饿、感染等抵抗力下降的情况时，人们对精神的刺激就非常敏感，易导致应激的发生。

2. 人们的认知评价　由于人的个性特征、以往的生活经历及文化教育的不同，对同一种应激的认识和评价也不同。另外，应激是否对人产生影响，还与其对应激的评价有关。

3. 个体的应付能力　如果一个人能恰当地估计自己的能力，则会减少应激反应。如果过高地估计自己的能力，对失败没有任何心理准备，很容易受到挫折，导致严重的心理障碍。如果过低地估计自己的应付能力，就会在应激面前出现精神紧张，易受消极因素的影响。

4. 消极或意外的刺激　可以预料的事件与意外事件相比，引起的应激反应程度明显不同。预料事件导致的应激反应小，意外事件引起应激反应大。

5. 支持系统　社会支持系统强大的人群应激反应小。

（三）应激引起的机体变化

1. 应激引起的躯体变化　著名的生理学家塞里（Selye）用全身适应综合征（general adaptation syndrome，GAS）来概括应激导致的躯体变化。初提出时认为应激就是 GAS，是机体自稳态受威胁、扰乱后出现的一系列生理和行为的适应性反应。当应激原持续作用于机体时，GAS 表现为一动态的过程，并可致疾病甚至死亡。因此，GAS 是非特异的应激反应所导致的各种各样的机体损害和疾病，是对应激反应所导致的各种各样的机体损害和疾病的总称。

（1）警戒期：这是应激源作用于机体的初期，机体抵抗力较弱，如果此时应激源过强，则会导致个体的死亡。随着抵抗力的逐渐动员，由警戒期进入抵抗期。

（2）抵抗期：这是机体抵抗力与应激源相互对峙的时期。这时机体的抵抗力明显增强，机体对应激源的刺激强度过强，时间过久，就会超过机体的适应能力进入衰竭期。

（3）衰竭期：机体长时间地处于过强的及强烈的应激源的刺激下，机体的适应储备能力丧失殆尽，直至个体的死亡。

当机体处于应激状态中时，其躯体的变化由神经系统、内分泌系统、免疫系统、神经递质的相互调节与控制，并可以使机体产生一系列的自主神经系统功能的变化，以调整整个系统的功能，并适应应激的刺激。常见的自主神经系统的症状有：多汗、战栗并伴有肌肉紧张、食欲缺乏、头痛、过度疲劳、对噪声敏感、睡眠障碍、身体各部位的疼痛和异常感觉，以及一些心身症状，如心悸、呼吸困难、上腹部不适、腹泻、恶心、呕吐。

2. 应激引起的心理变化　情绪性的应激反应，当处于应激状态时，可以引起不同程度的情绪活动，喜、怒、忧、思、悲、恐、惊都可以出现。可以引起焦虑和抑郁反应。

3. 认知性应激反应　应激状态下导致人的认知能力下降，例如，注意力不集中；因激动而紧张，导致活动过度，妨碍精力的集中；记忆力、思维、想象力减退。

（1）行为应激反应：出现面部紧张，肢体的颤抖与小动作增多，有时甚至可以出现争吵行为。

（2）综合性的应激反应：表现为崩溃感，人们感到焦虑不安、失眠、懒散、疲乏、淡漠、抑郁孤独、无助、无望、身心疲惫，有时甚至出现自杀行为。还有人可以出现延迟性的应激反应，常在重大的精神创伤后出现，多见于突发的灾难面前及目睹了严酷的战争场面，表现为夜惊、应激场面的回闪、疲劳、焦虑、情绪的爆发、难与人相处、注意力不集中、性功能低下、情感缺失等。

（四）应激中介机制

应激状态下，丘脑—垂体—靶腺轴系统受到影响，使神经内分泌系统、神经递质发生改变，导致 ADH 升高、促性腺激素释放激素（GnRH）下降、胰高血糖素升高、胰岛素降低、三碘甲状腺原氨酸（T3）降低、甲状腺素（T4）降低等。

应激状态时，免疫功能也发生很大的变化，例如，干扰素的水平升高，但白细胞的抵抗细菌能力下降，但以后其杀菌能力又升高。应激对免疫反应有明显的抑制作用，这主要是由于应激的内分泌中介机制所致，糖皮质激素的主要免疫抑制效应是改变细胞的功能，降低炎症的介质及细胞因子的产生，并抑制其对淋巴细胞的效应。反过来，免疫系统对丘脑—垂体—靶腺轴有刺激效应，这样就形成了负反馈的环路。在应激的过程中，交感肾上腺素能神经纤维支配胸腺、淋巴结及脾脏等免疫系统，通过释放去甲肾上腺素来影响淋巴细胞。另外，胆碱能系统也参加免疫的调节。内分泌系统也影响免疫系统，在应激状态时，在激发丘脑—垂体—靶腺轴的同时，免疫系统也被激活。此外，免疫系统还影响内分泌的功能。

（五）应激心理中介机制——心理防疫机制

人为了避免来自生理的、心理的、社会的应激，常常会有意或无意地应用一些应付应激的方法。这就是心理防御机制，这是由著名的心理学家、精神分析学派的创始人弗洛伊德提出来的。他认为在应激和机体之间有一个中介物，好像是一个屏障，防止应激对人体造成较大的伤害。这就是心理的防御机制。他认为这是一种方式和手段，借助它可以摆脱不快与焦虑，控制欲望、冲动行为及情感，调节理想和现实之间的关系。

1. 类型

（1）不成熟的防御机制：包括内投射及幻想、退行。内投射就是在遇到问题时，将问题的根源归于自己。结果导致自责、缺陷感，进而出现抑郁。

（2）神经症性的防御机制：包括隔离、反向、合理化、躯体化等。躯体化就是一些人在遇到应激时，往往没有情绪障碍，而出现躯体的不适感，如身体的疼痛、疲劳、乏力等。使用这种类型的防御机制很容易患神经症。

（3）中间型的防御机制：包括外投射、否定、利他。外投射就是将问题的根源归结于外界，自己的不成功都是外界造成的。这是防止自身受到伤害的一种好办法。

（4）成熟的心理防御机制：①升华：人原有的行为或欲望受到道德、舆论的影响，不能直接表达出来，但是，如果将这些行为和欲望导向比较崇高的方向，这样的做法就是建设性的，有利于本人和社会。②幽默：当一个人遭受挫折时，可以用幽默来化解困境，以维持自己的心理平衡。③压抑：当一个人的欲望、冲动、本能因无法达到满足或表现时，则有意识地将其压抑，控制其满足的需要。

2. 防御机制的优点与缺点　积极适度的心理防御机制唤起情绪与周围适度结合，导致人的适应。消极的心理防御机制妨碍应付，不能有效地解决问题及不能有效地采取适当的行为，导致人的不适应。

3. 防御机制的作用

（1）减轻情绪的冲突。

（2）减缓伤感，减轻失望。

（3）消除个人内心与现实之间的冲突。

（4）协助个体保持其充实感和价值观。

（六）心理正常与异常判断

1. 如果一个人的精神与行为在形式上和内容上不能与客观环境保持一致，且不能为人所理解，就是精神异常。

2. 人的精神体验与正在发生的事件不相符、不协调，无法正常地感受喜悦或悲伤，就是精神的异常状态。

3. 人的个性具有稳定性的特征，如果一个很开朗热情的人一旦沉默寡言，给人的印象是变了一个人，这就可能是出现了心理异常。

二、创伤后压力心理障碍症

（一）创伤后压力心理障碍症的概念

创伤后压力心理障碍症（post-traumatic stress disorder，PTSD）指人在遭遇或对抗重大压力后，其心理状态产生失调的后遗症，也称创伤后压力反应或创伤后应激障碍。这些压力经验包括生命遭到威胁、严重物理性伤害、身体或心灵上的胁迫等，强调应激障碍这个现象是经历创伤后所产生的合理结果，而非病患心理状态原本就有问题。

此诊断始见于1980年出版的美国《精神障碍诊断与统计手册（第3版）》（DSM-Ⅲ）。随着有关研究成果的不断积累，PTSD的诊断标准在DSM-Ⅲ-R及DSM-Ⅳ中作了相当幅度的修改，《中国精神疾病分类方案与诊断标准》（CCMD-2-R）和1993年问世的《国际疾病分类（第10版）》（ICD-10）也都包含了这一类别。

（二）产生PTSD的影响因素

PTSD是由应激性事件或处境而引起的，其发生与很多因素相关联，这些因素主要分为家庭、社会心理因素（如性别、年龄、种族、婚姻状况、经济状况、社会地位、工作状况、受教育水平、应激性生活事件、个性特征、防御方式、童年期创伤、家庭暴力、战争、社会支持等）和生物学因素（如遗传因素、神经内分泌因素、神经生化因素等）。如果有诱发因素存在，有人格异常或神经症病史，则降低对应激源的防御力或加重疾病过程。其中重大创伤性事件是 PTSD 发病的基本条件，具有极大的不可预期性。PTSD 的发病率报道不一，女性比男性更易发展为 PTSD。

不是每个遭遇创伤的人都会发展成为持续的、慢性或者短期的 PTSD，也并不是每个创伤后应激障碍的患者都曾经遭遇过危险性事件。像一些突发的、出乎意料的事件，例如，爱人的突然死亡都可以引起 PTSD。其症状有时出现在 3 个月以内，但有时可能出现在创伤事件发生 1 年以后。

（三）PTSD 的临床表现

1. 急性 PTSD 的临床表现　急性 PTSD 发生突然，表现为生理性的过度激起，持续时间较短（数分钟到数小时），极可能发生威胁生命的行为，容易恢复。

（1）躯体症状：①交感神经激活的症状。双目圆睁，快而浅的呼吸。②植物神经系统的症状。多汗、战栗、伴有肌肉紧张，还可能有食欲缺乏、头痛、衰竭、过度疲劳感、对噪声的敏感，并由于过度的兴奋而表现为睡眠的障碍。③躯体症状。肢体的无力或发软，言语障碍，腱反射的减弱或消失，身体各部位的疼痛或异常感觉。④心身症状。心绞痛、期前收缩、胃肠功能紊乱，尿频、性欲减退或旺盛，上腹部不适感，呼吸困难，腹泻，恶心，呕吐等。

（2）情绪与行为：主要表现为焦虑、抑郁、恐惧、精神错乱、记忆障碍、注意力不集中，有时甚至表现为过度烦躁、强烈的战栗、攻击性的行为，有时可以出现运动功能的"冻结"而发生瘫痪，或者是在战斗时不隐蔽自己或躲在掩体里不照顾同伴，有时哭泣，发生逃跑的倾向。

2. 急性应激性精神病表现　由强烈并持续一段时间的强烈刺激所引起的精神病性的障碍。以妄想及严重的情感障碍为主要表现，精神症状的内容与创伤或战争有密切的关系，较容易被人所理解。急性起病，经过适当的治疗，可以获得较好的疗效。

3. PTSD 表现　症状持续 1 个月以上且干扰到人际关系和社会功能。

（1）创伤性再体验症状：主要表现为患者的思维、记忆或梦中反复、不自主地涌现与创伤有关的情境或内容，也可出现严重的触景生情反应，甚至感觉创伤性事件好像再次发生一样。

（2）回避和麻木类症状：主要表现为患者长期或持续性地极力回避与创伤经历有关的事件或情境，拒绝参加有关的活动，回避创伤的地点或与创伤有关的人或事，有些患者甚至出现选择性遗忘，不能回忆起与创伤有关的事件细节。

（3）警觉性增高和过度反应症状：主要表现为过度警觉、惊跳反应增强，可伴有睡眠障碍、注意力不集中、激惹性增高及焦虑情绪。

（4）认知和情绪症状：主要表现为难以记住创伤性事件的主要特征、关于自己和世界的消极想法、歪曲的感受（如内疚或自责、丧失活动的兴趣等）。

（5）其他症状：有些患者还可表现出滥用成瘾物质、攻击性行为、自伤或自杀行为等，这些行为往往是患者心理行为应对方式的表现。同时抑郁症状也是很多 PTSD 患者常见的伴随症状。

（6）儿童 PTSD 的症状特征：儿童的创伤性再体验症状可表现为梦魇，反复再扮演创伤性事件，玩与创伤有关的主题游戏，面临相关的提示时情绪激动或悲伤等；回避症状在儿童身上常表现为分离性焦虑、黏人、不愿意离开父母；高度警觉症状在儿童身上常表现为过度的惊跳反应、高度的警惕、注意障碍、易激惹或暴怒、难以入睡等。而且不同年龄段的儿童其 PTSD 的表现也可能不同。

（四）PTSD 的诊断

依据《精神疾病的诊断和统计手册》（DSM-Ⅳ-TR），PTSD 的诊断标准如下。

1. 标准 A　某个体曾经暴露于同时具备以下两点的创伤性事件。

（1）A1：经历、目睹或者遭遇到一个或多个涉及自身或者他人的实际死亡，或者受到死亡的威胁，或严重的受伤，或躯体完整性受到威胁。

（2）A2：反应包括强烈的恐惧、无助或惊恐。注意：在儿童，可能表现为混乱或激惹性的行为。

2. 标准 B　创伤性事件在如下一个（或多个）方面持续性地重新体验。

（1）B1：反复，插入性的对事件的苦恼记忆，包括图像、想法或者感知。注意：在年幼儿童，重复性的游戏中可以出现创伤事件的某些主题或者方面。

（2）B2：反复地做有关事件的苦恼的梦。注意：在儿童，可能出现令人惊恐的梦，但是没有可辨识的内容。

（3）B3：表现得或感觉到创伤性事件好像重现了（包括再体验创伤经历、错觉、幻觉、分离性闪回事件，包括发生在清醒或中毒状态）。注意：年幼儿童中，可能会出现创伤特异性的重演。

（4）B4：当暴露在象征着创伤性事件的某些方面或者跟创伤性事件某些方面相似的内在或者内在的提示时，强烈的心理苦恼。

（5）B5：当暴露在象征着创伤性事件的某些方面或者与创伤性事件某些方面相似的内在或者内在的提示时的生理反应。

3. 标准 C　对此创伤伴有的刺激作持久的回避，对一般事物的反应显得麻木（在创伤前不存在这种情况），如下列之 3 项以上。

（1）C1：回避与创伤相关的想法，感觉或者对话的努力。

（2）C2：回避会促使回忆起此创伤的活动、地点或人物。

（3）C3：无法回忆此创伤的重要方面。

（4）C4：对重要活动的兴趣或者参与明显降低。

（5）C5：与他人疏远隔离的感觉。

（6）C6：情感受限（如无法拥有爱的感觉）。

（7）C7：未来缩短的感觉（如不期望能有一份职业、婚姻、孩子或者正常的人生）。

4. 标准 D　警觉性增高的症状（在创伤前不存在），表现为下列 2 项或以上。

（1）D1：难以入睡，或睡眠困难。

（2）D2：激惹或易发怒。

（3）D3：注意力集中困难。

（4）D4：过度警觉。

（5）D5：过分的惊吓反应。

5. 标准 E　上述障碍（标准 B、C 及 D 的症状）持续时间超过 1 个月。

6. 标准 F　这些障碍导致了临床上明显的苦恼，或在社交、职业或其他重要方面的功能受损。

三、战争性精神疾病

因战争刺激产生的精神疾病主要分为战争性癔症、战争性神经症和战争性精神病 3 类。

（一）战争性癔症

战争性癔症常在战争后期及战争结束后明显增多。抗美援朝的一组数据显示，战争癔症由战伤引起的占 40%，气浪震荡引起的占 76%，因紧张、兴奋、恐惧、惊慌等心理因素造成的占 26%，胃肠功能障碍引起的占 22%，其他原因不明者占 12%。

1. 病因

（1）生物学原因：脑震荡或脑气浪震荡引起的心理变化；躯体疾病基础上引起的心理变化；一部分患者则是有精神障碍的家族史，或者是病前具有癔症的性格，因此具有遗传的因素。

（2）社会学原因：患者在病前具有癔症性的性格，如具有高度的暗示性、高情感性、表演性及高度的幻想性等特点。部分患者既往曾经有癔症的发作史。另外，战争这一强烈的创伤性的生活事件对士兵的冲击性也较大。还有一些伤病员由于长期住院，受到过分的医疗照顾和生活护理，产生获益心理。

2. 特点　战争性癔症的表现与平时的癔症表现类似，但也有其特点。常见有以下几种类型。

（1）癔症性的痉挛发作：占战争性癔症的 40%～80%，其中颅脑战伤引起者占 40%，战伤后由于其他因素引起者占 25%，完全由于心理因素引起者占 35%。主要表现为全身或身体局部的抽搐。但是没有器质性疾病的证据，患者在抽搐发作时，意识清楚，没有癫痫大发作时跌倒、尿裤子或咬破舌头及面部青紫的表现。

（2）癔症性瘫痪：占战争性癔症的 10% 左右，其中截瘫占 65%。可以表现为单瘫、双瘫或截瘫，但表现与神经解剖结构不符，并且没有器质性损害的证据。

（3）癔症性失语：占战争性癔症的 5%~38%。表现为不能说话，但是发音器官没有任何损害的证据。

（4）癔症性聋哑：占战争性癔症的 10%~30%。表现为听不见，说不出来话，但是听觉器官和发音器官没有任何器质性损害的证据。

（5）癔症性呕吐：占战争性癔症的 2%~5%。没有胃肠道及其他消化系统疾病的证据，患者出现的反复呕吐。

（6）癔症性朦胧和癔症性木僵：占战争性癔症的 5%~10%。癔症性朦胧，表现为意识范围的狭窄，意识的清晰度的下降。癔症性木僵则表现为在有人时的不语不动，在无人时可以进食、活动身体或大小便。

（二）战争性神经症

战争性神经症最多见的是战争性焦虑和战争性神经衰弱。

1. 战争性焦虑症　第二次世界大战时，欧美部队中以战争性焦虑症多见，占战争性神经症的 10%~15%。主要表现为急性的焦虑，其中以惊恐障碍为多见，表现为突然发作的强烈的惊恐，并出现喉头的阻塞感、心跳的停止感、濒死感，因而出现面色的苍白、大汗淋漓、肌肉的震颤。不少伤病员出现躯体症状，如头痛、头晕、恶心、心慌、胸闷、气短等，一般发作 10~20 min，不超过 30 min，发作后一切正常，但是在发作的间歇期担心症状的再次复发，有时甚至出现期待性焦虑情绪，即等待着疾病的复发。还有一部分患者则表现为慢性焦虑，表现为无明显原因的害怕、心情的烦躁，表现在躯体上则为来回走动、搓手，以及各种小动作增多，经常上厕所，担心危险会降临在自己的头上。

2. 战争性神经衰弱　战争性神经衰弱约占战争性神经症的 30%。大多数在战争后出现。产生战争性神经衰弱是由于长期处于战争的环境下，日夜工作战斗，生活节律紊乱，导致战争结束后仍然高度的紧张、长期的睡眠不足、缺乏休息，过度疲劳是导致战争性神经衰弱的主要原因。还有一些人则是由于性格的特征所致，如内向、敏感等。患者表现为精神紧张，脑力容易疲劳，记忆力下降、失眠，还伴有一些躯体上的不适。这些神经衰弱的患者，较平时神经衰弱症状单纯，可在较短的时间内恢复。但是也有的患者迁延不愈，有人将这类神经衰弱的患者称之为"战争性疲劳综合征"。

（三）战争性精神病

战争性精神病占战争性精神疾病的 30%~50%。

1. 病因

（1）心理因素：①突然而强烈的应激因素：如炮弹的爆破、炸弹的气浪、其他爆震声等剧烈的战场因素导致的心慌和恐惧。②精神的过度紧张：日夜不休不眠，连续作战，核武器、化学武器、生物武器的威慑，或者是突然的兴奋与激动等。③病前的性格特征：伤病员病前的性格懦弱，缺乏坚韧性、自制性，对艰苦的环境不适应，缺乏顽强的斗志，容易过敏、胆小、紧张、焦虑、惊慌和具有植物神经系统的不稳定性，这种人在战争环境下极易患精神疾病。

（2）生物因素：①生物应激：身体极度的消耗或过度的疲劳，胃肠道功能的障碍或营养失调，感染缺氧，衰竭，失血等引起脑功能障碍。②理化应激：一些毒性物质，如麦角酸二乙胺、四乙基铅、一氧化碳和其他神经毒物的急性中毒。

（3）躯体创伤：如颅脑撞击伤、气浪伤引起的躯体生理和生化的变化导致的精神障碍，四肢创伤引起的心理反应。

2. 类型

（1）战争性精神分裂症：战争性精神分裂症都较平时的精神分裂症不典型，典型的精神分裂症占 2%~3%，而不典型的精神分裂症占 15%~30%。主要有以下几种类型：①精神分裂样精神病：一般起病较急，症状明显，常有精神运动性兴奋和紧张综合征，或者呈幻觉、妄想状态，有被控制感，思维播散，人格解体，有时可以伴有意识的梦幻状态，其病程短，发病急，病程不超过一个月。预后好。②精神分裂症：战争性精神分裂症多为首发病例，起病急，病程短，预后好，症状单纯，一般2~4周可以恢复，典型的精神分裂症的特征症状多不明显，且频率也少。

（2）脑创伤后诱发精神障碍：是指受到外力的直接或间接的冲击引起的脑器质性精神障碍。主要的致病因素有撞击、挤压、坠跌、火器、气浪等。颅脑创伤后的精神障碍占战争性精神病的10%~15%。主要有两种类型：①急性脑器质性精神病综合征：以意识障碍为主要表现，如意识的浑浊、谵妄、昏迷，尤其是在意识障碍较轻的情况下可以出现感知、情感、行为方面的异常。感知觉障碍有原始性的幻觉、光幻觉、感知综合障碍、视物的显大和视物的显小；思维障碍表现为思维的迟缓、逻辑推理障碍、妄想；记忆障碍、遗忘，甚至出现错构和虚构；行为障碍表现为有目的性的行为的减少，有的伤病员可以表现为不协调的精神运动性的兴奋，如兴奋不安、喊叫不止。②慢性颅脑创伤后的精神障碍：主要是颅脑创伤后综合征的表现，如头痛、头昏、失眠、注意力的涣散、记忆力的减退、情绪的不稳、容易疲劳、思维迟缓、反应变慢等。伤病员的精神萎靡，难以承担工作，生活质量低下，社会功能的降低。药物治疗的效果差，症状可以持续数年。

（3）创伤后心理反应：伤病员在躯体受伤后可以出现以下症状：①恐惧：伤员受伤后，意识到自己的生命受到威胁或者是由于伤口的疼痛、头昏、恶心、呕吐等一系列的症状出现，加重了伤员的紧张情绪，出现担心、恐惧、焦虑等症状。②记忆力障碍：伤员受伤后可以引起心理功能的障碍，尤其是脑伤的伤员可以引起逆行性的遗忘，注意和感知觉的速度明显受损。③人格改变：大约70%的伤员可以发生外伤性神经症，其主要的特点为主诉较多，躯体检查可以发现阳性的体征。有些伤员还可以出现人格的改变，表现为自私、情绪的不稳定、易激惹、冲动、残忍、古怪等。④情绪障碍：伤员表现为烦躁不安、敏感多疑、易激惹、心灰意冷等。

四、创（战）伤心理问题的现场急救

1. 心理支持，给予安慰和鼓励。尊重伤病员，对其不可做道德评价，允许保留自己的空间和注意尊重其隐私。

2. 使伤病员保持安静，护送到相对安全地带，尽量远离创（战）伤现场，减少外界刺激。

3. 给予保暖，补充足够的热量和水分。

4. 帮助伤病员尽快脱离创伤的情景，控制过度的生理反应。加强不安全因素和危险物品的管理以便早期发现自杀、自伤或冲动行为的先兆，最大限度地避免进一步的刺激和伤害。必要时可使用约束带。

5. 指导伤病员调整呼吸　深慢呼吸，全身放松，尽快恢复理智。

6. 药物治疗　根据症状给予抗焦虑药、抗抑郁药物或抗精神病药物，但剂量不宜过大。

经过一级救治大部分伤病员可以恢复。病情严重者送入后方医院，针对病因给予相应治疗。

附件：放松疗法

放松疗法可以用以缓解紧张的情绪，是通过肌肉放松的方法，达到精神的放松，最后肌肉和精神同时放松。

1. 训练的方法　先体会紧张，然后再放松，体会紧张和放松之间的差别，体会放松的感觉。放松可以依次放松，例如，手→手臂→肩→颈→头→胸→腹→臀→下肢→脚。

（1）手的放松：握拳，先左侧，然后右侧，最后两侧一起练习。体会紧张的感觉，松开，体会手部放松的感觉。

（2）手臂的放松：分两步进行。第一步，先进行前臂的放松，先左前臂，用力弯曲前臂，体会前臂紧张的感觉，然后放松，体会两者的差别，尤其是放松的感觉。然后放松右侧前臂。最后两臂一起练习。第二步是上臂紧张与放松的练习。先收缩上臂的肌肉，体会上臂肌肉紧张的感觉，然后放松，先左侧，后右侧，然后两侧一起练习。

（3）肩的放松：挺胸收腹，将双肩前送或后送，体会肩部紧张的感觉，然后放松，体会紧张与放松的差别，体会肩部放松的感觉。

（4）颈部放松：将头部左右旋转，体会颈部紧张的感觉，然后放松，体会两者间的差异，体会颈部放松的感觉。

（5）头部的放松：缩紧额部的肌肉，保持一会儿，体会额部的紧张感，然后放松，体会两者之间的差异，体会额部放松的感觉。咬紧牙齿，保持一会儿，体会面部肌肉紧张的感觉，然后放松，体会两者的差别，体会放松的感觉。用舌头顶住上颚，用力，体会紧张的感觉，然后放松，体会两者之间的差距，体会放松的感觉。用力收紧下巴，保持一会儿，体会紧张的感觉，放松，体会两者之间的差距，体会放松的感觉。

（6）胸部放松：深吸气，保持一会儿，体会紧张的感觉，呼气，保持一会儿，体会两者之间的差异，体会放松的感觉。

（7）腹部放松：收腹或者挺腹，保持一会儿，体会紧张的感觉，然后放松，体会两者的差异，体会放松的感觉。

（8）臀部放松：提臀，保持一会儿，体会臀部紧张的感觉，放松体会两者之间的差异，体会放松的感觉。

（9）下肢放松：先左侧，然后右侧。将下肢抬至水平位，保持一会儿，体会紧张的感觉，然后放松，体会两者的差异，体会放松的感觉。

（10）脚的放松：先右脚，后左脚，最后双脚练习。将脚前伸，或者背躬，保持一会儿，体会紧张的感觉，然后放松，体会两者之间的差别，体会放松的感觉。

2. 练习时注意事项　医生用语言指导伤病员进行放松练习，如果现场不安全或在练习时出现了全身的不适感，如头晕、呼吸困难等，则应停止练习。

第6章 物理检查技能的培训

第1节 一般检查及生命体征测量

用物准备：带盖的小方盘，内备容器两个（一个用于清洁，盛放已消毒的体温计； 另一个用于放置测温后的体温计）；消毒纱布；有秒针的表；测肛温备润滑油和卫生纸；棉签；听诊器；血压计；记录单及笔。

一、一般情况检查

站在受检者右侧，向受检者问候及自我介绍，告之查体注意事项，有条件时当着受检者的面洗手。观察被检者发育、体型、营养、面容表情、语调与语态、意识和体位、姿势、步态、皮肤等情况（详情略）。

二、生命体征的测量

（一）体温的测量
测量体温的部位：口腔、腋窝、直肠。

1. 体温计的消毒为防止交叉感染，对测量体温后的体温计，应采取浸泡消毒法进行消毒。具体方法如下。

（1）水银体温计消毒方法：将使用后的体温计放入盛有消毒液的容器中浸泡，5 min 后取出，清水冲洗，用离心机将体温计内水银甩至 35 ℃以下，再放入另一消毒容器中浸泡 30 min，取出后用冷开水冲洗，擦干后放入清洁容器中备用。消毒液每日更换一次，容器、离心机每周消毒一次。

（2）电子体温计消毒方法：仅消毒电子感温探头部分，消毒方法应根据制作材料的性质选用不同的消毒方法，如浸泡、熏蒸等。

2. 测量体温的方法

（1）取出体温计，用纱布擦干，将水银柱甩至 35 ℃以下。

（2）测量腋温：这是测量体温最常用的方法。擦干腋窝汗液，将体温表的水银端放于腋窝顶部，紧贴皮肤，屈臂过胸，用上臂将体温表夹紧，嘱患者不能乱动，10 min 后读数，正常值为 36~37 ℃。

（3）测量口温：将体温表放在舌下，紧闭口唇，放置 3 min 后拿出来读数，正常值为 36.3~37.2 ℃。嘱受检者用鼻呼吸，不能用牙咬体温计，不能讲话，防止咬断体温计和脱出。

（4）测量肛温：受检者仰卧位，将肛表头部用油类润滑后，慢慢插入肛门，深达肛表的 1/2 为止，放置 3 min 后读数，正常值为 36.5~37.7 ℃。体温计用纱布擦净，用卫生纸为受检者擦净肛门。

3. 体温的正常值

（1）正常体温范围：体温的正常值是一个范围，口腔舌下温度为 37.0℃（范围在 36.3~37.2 ℃），直肠温度为 36.5~37.7 ℃（比口腔温度高 0.3~0.5 ℃），腋下温度为 36.0~37.0 ℃（比口腔温度低 0.3~0.5 ℃）。

体温不是固定不变的，可随年龄、昼夜、性别和情绪等因素变化而出现正常波动。新生儿体温调节功能不完善，体温易受环境温度影响；儿童由于代谢率增高，体温可略高于成人；老年人由于代谢率低，体温在正常范围的低值；正常人清晨 2—6 时体温最低，下午 2—8 时体温最高，但波动范围不超过平均数上下 0.5 ℃；女性较男性稍高；运动、沐浴、进食、精神紧张等因素的影响均可出现体温一时性增高。安静、睡眠、饥饿、服用镇静药后可使体温下降。

一般小儿的正常体温在 37~37.2 ℃，少数小儿一天中最高体温可达 37.4 ℃。除此之外，小儿体温在一日之间可有较大波动，年幼儿一日之间体温可相差 0.5~1 ℃，稍大点的则在 1 ℃以上。饭后、运动后、洗澡后、大哭后、大量出汗后及天热、午后体温较高。相反，上午和睡眠时体温较低。

（2）体温升高：37.4~38 ℃为低热，38~39 ℃为中度发热，39~41 ℃为高热，41 ℃以上为超高热。

（3）体温在 35.0 ℃以下称为体温过低。

4. 测量体温的注意事项

（1）测量前清点体温计数量，检查体温计有无破损，水银柱是否都在 35 ℃以下。

（2）测量前 20~30 min 应避免剧烈运动、进食、进冷热饮料、做冷热敷、洗澡、坐浴、灌肠等。

（3）婴幼儿，昏迷、精神异常、口腔疾病、口鼻手术、张口呼吸者禁用口腔测量法。

（4）腹泻、直肠或肛门手术，心肌梗死患者不宜用直肠测温法。

（5）发现体温与病情不相符合时，应在病床旁监测，必要时作对照复测。

（二）脉搏的测量

测量脉搏的部位：最常用的部位是桡动脉，其次是颞动脉、颈动脉、肱动脉、股动脉、腘动脉、胫后动脉、足背动脉等。

1. 测量脉搏的方法

（1）受检者取舒适卧位，平卧或坐位均可以，手臂平放，手腕平伸，保持安静。

（2）测量者以示指、中指和无名指的指端，轻轻地按在桡动脉上（手腕侧，桡骨茎突的前内方），计数 1 min。

（3）正常脉搏测半分钟计数后乘以 2 为每分钟脉搏数。正常人脉搏在 60~100 次/min。

2. 脉搏的正常值正常人的脉搏和心跳是一致的。正常成人为 60~100 次/min，常为 70~80 次/min，平均约 72 次/min。老年人较慢，为 55~60 次/min。正常人脉率规则，不会出现脉搏间隔时间长短不一的现象。正常人脉搏强弱均等，不会出现强弱交替的现象。

脉搏的频率受年龄和性别的影响，婴儿 120~140 次/min，幼儿 90~100 次/min，学龄期儿童 80~90次/min。

另外，运动和情绪激动时可使脉搏增快，而休息、睡眠则使脉搏减慢。成人脉率超过 100 次/min，称为心动过速；低于 60 次/min，称为心动过缓。

3. 测量脉搏的注意事项

（1）测量前使受检者平静，体位舒适。若受检者进行剧烈活动、哭闹、紧张等时，应休息半小时平静后再进行测量。

（2）偏瘫患者应测健肢。

（3）不可用拇指诊脉。

（4）异常脉搏、危重患者需测 1min。

（5）脉搏弱难测时，用听诊器听心率 1min。

（6）脉搏出现短绌时，应由 2 人同时测量，一人听心率，一人测脉搏，由听心率者发出"起"或"停"口令，计时 1 min，记录为"心率/脉率/min"。

（7）手术后，病情危重或接受特殊治疗者需 15~30 min 测量一次。

（三）呼吸的测量

1. 测量呼吸的方法

（1）测量前使受检者平静，体位舒适。

（2）在测脉搏后手不放松，以转移注意力，观察胸或腹的起伏，一起一伏为一次呼吸，数半分钟呼吸次数，乘以 2 为每分钟呼吸数。

（3）在计数呼吸次数的同时观察呼吸的节律、性质、深浅、声音、形式、有无特殊气味、呼吸运动是否对称。

2. 呼吸的正常值 安静状态下，成人 16~20 次/min，平均 18 次/min，新生儿 40~50 次/min，5 岁儿童 20~30 次/min，10 岁少年<25 次/min，15 岁青少年<20 次/min，儿童的呼吸随年龄的增长而减少，逐渐到成人的水平。呼吸次数与脉搏次数的比例为 1:4。

呼吸频率超过 24 次/min 称为呼吸过速；呼吸频率低于 12 次/min 称为呼吸过缓。

3. 测量呼吸的注意事项

（1）由于呼吸在一定程度上受意识控制，所以测呼吸时不应让受检者察觉，也不要与之交谈。

（2）小儿及呼吸异常者应测 1 min。

（3）呼吸微弱或危重患者，可用少许棉花置于鼻孔前，观察棉花被吹动的次数，测 1 min。

（四）血压的测量（间接测量法）

测量部位：上肢肘窝的肱动脉或下肢腘窝的腘动脉。

1. 测量方法　测量前室内保持安静，室温最好保持在 20 ℃左右；受检者精神放松，先静心休息 20 min，排空膀胱尿液，不饮酒，不吸烟，不喝浓茶、浓咖啡。

（1）水银血压计正确使用方法

1）检查血压计水银柱是否降到"0"点。

2）测量时，受检者可坐可卧，两脚平放，其肘部及前臂舒适的放在与心脏大约平行的位置上。

3）打开血压计，放在肢体近旁的平稳处。

4）脱下衣袖露出右上臂，若衣袖单薄宽大，可向上卷到腋窝处；戴上臂带，缠在上肘关节 2~3 cm 处，已能放入一个手指为宜，在肘窝内处摸到肱动脉（上臂中上 1/3 内侧）跳动后，将听诊听头放在肱动脉上，打气测压。

5）拧开气阀门，使水银缓缓下降。当听到第一声脉搏跳动的声音，此时显示的读数即为收缩压值。继续边放气边听，直到在某个血压刻度，脉搏声变弱甚至消失，此时显示的血压为舒张压。受检者在测量前要保持心平气和。测量后，应在至少 1~2 min 后，进行重测。选择两次的平均值作为所测得的血压值。

6）测量者视线与血压计在同一水平。

（2）上臂式电子血压计正确使用方法

1）放松身体，佩戴袖带：①身体放松 5 min 后，尽量选安静环境准备测量，将袖带卷绑在肘关节上侧 1~2cm 处，手心向上，橡胶管拉直后与手心平行；②把袖带的端部向外拉紧，并用尼龙粘扣固定在袖带外侧，卷绑牢固，以插入一个手指为宜。

2）按下开始键，开始自动测量：①调整坐姿，将手掌向上，并保持手心、胸口在同一水平线上；②按下开始键，机器将自动加压，并逐步呈现数值；③保持安静，放松身体，测量过程中不要说话和移动身体。

3）读取数值，进行记录机关：等待测量结束后，液晶屏幕上将显示此次测量的数值，记录数值并与上一次测量进行比较。

（3）手腕式电子血压计正确使用方法

1）腕带应卷绑在左手腕裸露的皮肤上，电子血压计位于手腕的中央。

2）显示屏幕与手掌均朝上，腕带卷绑位置应距离手掌 1~2 cm，松紧适度，以能转动为宜。

3）正确的测量姿势是坐姿，且腕带要与心脏处于同一水平面上。

4）测量结果自动显示，高压、低压、心率一目了然。

2. 人体正常血压参考数值

（1）理想血压：收缩压<120 mmHg；舒张压<80 mmHg。

（2）正常血压：收缩压应<130 mmHg；舒张压<85 mmHg。

（3）血压正常高限或高血压前期：收缩压 130~139 mmHg；　舒张压 85~89 mmHg。

（4）高血压：收缩压≥140 mmHg；　舒张压≥90 mmHg。

（5）低血压：收缩压≤90 mmHg；　舒张压≤60 mmHg。

（6）临界高血压：收缩压 140~160 mmHg（18.6~21.3kPa）；舒张压 90~95 mmHg（12.0~12.6kPa）。

3. 测量血压的注意事项

（1）为有助于测量的准确性和对照的可比性，应做到"四定"：即定时间、定部位、定体位、定血压计。

（2）偏瘫患者应选择健肢测量。

（3）排除影响血压值的外界因素：①袖带太窄需要较高的压力才能阻断动脉血流，故测得血压值偏高；②袖带过宽使大段血管受压，以致搏动音在达到袖带下缘之前已消失，故测出血压值偏低；③袖带过松使橡胶袋充气后呈球状，以致有效的测量面积变窄，测得血压值偏高；④袖带过紧使血管在未充气前已受压，故测出血压值偏低。

（4）如发现血压听不清或异常时，应重测。先驱净袖带内空气，使汞柱降至"0"，稍休息片刻再进行测量，必要时作对照复查。

（5）防止血压计本身造成的误差，如水银不足、汞柱上端通气小孔被阻塞等。

第 2 节　淋巴结检查

一、颈部淋巴结检查

1. 受检者头稍低，或偏向检查侧，放松肌肉，有利于触诊。
2. 检查者手指紧贴检查部位，由浅及深进行滑动触诊。
3. 检查顺序　一般顺序为耳前、耳后、耳下、乳突区、枕骨下区、颈后三角、颈前三角。

二、腋窝淋巴结检查

1. 受检者面对受检者，检查者应一手将其手腕、前臂稍外展。
2. 检查者以右手触诊受检者左侧腋窝，左手检查右侧腋窝，检查腋窝 5 组淋巴结。

三、锁骨上淋巴结检查

1. 受检者取坐位或仰卧位，头部稍向前屈。
2. 检查者左手触患者右侧，右手触患者左侧，由浅部逐渐触摸至锁骨后深部。

四、腹股沟淋巴结检查

1. 受检者平卧，检查者站在受检者右侧。
2. 检查者右手四指并拢，以指腹触及腹股沟，由浅及深滑动触诊，先触摸腹股沟韧带下方水平组淋巴结，再触摸腹股沟大隐静脉处和垂直组淋巴结。左、右腹股沟对比检查。

五、滑车上淋巴结检查

1. 左臂滑车上淋巴结检查方法　检查者左手握住受检者左腕，用右手四指从其上臂外侧伸至肱二头肌内侧，于肱骨内上髁上 3~4 cm 上下滑动触摸滑车上淋巴结。
2. 右臂滑车上淋巴结检查方法　检查者右手握住受检者右腕，用左手四指从其上臂外侧伸至肱二头肌内侧，于肱骨内上髁上 3~4 cm 上下滑动触摸滑车上淋巴结。

第3节　外周血管检查

外周血管检查包括检查脉搏脉率、脉律、血管杂音和周围血管征。

一、脉搏脉率、脉律

一般触诊桡动脉，注意脉搏的速率、节律、强弱及两侧是否对称。

二、血管杂音

1. 静脉杂音　多无临床意义。肝硬化门脉高压所致腹壁静脉曲张时可在上腹或脐周出现静脉营营声。

2. 动脉杂音　多见于局部血流丰富（如甲状腺功能亢进症）、血管狭窄（粥样硬化、大动脉炎）、动静脉瘘等。

三、周围血管征

当脉压显著增加时可出现周围血管征，包括水冲脉、毛细血管搏动征、枪击音和 Duroziez 征。常见于主动脉瓣关闭不全、甲状腺功能亢进症。

1. 颈动脉搏动触诊　检查者以拇指置颈动脉搏动处（在甲状软骨水平胸锁乳突肌内侧）触之并比较两侧颈动脉搏动。

2. 毛细血管搏动征检查　用手指轻压被检查者指甲末端或以玻片轻压被检查者口唇黏膜，可使局部发白，发生有规律的红、白交替改变即为毛细血管搏动征。

3. 水冲脉检查方法　检查者握紧被检查者手腕掌面，示指、中指、无名指指腹触于桡动脉上，遂将其前臂高举超过头部，有水冲脉者可使检查者明显感知犹如水冲的脉搏。

4. 射枪音检查　枪击音：在外周较大动脉表面（常选择肱动脉或股动脉），轻放听诊器胸件可闻及与心跳一致短促如射枪的声音。主要见于主动脉瓣关闭不全、甲状腺功能亢进。

第4节　头面部检查

一、头颅

观察头颅外形是否正常，有无小颅、方颅、巨颅、尖颅等异常；头发浓密分布是否均匀；头颅运动是否自如，有无头颅异常运动。

用双手仔细触摸头颅的每一个部位，检查有无压痛、结节和异常隆起。

二、颜面部及其器官

（一）眼

1. 观察眉毛、眼睑、睫毛、眼球外形是否正常。

2. 检查睑结膜、泪囊、球结膜及巩膜　注意睑结膜球结膜有无充血水肿、溃疡。巩膜有无黄染。挤压泪囊有无异常分泌物或泪液自上下泪点溢出，有黏液溢出提示有慢性泪囊炎。

3. 检查左右眼运动　呈 H 型从 6 个方向：中间—左上—左下，又从中间—右上—右下，最后绕个圆圈手指放于伤者眼外 30~40 cm。正常：眼球运动自如。

4. 取手电筒观察角膜、瞳孔　正常表现：角膜无充血、无溃疡。瞳孔双测等大等圆。如双侧瞳孔大小不等，提示有脑疝的可能。

5. 角膜反射 检查方法：用以棉絮从被检者眼外侧迅速往内侧划。双眼均要，正常表现：瞳孔缩小。

6. 检查瞳孔的直接和间接对光反射。

检查方法：直接对光反射是将光源直接照射受检者瞳孔，观察瞳孔变化。如瞳孔立即缩小，即为直接对光反射存在。间接对光反射是指光线照射一眼时，另一眼瞳孔立即缩小，移开光线，瞳孔扩大。间接对光反射检查时，应以一手挡住光线，以防光线照射到要检查之眼而形成直接对光反射。

7. 集合反射 检查方法：嘱患者注视 1 m 以外的目标（如手指），然后将手指迅速移近眼球（距眼球约 10 cm 处），正常人此时瞳孔缩小，双侧眼球向内聚合，称为集合反射。嘱被检者注视 1 m 外的手指，并随其运动，手指运动到被检者面前 20 cm。其中调节反射手指运动快，辐辏反射运动慢，正常表现：调节反射两瞳孔缩小、辐辏反射两眼球内聚。

（二）耳

1. 观察耳郭、外耳道及乳突 注意耳郭有无畸形、皮下隆起、肿块结节。外耳道有无异常分泌物。乳突区有无皮下出血点、结节和肿块。检查外耳道时用收向后上提拉耳尖以使其变直，如发现有血液或脑脊液流出则考虑到颅底骨折。

2. 触诊耳郭及附近淋巴结、乳突 注意双侧耳郭及乳突区皮下有无结节、肿块、压痛。耳前耳后及枕后淋巴结有无肿大，能否触及，若能触及需说明位置、大小、质地、数量、与皮下组织是否有粘连。正常表现：耳前耳后淋巴结未及，无压痛。

3. 检查双测听力 检查时用一手捂住被检者的一耳以检查另一耳。双耳均需检查。检查者用另一手指从远处起开始摩擦一直到被检者能听到声音为止。正常表现：在离被检者 1 m 外就能听到声响。

（三）鼻

1. 观察鼻外形、鼻前庭、鼻中隔和鼻腔 注意鼻部皮肤的颜色及鼻形的改变，有无鼻翼扇动。注意观察鼻黏膜有无发红充血、黏膜组织肥厚或萎缩。

鼻骨骨折是最常见的骨折之一，凡鼻外伤引起鼻出血者都应仔细检查有无鼻骨或软骨的骨折或移位。

2. 检查两侧鼻腔通气 在检查一侧时先用一手捂住另一侧鼻腔以利于检查。然后用一手至于鼻腔前面看看通气情况。双侧均检查。

3. 检查上颌窦、额窦和筛窦

（1）上颌窦：医生双手固定于患者两侧耳后，拇指分别置于左右颧部向后按压，询问患者有无压痛，两侧有无区别。

（2）额窦：医生双手固定于患者头部，双手拇指置于眼眶上缘内侧向后、向上按压，询问有无压痛，两侧有无区别。

（3）筛窦：医生双手固定于患者两侧耳后，双侧拇指分别置于鼻根部与眼内眦之间向后方按压，询问有无压痛，两侧有无区别。

（四）口

1. 注意口腔气味，是否流涎。

2. 观察口唇、口腔黏膜、牙齿、牙龈。

主要观察口唇有无异常，如苍白、发红、发绀及溃疡、疱疹等。注意黏膜颜色及有无溃疡、出血点、色素沉着、斑疹等。注意牙齿数目、色泽、形状，有无缺齿、义齿、龋齿。齿龈有无出血、齿槽溢脓、色素沉着、铅线等。有无牙齿脱落及其他口腔异物。

3. 观察舌体、舌苔、伸舌运动是否正常。

4. 检查咽部及扁桃体。

注意咽部有无充血、出血点、分泌物；扁桃体是否肿大、充血，有无分泌物。

检查方法：患者坐位或仰卧位，口张大并发"a"音，医生用压舌板将舌的前2/3与后1/3交界处迅速下压，此时软腭上抬，在照明的配合下即可见软腭、软腭弓、扁桃体、咽后壁等。

扁桃体增大一般分为3度：不超过咽腭弓者为Ⅰ度；超过咽腭弓者为Ⅱ度；达到或超过咽后壁中线者为Ⅲ度。

第 5 节　甲状腺、气管检查

一、甲状腺

（一）视诊

观察甲状腺的大小及对称性。检查时可嘱患者做吞咽动作，可见肿大的甲状腺随着吞咽动作上下移动。

（二）触诊

触诊时也可嘱患者配合吞咽动作，甲状腺肿大可随着吞咽动作而上下移动。触诊内容包括甲状腺轮廓、大小及表面情况，有无压痛及震颤。触诊方法有：

1. 甲状腺峡部触诊　检查者站于受检查者前面，用拇指（或站于受检者后面用示指）从胸骨上切迹向上触摸，可触到气管前软组织，判断有无增厚，此时请受检者做吞咽动作，可感到此软组织在手指下滑动，判断有无增大和肿块。

2. 甲状腺侧叶触诊　一手拇指施压于一叶甲状软骨，将气管推向对侧，另一手示指、中指在对侧胸锁乳突肌后缘向前推挤甲状腺侧叶，拇指在胸锁乳突肌前缘触诊，受检者配合吞咽动作，重复检查，可触及被推挤的甲状腺。用同样方法检查另一叶甲状腺。注意在前位检查时，检查者拇指应交叉检查对侧，即右拇指查左侧，左拇指检查右侧。

3. 后面触诊　被检者取坐位，检查者站在被检查者后面，一手示指、中指施压于一叶甲状软骨，将气管推向对侧，另一手拇指在对侧胸锁乳突肌后缘向前推挤甲状腺，示指、中指在其前缘触诊甲状腺。再配合吞咽动作，重复检查。用同样方法检查另一侧甲状腺。

（在检查过程中，如果没有令被检查做吞咽动作的，应扣分）能表述甲状腺肿大程度、对称性、硬度、表面光滑或有无结节、压痛感等。

甲状腺肿大分为 3 度：Ⅰ度为不能看出但能触及者；Ⅱ度为能看出肿大又能触及，但在胸锁乳突肌以内者；Ⅲ度为超过胸锁乳突肌外缘者。

（三）听诊

当触到甲状腺肿大时，可用听诊器听诊有无血管杂音。

二、气管

检查气管是否居中或偏移。

检查方法：让受检查者取舒适坐位或仰卧位，使颈部处于自然正中位置，检查者将示指与无名指分别置于两侧胸锁关节上，然后将中指置于气管之上，观察中指是否在示指与无名指中间，或以中指置于气管与两侧胸锁乳突肌之间的间隙，据两侧间隙是否等宽来判断气管有无偏移。若距离不等则表示有气管移位。如有大量胸腔积液或积气、纵隔肿瘤及单侧甲状腺肿大时可将气管推向健侧，而肺不张、肺硬化、胸膜粘连时可将气管拉向患侧。

第 6 节　胸部检查

一、胸部视诊

（一）胸部的体表标志（包括骨骼标志、垂直线标志、自然陷窝、肺和胸膜的界限）

1. 骨性标志

（1）胸骨角（Louis 角）：胸骨柄与胸骨体的连接处，其两侧分别与左右第 2 肋软骨相连接。平气管分叉、心房上缘、上下纵隔交界、第 4 胸椎下缘。

（2）肩胛骨：被检查者双臂下垂，肩胛下角平第 7 肋骨水平或第 7 肋间隙，或相当于第 8 胸椎水平。

（3）C₇棘突：最明显的棘突，用于计数椎体。

（4）肋脊角：第 12 肋与脊柱的成角，其内为肾脏和输尿管起始部。

2. 重要的人工划线　包括前正中线、锁骨中线、腋前线、腋中线、腋后线、肩胛下角线、后正中线。其中标注锁骨中线时，利用直尺测定锁骨胸骨端和肩峰端之间的中点，然后用皮尺向下引，测量并记录锁骨中线距离前正中线之间的投影距离，作为心脏测量的参照。

3. 胸部陷窝　包括腋窝、胸骨上窝、锁骨上窝等。其中腋窝和锁骨上窝是触诊浅表淋巴结的重要部位。

4. 肺和胸膜的界限　肺下界最为重要，分别位于锁骨中线第 6 肋间、腋中线第 8 肋间、肩胛线第 10 肋间。

（二）胸壁、胸廓

1. 胸壁　观察胸壁静脉有无充盈、曲张，血流方向。前胸壁静脉曲张，血流方向向下见于上腔静脉阻塞。侧胸壁和腹壁静脉曲张，血流方向向上见于下腔静脉阻塞。观察有无皮疹、蜘蛛痣。

2. 胸廓　观察胸廓形态。正常胸廓两侧大致对称，呈椭圆形，前后径：左右径约为 1:1.5。

（1）异常胸廓：①桶状胸：前后径：左右径≥1，同时伴肋间隙增宽，见于肺气肿。②佝偻病胸：为佝偻病所致胸廓改变，包括佝偻病串珠、漏斗胸、鸡胸。③脊柱畸形所致胸廓畸形：脊柱前凸、后凸或侧凸均可造成胸廓形态异常。

（2）单侧胸廓形态异常：①单侧胸廓膨隆：见于大量胸腔积液、气胸等。②单侧胸廓塌陷：见于胸膜肥厚粘连、大面积肺不张、肺叶切除术后等。

（三）呼吸运动、呼吸频率和节律、呼吸时相

1. 呼吸运动

（1）正常的呼吸运动：胸式呼吸多见于成年女性；腹式呼吸多见于成年男性及儿童。

（2）呼吸运动类型变化及其临床意义：①胸式呼吸减弱或消失：见于肺及胸膜炎症、胸壁或肋骨病变；②腹式呼吸减弱或消失：见于腹膜炎、大量腹水、肝脾极度肿大、腹腔巨大肿物、妊娠。

（3）呼吸运动强弱变化的临床意义：①呼吸浅快：见于肺、胸膜疾患，呼吸肌运动受限（膈肌麻痹、肠胀气、大量腹水）。②呼吸深快：见于剧烈运动、情绪激动、库斯莫（Kussmaul）呼吸。

（4）两侧呼吸动度变化：两侧呼吸动度不对称时，呼吸动度弱的一侧往往为病变侧，如肺炎、胸膜炎、胸水、气胸等。

2. 呼吸运动的频率和节律

（1）正常人呼吸运动的频率和节律：呼吸频率 12~20 次/min，与脉搏之比约为 1:4。节律均匀而整齐。

（2）呼吸运动频率变化：①呼吸过快：>24 次/min，见于缺氧、代谢旺盛（高热）。②呼吸过缓：<12 次/min，见于呼吸中枢抑制及颅内压增高等。

（3）呼吸运动节律异常的类型：①潮式呼吸：间歇性高通气和呼吸暂停周期性交替。呼吸暂停持续 15~60 s，然后呼吸幅度逐渐增加，达到最大幅度后慢慢降低直至呼吸暂停。见于药物所致呼吸抑制、充血性心力衰竭、大脑损害（通常在脑皮质水平）。②间停呼吸：呼吸暂停后呼吸频率和幅度迅速恢复到较正常稍高的水平，然后在呼吸暂停时呼吸迅速终止。见于颅内压增高、药物所致呼吸抑制、大脑损害（通常在延髓水平）。③Kussmaul 呼吸：呼吸深快。见于代谢性酸中毒。④叹息样呼吸：见于焦虑症或抑郁症等。

3. 呼吸时相变化

（1）吸气相延长：主要见于上呼吸道狭窄、大气道（气管）狭窄，常常伴有"三凹征"，即吸气时出现胸骨上窝、锁骨上窝和肋间隙凹陷（为克服吸气阻力，吸气时胸腔内负压增加）。

（2）呼气相延长：主要见于哮喘、慢性阻塞性肺病（COPD）。常常伴有桶状胸、哮鸣音等异常体征。急性左心衰竭时亦可出现，称为"心源性哮喘"，需与支气管哮喘鉴别。

二、胸部触诊

胸部触诊包括胸廓扩张度、语音震颤、胸膜摩擦感等检查。

1. 胸廓扩张度　检查者双手放在被检者胸廓前下侧部，双拇指分别沿两侧肋缘指向剑突，拇指尖在正中线接触或稍分开。嘱患者进行平静呼吸和深呼吸，利用手掌感觉双侧呼吸运动的程度和一致性。胸廓扩张度减弱的一侧往往为病变侧。

2. 语音震颤　检查语音震颤时，可采用双手或单手进行。检查者用手的尺侧缘放于胸壁，嘱患者发低音调"yi"长音，通过单手或双手进行检查，由上而下，左右对比。语音震颤减弱常见于肺气肿、大量胸腔积液、气胸、阻塞性肺不张等；增强见于大叶性肺炎实变期、接近胸膜的肺内巨大空腔等。

3. 胸膜摩擦感　检查胸膜摩擦感时，检查者以手掌平放于前胸下前侧部或腋中线第5、第6肋间，嘱被检查者深慢呼吸。触到吸气和呼气双相的粗糙摩擦感为阳性，常见于纤维素性胸膜炎。

三、胸部叩诊

胸部叩诊包括对比叩诊、肺界叩诊和肺下界移动度等检查。

（一）对比叩诊

主要检查有无异常叩诊音。从第2肋间开始，左右对比，上下对比，自上而下，逐个肋间进行叩诊。叩诊肩胛间区时板指与脊柱平行。正常肺野叩诊呈清音。心肺及肝肺交界处叩诊呈浊音，肝脏和心脏部位叩诊呈实音，胃泡区叩诊呈鼓音。叩诊肺野时若出现浊音、实音、过清音或鼓音，则视为异常叩诊音。

1. 浊音或实音　肺大面积含气量减少或不含气的病变，如大叶肺炎、肺不张、肺肿瘤等；胸膜增厚或胸腔积液（实音）等。

2. 过清音　肺含气量增多，如肺气肿、肺充气过度（哮喘发作）。

3. 鼓音　叩诊部位下方为气体所占据，主要见于气胸，偶见于靠近胸壁的直径>3~4 cm的空洞或空腔。

（二）肺界叩诊

通常检查锁骨中线和肩胛下角线上的肺下界。叩诊音由清音区移向浊/实音区时为肺下界。

1. 正常肺下界　右锁骨中线第6肋间、左右腋中线第8肋间、左右肩胛下角线第10肋间，体型瘦长者可下移一个肋间，体型肥胖者可上移一个肋间。左锁骨中线上有心脏影响，不检查肺下界。

2. 肺下界检查异常　肺下界上移见于肺不张、胸腔积液、膈肌瘫痪、肝脏肿大等。单侧肺下界下移常见于气胸，双侧下移常见于阻塞性肺气肿。

3. 肺底移动度　先于平静呼吸时叩出肺下界，然后嘱患者深吸气后屏气，同时向下叩诊，清音转为浊音作一标记。恢复平静呼吸，然后再深呼气后屏气，自上向下叩至浊音，标记。两标记之间的距离即为肺下界移动度。正常为6~8 cm。肺下界移动度减小见于多种肺实质和肺间质疾病，以及胸腔积液和胸膜粘连等。

（三）肺下界移动度

肺下界移动度相当于深呼吸时横膈移动范围。首先叩出平静呼吸时肺下界，然后嘱受检者作深吸气并且屏住气，同时向下叩诊，由清音转为浊音处作一标记。待受检者恢复平静呼吸后再嘱其作深呼气，并且屏住，再由上而下叩肺下界。深吸气和深呼气两个肺下界之间的距离即肺下界移动度。检查肺下界移动度一般叩肩胛线处，也可叩锁骨中线或腋中线处。正常人肺下界移动度为6~8 cm。肺下界移动度减少见于肺气肿、肺不张、肺纤维化、肺水肿和肺部炎症等。气胸、胸水、胸膜肥厚或膈肌麻痹时肺下界移动度也减少。

四、胸部听诊

胸部听诊包括呼吸音、啰音、语音共振和胸膜摩擦音。听诊时由肺尖开始，自上而下分别检查前胸部、侧胸部和背部，对称部位进行对比。被检者微张口均匀呼吸，深呼吸有助于发现不明显的体征，如听到少量或不对称的啰音，可嘱患者咳嗽数声后听诊，如消失，提示为气道内分泌物或坠积性因素（多见于老年人）所致。

（一）正常呼吸音的种类和分布

1. 肺泡呼吸音　见于大部分胸部听诊区域。

2. 支气管肺泡呼吸音　见于胸骨两侧第 1、第 2 肋间，肺尖，肩胛间区。

3. 支气管呼吸音　见于喉部，胸骨上窝，背部 T1、T2 水平。

（二）异常呼吸音

1. 病理性支气管呼吸音和支气管肺泡呼吸音　在正常肺泡呼吸音分布区域听到支气管呼吸音或支气管肺泡呼吸音均为异常。主要机制为肺组织传导增强，见于肺实变、大的空洞及大量积液上方的压迫性肺不张（肺组织含气量减少，而支气管树通畅，传导增强）。

2. 呼吸音减弱　见于各种原因所致的肺泡通气量下降，如气道阻塞、呼吸泵（呼吸肌病变或胸廓活动受限）功能障碍；胸膜病变（胸水、气胸、胸膜肥厚）等。对侧肺部往往出现代偿性肺泡呼吸音增强。

（三）啰音分为干性啰音和湿性啰音

1. 干性啰音　发生机制为气管支气管或细支气管狭窄，包括炎症、平滑肌痉挛、外压、新生物、黏稠分泌物。其特点为持续时间长、呼气相明显、强度及性质易变。

（1）高调性干啰音（哮鸣音或哨笛音）：见于小支气管或细支气管病变。双肺弥漫性分布的哮鸣音常见于哮喘、COPD、心源性哮喘等；限局性哮鸣音常见于气道局部狭窄，如肿瘤、气道内异物。

（2）低调性干啰音（鼾音）：见于气管或主支气管病变。

（3）喘鸣：和其他干啰音不同，发生于吸气相，高调而单一。见于上呼吸道或大气道狭窄，如喉头痉挛、声带功能紊乱、气管肿物等。

2. 湿性啰音　发生机制为气体通过呼吸道内存在的稀薄分泌物时产生水泡并破裂。特点为断续而短暂，多见于吸气相。分为粗湿性啰音、中湿性啰音、细湿性啰音（又称为大、中、小水泡音）、捻发音。主要见于支气管病变（COPD、支气管扩张）、感染性或非感染性肺部炎症、肺水肿、肺泡出血。不同类型的湿性啰音说明稀薄分泌物的主要存在部位，如肺炎时常常为细湿性啰音，急性肺水肿时粗、中、细湿性啰音可同时出现。

湿性啰音的某些特征对诊断有重要意义，例如，随体位变化的湿性啰音常提示充血性心力衰竭；长期存在的固定性湿性啰音提示支气管扩张、慢性肺脓肿等。一种高调、密集，类似于撕扯尼龙拉扣的细湿性啰音，称为爆裂音，主要见于某种类型的间质性肺病（如特发性肺纤维化）。

3. 语音共振　意义同"触觉语颤"。如羊鸣音、耳语音等。

4. 胸膜摩擦音　意义同"胸膜摩擦感"，但较其敏感。某些较局限的摩擦音可见于累及胸膜的肺炎或肺栓塞。

五、乳房检查

（一）视诊

1. 注意两侧乳房是否对称。

2. 表观情况　表面皮肤有无发红、溃疡。"橘皮样"改变多见于恶性肿瘤，常由于肿瘤细胞机械性阻塞皮肤淋巴管引起淋巴水肿所致。

3. 乳头　近期出现乳头内缩提示肿瘤的可能。出现乳头分泌物时应注意其颜色、有无出血等。乳头分泌物常见于不同类型的炎症。出血常见于导管内良性乳突状瘤或恶性肿瘤。

4. 皮肤回缩　可见于外伤、炎症或肿瘤。

（二）触诊

检查时手指和手掌平放在乳房上，以指腹施压、旋转或滑动进行触诊。检查左侧乳房时，从外上象限开始沿顺时针分别触诊 4 个象限，检查右侧乳房时，从外上象限开始沿逆时针分别触诊 4 个象限，最后触诊乳头。检查乳房的硬度和弹性、有无压痛和包块。发现包块时注意其部位、大小、外形、硬度和活动度及有无压痛等。恶性肿瘤常常表现为表面凹凸不平、质地坚硬而活动度差，通常压痛不明显。

六、心脏检查

（一）心脏视诊

心脏视诊包括心前区隆起与凹陷、心尖搏动、心前区异常搏动。

1. 心前区隆起与凹陷　检查者站在被检查者右侧，双眼与胸廓同高，观察心前区有无隆起。心前区隆起常见于先天性心脏病患者或儿童时期患心脏病导致心脏增大压迫者（尤其是右心室肥厚）。胸骨下段及胸骨左缘3~4肋间局部隆起，常见疾病：Fallot四联征、二尖瓣狭窄、肺动脉瓣狭窄。胸骨右缘第2肋间局部隆起，常见疾病：主动脉弓动脉瘤、升主动脉扩张。大量心包积液亦可引起心前区隆起。

凹陷胸是指胸骨向后移位，一般为胸廓的骨性改变，如佝偻病性胸廓，也可见于马方综合征患者及部分二尖瓣脱垂患者。

2. 心尖搏动　顺切线位观察心尖搏动的位置和范围。正常心尖搏动在左侧第5肋间锁骨中线内0.5~1.0cm，范围为2.0~2.5 cm。体型瘦长或肥胖者可下移或向上移一个肋间。心尖搏动有时受肋骨遮挡或在因体型肥胖等通过视诊不能发现。因此，心尖搏动的确切情况应结合心脏触诊进行检查。

心室扩大时心尖搏动位置会发生变化，左心室扩大时心尖搏动向左下移位，右心室扩大时心尖搏动向左侧移位。同时心尖搏动受纵隔位置的影响，能影响纵隔位置的肺脏、胸膜病变等都可引起心脏位置和纵隔位置同向移位，如阻塞性肺不张、胸膜肥厚、气胸等。大量腹水、巨大肿瘤等腹腔病变使膈肌抬高，心脏呈横位，心尖搏动向外移位；体型瘦长、肺气肿等使膈肌下移，心脏呈垂位，心尖搏动向内下移位。心脏收缩时心尖搏动内陷称为负性心尖搏动，可见于缩窄性心包炎。

3. 心前区异常搏动　观察心前区其他部位有无异常搏动。胸骨右缘第2肋间异常搏动见于升主动脉瘤。

（二）心脏触诊

心脏触诊包括心尖搏动、震颤和心包摩擦感等内容。心脏触诊时首先用手掌感觉心脏搏动的大体位置，然后用示指和中指对心尖搏动进行详细触诊。触诊心前区震颤和心包摩擦感时用小鱼际检查。

1. 心尖搏动位置同"视诊"，正常范围2.0~2.5 cm。

（1）心尖搏动的位置改变：意义同"视诊"。

（2）心尖搏动的强度和范围异常：心尖搏动增强见于心肌收缩力增强或左心室肥大，如严重贫血、甲亢、高血压等。抬举性搏动是左室肥大的可靠体征。心尖搏动减弱且弥散见于心肌炎或扩张性心肌病等情况。

2. 心前区震颤　触诊时手掌感觉的细小振动，一旦发现说明心脏存在器质性病变。触及震颤后，注意震颤的部位及发生时相。震颤的时相可以通过同时触诊心尖搏动或颈动脉搏动来确定，心尖搏动时冲击手掌或颈动脉搏动后出现的为收缩期震颤，而在之前出现的为舒张期震颤。主要发生机制为：血液在心脏或血管内流动时产生湍流，引起室壁、瓣膜或血管壁振动，传导至胸壁。

（1）收缩期：①胸骨右缘第2肋间：主动脉瓣狭窄。②胸骨左缘第2肋间：肺动脉瓣狭窄。③胸骨左缘第3~第4肋间：室间隔缺损。

（2）舒张期：心尖部：二尖瓣狭窄。

（3）连续性：胸骨左缘第2肋间：动脉导管未闭。

3. 心包摩擦感触诊　部位在胸骨左缘第4肋间。特征为收缩期和舒张期双相的粗糙摩擦感，收缩期更易触及，坐位前倾呼气未明显。见于感染性（结核性心包炎多见）和非感染性［尿毒症、梗死后综合征、系统性红斑狼疮（SLE）等］心包炎。

（三）心脏叩诊

心脏浊音界可基本反映心脏的实际大小和形状。应熟悉正常心脏浊音界的范围及心界各部的组成，如表6-1所示。

表 6-1　正常心脏浊音界范围

右浊音界组成	右/cm	肋间	左/cm	左浊音界组成
升主动脉和上腔静脉	2~3	Ⅱ	2~3	肺动脉段
右房	2~3	Ⅲ	3.5~4.5	左房耳部
	3~4	Ⅳ	5~6	左室
		Ⅴ	7~9	

1. 检查方法　如被检者为坐位时，则检查者的板指与心缘平行。从心尖搏动最强点所在肋间的外侧 2 cm 处开始叩诊，其余各肋间可从锁骨中线开始。心尖搏动不能触及时一般从第 5 肋间开始。右侧从肝上界上一肋间开始，均向上叩至第 2 肋间。板指每次移动的距离不超过 0.5 cm，当叩诊音由清音变为浊音时做标记，为心脏的相对浊音界。注意叩诊力度要适中、均匀。如被检者为卧位时则检查者的板指与心缘垂直进行叩诊。叩诊结束后用直尺测量心脏外缘到前正中线的投影距离，精确到 0.5 cm，并记录。同时记录左锁骨中线距前正中线的距离。

2. 心浊音界增大及形状改变

（1）左心室扩大：心浊音界向左下扩大（主动脉型心或靴形心）。见于高血压、主动脉瓣病变。

（2）右心室扩大：显著增大时心浊音界向左扩大，多见于肺心病。

（3）左右心室扩大：心浊音界向两侧扩大，左界向左下扩大。见于扩张型心肌病。

（4）左房扩大合并右心室扩大：胸骨左缘第 3 肋间膨出（二尖瓣型心或梨形心）。见于二尖瓣狭窄。

（5）心包积液：心界向两侧扩大，且随体位改变。坐位时心界向双侧扩大，心底部基本正常，呈烧瓶样，卧位时心底部扩大。

3. 胸膜、肺、纵隔及腹腔疾病对心浊音界的影响　对心界的影响如前文所述（见"心脏视诊"和"心脏触诊"）。需要注意的是，当左侧肺部或胸膜出现病变时，可造成左侧胸部叩诊呈现浊音、实音或鼓音的变化，使心界不能叩出。

（四）心脏听诊

包括心脏瓣膜区听诊、听诊顺序、听诊内容（心率、心律、心音、额外心音、心脏杂音、心包摩擦音）。

1. 心脏瓣膜听诊区和听诊顺序　进行心脏听诊时可从二尖瓣区开始，依次听诊二尖瓣区（心尖部）—肺动脉瓣区（胸骨左缘第 2 肋间）—主动脉瓣区（胸骨右缘第 2 肋间）—主动脉瓣第二听诊区（胸骨左缘第 3 肋间）—三尖瓣区（胸骨左缘第 4、第 5 肋间）。

2. 正常心音　正常情况下可听到第一心音（S1）和第二心音（S2）。S1 是二尖瓣和三尖瓣关闭时瓣叶振动所致，是心室收缩开始的标志，心尖部听诊最清晰。S2 是血流在主动脉与肺动脉内突然减速，半月瓣突然关闭引起瓣膜振动所致，是心室舒张开始的标志，在心尖搏动后出现，与下一个 S1 距离较远，心底部听诊最清晰。

3. 心音的变化

（1）心尖部第一心音强度性质改变的影响因素及其临床意义

1）S1 增强见于：①二尖瓣从开放到关闭时间缩短：如二尖瓣狭窄、PR 间期缩短（预激综合征）。②心肌收缩力增强：如交感神经兴奋性增加、高动力状态（贫血、甲亢等）。

2）S1 减弱见于：①二尖瓣关闭障碍，从开放到关闭的时间延长。见于二尖瓣关闭不全、PR 间期延长、二尖瓣狭窄，瓣叶活动度差。②心肌收缩力下降。③急性主动脉瓣关闭不全。

3）S1 强弱不等：见于因心律不齐或心房心室收缩不同步造成每搏心室充盈有明显差别的情况，如房颤、早搏、Ⅱ度和Ⅲ度房室传导阻滞等。

（2）心底部第二心音增强或分裂的原因及其意义

1）主动脉瓣区第二心音（A2）增强：见于主动脉压增高，如高血压、动脉粥样硬化。

2）肺动脉瓣区第二心音（P2）增强：见于肺动脉压增高，如二尖瓣狭窄、二尖瓣关闭不全、左心衰竭等左房压升高的情况（压力传导至肺动脉）、左向右分流的先天性心脏病、肺栓塞、特发性肺动脉高压等。

3）S2分裂：①生理性分裂：吸气时，右心回心血量增加，肺动脉瓣关闭延迟，出现分裂，多见于青少年。②通常分裂：右心室排血时间延长，肺动脉瓣关闭晚于主动脉瓣，吸气时分裂较呼气时明显，见于肺动脉瓣关闭延迟（右束支阻滞、二尖瓣狭窄、肺动脉瓣狭窄）、主动脉瓣关闭提前（二尖瓣关闭不全、室间隔缺损）。③固定分裂：S2分裂不受呼吸影响，见于房间隔缺损。④逆分裂：主动脉瓣关闭延迟，呼气时分裂较吸气时明显，见于左束支传导阻滞、主动脉瓣狭窄、重度高血压。

（3）常见三音心律的产生机制、听诊特点及临床意义

1）舒张期额外心音：①奔马律：心率在100次/min以上，在S2之后出现病理性S3或S4，分别形成室性奔马律（舒张早期奔马律）或房性奔马律（舒张晚期奔马律）。室性奔马律提示左室舒张期容量负荷过重，心肌功能严重障碍。房性奔马律提示心室收缩期压力负荷过重，室壁顺应性降低，见于压力负荷过重引起心肌肥厚的心脏病。②其他：包括开瓣音、心包叩击音、肿瘤扑落音等。开瓣音见于二尖瓣狭窄，在心尖内侧最清晰，高调、拍击样，说明二尖瓣弹性和活动尚好；心包叩击音见于缩窄性心包炎，在心尖部和胸骨下段左缘最清晰，较强、短促；肿瘤扑落音见于左房黏液瘤，在心尖部及胸骨左缘3~4肋间最清晰，可随体位变动而变化，调低。

2）收缩期额外心音：①收缩早期喷射音（收缩早期喀喇音）：心底部最清晰，分为肺动脉喷射音和主动脉喷射音。分别见于肺动脉压增高和高血压及主动脉瓣病变。②收缩中晚期喀喇音：见于二尖瓣脱垂，呈高调、"张帆"样声响，在心尖部及内侧清晰，随体位而变化，常合并收缩晚期杂音。

4. 心率及心律　正常成人心率>100次/min为心动过速，<60次/min为心动过缓。

心律随呼吸运动而变化常见于窦性心律不齐，一般无临床意义。期前收缩为提前出现的一次心跳，其后有长间歇。心房颤动的特点为心律绝对不齐、第一心音强弱不等和脉搏短绌。

5. 心脏杂音　如果听到杂音，应注意杂音的部位、时相、性质、强度、传导方向及杂音与体位和呼吸的关系。在听诊杂音时除上述的瓣膜区外还要注意心前区其他部位和锁骨下缘等部位有无杂音。心包摩擦音的听诊部位同"心包摩擦感"的触诊部位。

（1）杂音产生的机理：血流加速；瓣膜的器质性或功能性狭窄；瓣膜的器质性或功能性关闭不全；异常血流通道；心腔中存在漂浮物；血管的狭窄或扩张。

（2）分析杂音时注意：杂音的时相（收缩期、舒张期、连续性）、部位、性质、传导方向及强度（收缩期杂音的分级），是否伴有震颤。

（3）各瓣膜区听到收缩期、舒张期杂音的临床意义

1）收缩期杂音：①二尖瓣区：功能性杂音（柔和的吹风样杂音）。见于甲亢、妊娠、贫血、发热、动静脉瘘、相对性关闭不全（左心室扩大）。器质性二尖瓣反流（粗糙的吹风样杂音），见于风湿性瓣膜病、二尖瓣脱垂、乳头肌功能不全或断裂（可有"海鸥鸣"，即收缩期高调鸣音）。②三尖瓣区：相对性关闭不全（右心室扩大）、少见器质性三尖瓣反流。③主动脉瓣区：相对性狭窄（主动脉扩张或粥样硬化、高血压）和器质性狭窄（先天性、风湿性、退行性变）。④肺动脉瓣区：功能性（儿童和青少年常见）、相对性肺动脉瓣狭窄（肺动脉高压所致肺动脉扩张）、器质性肺动脉瓣狭窄（先天性）。⑤胸骨左缘3~4肋间杂音：室间隔缺损或室间隔穿孔。

2）舒张期杂音：①二尖瓣区：相对性二尖瓣狭窄（Austin-Flint杂音）、器质性二尖瓣狭窄（风湿性或先天性）。②三尖瓣区：三尖瓣狭窄（极少见）、主动脉瓣区（主动脉瓣关闭不全）。③肺动脉瓣区：Graham Steel杂音（肺动脉扩张导致的肺动脉瓣相对性关闭不全，多见于二尖瓣狭窄伴明显的肺动脉高压）。④连续性杂音：见于动脉导管未闭、冠状动静脉瘘、冠状动脉窦瘤破裂。

6. 心包摩擦音　听诊部位同"触诊"，性质粗糙、高调、搔抓样，与心搏一致，收缩期和舒张期均可闻及，屏气时不消失，可和胸膜摩擦音鉴别。

第 7 节 腹部检查

一、腹部视诊

（一）腹部的体表标志及分区

1. 体表标志 包括肋弓下缘、腹上角、髂前上棘、腹直肌外缘、腹中线、腹股沟韧带和脊肋角等。

2. 腹部分区 包括九分区法、四分区法和七分区法。

（1）九分区法：由两条水平线和两条垂直线将腹部分为"井"字形九区，上水平线为两侧肋弓下缘连线，下水平线为两侧髂前上棘连线，两条垂直线通过左右髂前上棘至腹中线连线的中点。四线相交将腹部分为左右上腹部（季肋部）、左右侧腹部（腰部）、左右下腹部（髂窝部）及上腹部、中腹部和下腹部 9 个区域。

（2）四分区法：通过其画一水平线与垂直线，两线相交，将腹部分为四区，即右上腹、右下腹、左上腹和左下腹。

（3）七分区法：根据九分区法的两条水平线将腹部分为上、中、下区，上、下腹部再由腹正中线分为左、右上腹部和左、右下腹部。中腹部则按照九分区法的两条垂直线分为左、右中腹部和中腹部。

（二）腹部外形、腹围

1. 腹部外形 健康人平卧时前腹面大致处于肋缘至耻骨联合连线水平或略低，称为腹部平坦。明显高于该水平称为腹部膨隆，明显低于该水平称为腹部凹陷。全腹膨隆见于腹腔积液、积气、胃肠胀气、腹腔巨大包块。局部膨隆见于脏器肿大、肿瘤/炎性包块、腹壁肿物、疝等。全腹凹陷见于消瘦、脱水、恶病质。

2. 腹围测量排尿后平卧，软尺绕脐一周。在同样条件下动态测量。

（三）呼吸运动

腹式呼吸减弱见于腹膜炎症、腹水、急性腹痛、腹腔内巨大肿物和妊娠；腹式呼吸消失见于胃肠穿孔致急性腹膜炎或膈肌麻痹。

（四）腹壁静脉

一般不可见，但在消瘦、老人或皮肤白皙者可见静脉显露。病理状态下可见腹壁静脉曲张。判断曲张静脉的血流方向对病因诊断很有帮助，方法为：选择一段没有分支的腹壁静脉，用一手示指和中指指腹压在静脉上，然后一指紧压不动，另一指紧压静脉向外滑动，挤出该段静脉内血液，至一定距离后抬起该手指，看静脉是否迅速充盈，帮助判断血流方向。门脉高压：血流方向以脐为中心向四周伸展，俗称"海蛇头"；上腔静脉阻塞时上腹壁和胸壁静脉血流方向向下；下腔静脉阻塞时静脉血流方向向上。

（五）胃肠型和蠕动波

正常人不出现。胃肠道梗阻时，梗阻近端的胃或肠段扩张而隆起，可呈现胃肠的轮廓，同时伴有该部位的蠕动增强，可以看到蠕动波。

1. 胃型和蠕动波 蠕动波自左季肋部向右推进，至右腹直肌下消失，此为正蠕动波。有时可见逆蠕动波。

2. 肠型和蠕动波 常伴高调肠鸣音。小肠梗阻肠型位于脐部，蠕动波方向不定；结肠远端梗阻时肠型和蠕动波位于腹周。

二、腹部听诊

（一）肠鸣音

一般在脐周进行听诊，正常为每分钟 4~5 次。

1. 肠鸣音活跃 每分钟 10 次以上，音调不特别高亢，见于急性胃肠炎，服用泻剂或胃肠道大出血。

2. 肠鸣音亢进　次数多，肠鸣音响亮，高亢甚至呈金属调，见于机械性肠梗阻。

3. 肠鸣音减弱　明显减少，数分钟一次，声音较弱，见于老年性便秘、腹膜炎、低血钾。

4. 肠鸣音消失　持续 3~5 min 未听到，见于急性腹膜炎或麻痹性肠梗阻。

（二）血管杂音

听诊部位为脐周（主动脉）和脐部两侧上方（肾动脉）。

1. 动脉血管杂音　脐周的收缩期杂音见于腹主动脉瘤或腹主动脉狭窄；脐部两侧上方的收缩期杂音见于相应部位的肾动脉狭窄。

2. 静脉血管杂音　位于脐周的连续嗡鸣音，见于门脉高压。

三、腹部叩诊

1. 腹部叩诊　以鼓音为主。鼓音区缩小见于肝脾极度肿大、腹腔内肿瘤、大量腹水；鼓音区扩大见于胃肠高度胀气、胃肠穿孔。

2. 肝脏叩诊　自上至下沿右锁骨中线叩诊，叩诊呈浊音的肋间为肝上界。肝下界：自下至上沿右锁骨中线或正中线叩诊至出现浊音为肋下缘。正常上界为肝相对浊音界，下界不如触诊准确。肝浊音界扩大的意义同"触诊"。肝界明显缩小或消失见于胃肠穿孔（膈下积气）、人工气腹、全内脏转位。同时检查肝区叩痛，叩痛阳性提示炎症或者肝脏急剧增大。

3. 脾脏叩诊　正常脾脏位于左腋中线 9~11 肋间，长度 4~7 cm，前界不超过腋前线，脾浊音界扩大的意义同"触诊"。脾界缩小见于左侧气胸、胃扩张、鼓肠等。

4. 移动性浊音　检查时先让被检查者仰卧，由脐部开始向左侧叩诊，直到出现浊音，叩诊板指不动，嘱被检查者右侧卧，再次叩诊变为鼓音即为移动性浊音阳性。为避免腹腔内脏器或包块移动造成移动性浊音的假象，可在右侧卧位的情况下，向右叩诊直至再次出现浊音，然后嘱患者左侧卧位，叩诊板指不动，再次叩诊该部位转为鼓音，向右侧继续叩诊均呈鼓音，则确定为移动性浊音阳性。临床意义为腹腔存在游离液体，且液体量超过 1000 mL。

5. 肾区（肋脊角）叩击痛　检查时被检查者采取坐位或侧卧位，医生用左手掌平放在其脊肋角处，右手握拳用由轻到中等的力量叩击左手背。正常无叩击痛。叩击痛阳性见于肾炎、肾盂肾炎、肾结石、肾结核、肾周围炎。

6. 膀胱叩诊　用来判断膀胱的膨胀程度，在耻骨联合上方由上而下进行叩诊。膀胱空虚时该部位叩诊呈鼓音，膀胱充盈时该区叩诊呈圆形浊音区。

四、腹部触诊

触诊是重要的腹部检查手法。检查时被检查者宜低枕平卧，双下肢屈曲稍分开，手自然放于躯干两侧，腹肌放松，做深而均匀的腹式呼吸。检查者站于被检查者右侧，面向被检查者，右手前臂与被检查者腹部在同一平面，手温暖，全手掌放于腹部，自左下开始逆时针方向检查，动作要轻柔，可以边检查边交谈，分散被检查者注意力以减少腹肌紧张，注意被检查者面部表情，原则上先触诊未诉疼痛部位。

（一）腹壁紧张度

1. 局限性腹壁紧张　见于炎症波及局部腹膜。

2. 普遍性腹壁紧张　①板状腹：见于弥漫性腹膜炎，由急性胃肠穿孔或脏器破裂所致。②揉面感：见于干性结核性腹膜炎、癌性腹膜炎。

（二）压痛和反跳痛

1. 局部压痛　正常腹部触压时没有疼痛感。压痛来自于腹壁或腹腔内病变，对病变部位具有提示作用。

（1）McBurney 点压痛：脐与右髂前上棘连线中外 1/3 处压痛，见于阑尾炎。

（2）Murphy 征：检查者左手掌平放于右肋下部，拇指放在腹直肌外缘和肋弓交界处，其余四指与肋骨垂直交叉，拇指指腹勾压于右肋弓下，让被检查者缓慢深吸气，发炎的胆囊碰到拇指，出现剧烈疼痛，被检查者突然终止呼吸，表情痛苦，称为 Murphy 征阳性，见于胆囊炎。

2. 反跳痛 腹部触诊出现压痛时，手指于原处稍停片刻，使压痛感趋于稳定，然后迅速将手抬起，如果被检查者感觉腹痛骤然加重并伴有痛苦表情或呻吟，称为反跳痛。这是腹膜壁层受到炎症累及的征象，见于腹内脏器病变累及邻近腹膜。腹膜炎时患者可同时出现压痛、反跳痛和肌紧张，称为"腹膜炎三联征"。

（三）腹腔脏器触诊

1. 肝脏触诊 触诊肝脏时，右手三指并拢，掌指关节伸直，示指和中指末端与肋缘平行地放置在脐右侧，估计肝脏巨大者应放置于右下腹部，被检查者呼气时手指压向腹深部，再次吸气时手指向上向前迎接下移的肝缘。如果没有触到肝脏则手指上移，重复刚才的动作。如此反复，直到触到肝脏或肋缘。需要在右锁骨中线和前正中线触摸。有时需要双手触诊或冲击触诊。

注意：以示指的外侧接触肝脏；不要把腹直肌和肾脏误为肝脏；手指上抬速度要慢于吸气速度。触到肝脏后要注意其大小、硬度、表面情况、压痛、边缘情况、搏动、摩擦感、震颤等。

肝肿大的测量：

（1）第一测量：右锁骨中线上，肝上界（肝相对浊音界）至下缘之间的距离。

（2）第二测量：右锁骨中线上，肝下缘距肋弓的距离。

（3）第三测量：前正中线上，剑突基底部至肝下缘的距离。

正常肝脏：肋下≤1 cm，剑下≤3~5 cm，上下径9~11 cm。弥漫性增大：见于肝炎、肝瘀血、脂肪肝、早期肝硬化、白血病、血吸虫病。局限性增大：见于肝脓肿、肝囊肿、肝肿瘤。

2. 脾脏触诊 触诊脾脏时，一般先用单手自左下腹向肋缘触摸，如不能摸到，可采用双手触诊。被检查者仰卧，检查者左手放在被检查者左下胸的后侧方肋缘以上部位，并稍用力向前方压迫脾脏。右手手指略向前弯，平放在左侧腹部腋前线内侧肋缘下，使示指和中指指尖连线平行于肋缘。让被检查者做深大的腹式呼吸，检查者的手随被检查者呼吸进行触诊（见"肝脏触诊"）。脾脏肿大，在吸气时可触到脾脏下缘提示脾大。如果估计被检查者脾脏肿大明显，开始检查部位应当下移。如果平卧位触不到，可让被检查者右侧卧位进行触诊（右下肢伸直，左下肢屈曲，使腹壁放松）。检查方法同上。

注意：脾脏位置较浅，手法要轻，用力过大可能把脾脏推入腹腔深部，或影响脾脏随呼吸下降，导致漏检。触到脾脏后要注意其大小、硬度、表面情况、压痛、摩擦感等。

脾大的测量：

（1）第一测量：又称甲乙线。左锁骨中线上，肋缘至脾脏下缘之间的距离。

（2）第二测量：又称甲丙线。左锁骨中线与肋缘交点至脾脏最远点之间的距离。

（3）第三测量：又称丁戊线。脾脏右缘距前正中线之间的距离。脾脏向右越过前正中线，测量为正值，反之为负值。

正常人脾脏不能触及。脾明显肿大时记录第二、第三测量。

轻度肿大（肋下<2 cm）：见于肝炎、伤寒、急性疟疾、粟粒结核、败血症、亚急性感染性心内膜炎。

中度肿大（不过脐）：见于肝硬化、疟疾后遗症、SLE、淋巴瘤、慢性淋巴细胞白血病。

重度肿大（过脐或腹中线）：见于慢性粒细胞白血病、骨髓纤维化、慢性疟疾、黑热病等。

3. 胆囊触诊 可采用单手滑动触诊法。正常人不能触及。

4. 肾脏触诊 一般不进行。

（四）腹部包块

正常腹腔可能触到的脏器：腹直肌肌腹及腱划、第1~第4腰椎、骶骨岬、乙状结肠、横结肠、盲肠、右肾下极、肝下缘、腹主动脉、充盈的膀胱、妊娠子宫等。

触及包块时应注意其位置、大小、形态、质地、压痛、移动度、搏动及与腹壁的关系。

腹壁肿物与腹腔内肿物之鉴别：嘱被检查者仰卧抬头，使腹壁肌肉紧张，如肿块更加明显，说明在腹壁上；反之，如不明显或消失，说明肿块在腹腔内。

（五）液波震颤

被检查者平卧，医生以一手掌面贴于患者一侧腹壁，另一手四指并拢屈曲，用指端叩击对侧腹壁，贴于腹壁的手掌随叩击有被液体波动冲击的感觉，见于大量腹水，腹水量常在 3000 mL 以上。为防止震动波沿腹壁传导出现假阳性，可嘱患者（或第三人）用手掌尺侧缘轻压在脐部。

（六）振水音检查

被检查者仰卧，医生以耳凑近上腹部，同时以冲击触诊法震动上腹部，可听到气液撞击的声音，为振水音。也可用听诊器进行听诊。正常人见于餐后或饮多量液体时。如果清晨空腹或者餐后 6~8 h 仍有此音提示幽门梗阻或胃扩张。

第 8 节　神经系统检查

用物准备：检查前应准备叩诊锤、棉签、圆头针、眼底镜、电筒、音叉、压舌板、视力表等工具。

神经系统检查要与体检同时进行，依次从头部及脑神经开始，接着为颈部、上肢、胸、腹、下肢及背部，最后为立姿及步态。检查时要取得患者信任，使其充分合作，既要全面又要根据病史掌握重点。对急危重患者，应边问边查边抢救，可待病情好转后再补问补查。

一、一般检查

主要检查意识状态和智能情况。

（一）意识状态

注意患者意识是否清醒。

1. 嗜睡（somnolence）　患者处于病态的睡眠状态，能唤醒，唤醒后能配合检查及回答问题，停止刺激后又入睡。

2. 昏睡（stupor）　较重的疼痛或较响的言语刺激方可唤醒，醒后能作简单、模糊的答话，刺激停止后又转入昏睡。

3. 昏迷（coma）　有各种深度。浅昏迷时对强烈的疼痛刺激可有躲避反应，吞咽反射、角膜反射、瞳孔对光反射等均存在。中度昏迷时对外界各种刺激均无反应，对强烈的疼痛刺激或可出现防御反射。眼球无运动，角膜反射减弱，瞳孔对光反射迟钝，生命体征有改变。深昏迷对任何刺激均无反应，眼球固定，瞳孔散大，各种反射均消失。

意识障碍除意识水平下降外，还可能表现为意识内容的改变，出现精神异常。

1. 意识模糊　除意识水平下降外，对周围环境的时间、地点、人物的定向力有障碍。对外界感受迟缓，反应不正确，答非所问，有错觉，但不伴有幻觉，程度比谵妄轻。

2. 谵妄　在意识清晰度下降的同时，精神状态不正常。有大量的错觉、幻觉，常躁动不安，定向力丧失，不能与周围环境建立正常的接触关系。

（二）智能检查

对没有意识障碍的患者应检查其智力情况，包括以下方面。

1. 定向力（drientation）　对时间、地点、人物定向能力的检查。可问今天是几号、星期几，你现在在什么地方，你叫什么名字，旁边站着的人是谁。

2. 记忆力（memory）　通常检查近记忆、远记忆和立即回忆。检查近记忆：说出 4 个不相关的词，如背包、教室、苹果、排球场，让患者重复 2~3 次，几分钟后正常能记住 3 个词以上。远记忆检查：可让患者说出小学时班主任的名字，什么时候中学毕业。立即回忆测验：检查者说出一串数字如电话号码，令患者复述。能说出 5 个以上为正常，低于 5 个为注意力不集中。

3. 计算力（caculation）　通常问 100-7 得出何数，然后再减 7，如不能计算，可用更简单的，如 2+2，继续算下去。

二、神经系统检查

（一）脑神经检查

1. 嗅神经 让患者闭目，用手指将患者一侧鼻孔压闭，将含有气味但无刺激性的溶液（如醋、香烟、茶叶或香皂等）放在鼻孔前方试之，两侧分别检查，试验结果为一侧或两侧正常、减退或消失。单侧嗅觉丧失见于嗅球和嗅丝损伤、前颅凹占位性病变、颅底脑膜炎等，双侧嗅觉丧失常见于感冒、鼻塞、外伤，嗅觉减退见于老年人、帕金森病等，嗅中枢病变可出现幻嗅。

2. 视神经 主要检查视力、视野和眼底。

（1）视力：视力检查时应两眼分别测试其近视力和远视力。查近视力时，以国内通用的近视力表，置于患者眼前 30 cm 处，两眼分别按顺序自上而下辨认该表上符号，直到不能辨认的一行为止，前一行即代表患者的视力。视力表视力分 0.1~1.5，小于 1.0 即为视力减退。视力减退到不能用视力表检查时，可嘱患者在近距离内辨认检查者的手指，记录为几米数指或手动。更严重时，用手电筒检查有无光感，完全失明时光感也消失。检查时应注意有无影响视力的眼部病变。

（2）视野：是眼球固定不动，正视前方时所能看到的空间范围。

一般用手试法：检查时让患者背光与检查者面对面坐，相距约 60 cm。试左眼时，患者用右手遮其右眼，注视检查者的右眼，检查者则用左手遮住自己的左眼，用右眼注视患者左眼，用示指在两人中间分别从上内、下内、上外、下外的方向向中央移动，至患者能见到手指为止。用相同的方法再试患者右眼。检查者以本人正常的视野与患者的视野比较，可粗测患者的视野是否正常。如发现有视野缺损，到眼科用视野计做准确的测定。

（3）眼底：让患者背光而坐，眼球正视前方勿动。检查一般不要求散瞳。检查右眼时，检查者站在患者右侧，用右手持眼底镜，并用右眼观察眼底。左侧则反之。

正常眼底的视乳头为圆形或卵圆形，边缘清楚，色淡红，颞侧较鼻侧稍淡，中央凹陷较淡白为生理凹陷。动脉色鲜红，静脉色暗红，动静脉管径比例 2：3。检查时应注意有无视乳头水肿，视网膜血管有无动脉硬化、出血等。

3. 动眼、滑车和外展神经 共同支配眼球运动，需同时检查。

（1）外观：注意双侧眼裂的大小，是否等大，有无眼裂增大或变窄，有无眼睑下垂，眼球突出或内陷，眼球有无斜视、同向偏斜。

（2）瞳孔：由动眼神经的副交感神经纤维和颈上交感神经节的交感神经纤维调节，主要检查外形和反射。正常人瞳孔直径为 3~4 mm，小于 2 mm 为瞳孔缩小，大于 5 mm 为瞳孔扩大。双侧瞳孔缩小可见于老年人、脑桥病变等。单侧扩大见于天幕裂孔疝、动眼神经损伤，双侧瞳孔扩大见于中脑病变、剧痛、枕大孔疝、阿托品中毒等。

正常人瞳孔为圆形，边缘整齐，形状变化见于虹膜前或后粘连。

检查对光反射时，嘱患者注视远处，把手电筒光从侧面分别照射瞳孔，可见瞳孔缩小。正常时直接感光的瞳孔缩小称直接光反射；未直接感光的瞳孔也缩小，称间接光反射。检查瞳孔的调节反射时，嘱患者平视远处，然后再突然注视一近物，此时两侧眼球内聚，瞳孔缩小。

（3）眼球运动：让患者头部不动，两眼注视检查者的手指，并随之向左、右、上，下各方向转动，如有眼球运动受限，注意其受限方向和程度，注意有无复视和眼球震颤。若眼肌麻痹仅限于眼外肌而瞳孔括约肌功能正常，为眼外肌麻痹，相反表现则为眼内肌麻痹，两者都存在则称为完全性眼肌麻痹。眼球运动神经的损伤有周围性、核性、核间性、核上性 4 种。

4. 三叉神经

（1）面部感觉：与检查身体其他部位感觉一样，用针、棉签及盛冷、热水试管分别检查三叉神经分布区域内皮肤的痛觉、温度觉和触觉，两侧对比。观察有无感觉障碍并定出其区域，区别为三叉神经周围性支配或中枢性节段性支配。

（2）咀嚼肌群的运动：先观察咬肌、颞肌有无萎缩，再用双手分别按在两侧该肌肉上，让患者做咀嚼运动，注意有无肌张力与收缩力减弱，两侧是否相等。嘱患者张口，以露齿时上下门齿的中缝线为标准，如下颌偏向一侧，指示该侧翼肌无力，这是因为健侧翼肌收缩，使下颌推向患侧所致。

（3）角膜反射：以捻成细束的棉花轻触角膜外缘，正常可引起两侧迅速闭眼，同侧的称为直接角膜反射，对侧的称为间接角膜反射。

（4）下颌反射：患者轻轻张口，用叩诊锤叩击下颌中央的检查者的拇指，便引起下颌上提。此反射正常成人不易叩出，当双侧脑干以上的上运动神经元病变时，反射增强。

5. 面神经

（1）外观：观察额纹及鼻唇沟是否变浅，睑裂是否增宽，口唇是否低垂或歪向一侧。

（2）运动：让患者做皱额、闭眼、吹哨、露齿、鼓气动作，比较两侧面肌收缩是否相等。一侧面神经周围性瘫痪时，该侧上半部与下半部面肌都瘫痪；如只有下半部面肌瘫痪，则为中枢性面瘫。

（3）味觉：让患者伸舌，检查者以棉签蘸少许醋、糖、盐溶液，轻涂于舌前一侧，不能讲话和缩舌，令其指出事先写在纸上的甜酸咸苦四字之一，对不认字者，可以用预订符号表示或检查者询问，患者以点头或摇头示意。先试可疑一侧，再试健侧，每种味觉测试完毕时，需温水漱口。面神经损害则舌前 2/3 味觉丧失。

6. 位听神经（包括蜗神经和前庭神经）

（1）蜗神经：主要检查听力，用耳语、表音或音叉检查。用手掩住另一侧耳，声音由远而近，测其听到声音的距离，再同另一侧比较并和检查者比较。如要准确的资料可用电测听计检查。

音叉检查用于判断耳聋性质，鉴别神经性耳聋和传导性耳聋，用频率 128 Hz 的音叉检查。Rinne 试验用振动的音叉放于患者耳旁或音叉柄端置于患者乳突部，分别试验气导及骨导时间。正常为气导>骨导，传导性耳聋时骨导>气导，神经性耳聋时气导>骨导，但两者时间均缩短。Weber 试验将振动的音叉柄端置于患者颅顶正中，比较哪一侧耳的音响强。正常时感觉振动音响位于正中。神经性耳聋时音响偏向健侧，传导性耳聋时偏向患侧。

（2）前庭神经：损害时有眩晕、呕吐、眼球震颤和平衡失调等症状。平衡失调主要表现为步态不稳，向患侧倾倒。

7. 舌咽、迷走神经　这两对脑神经在解剖及功能上关系密切，常同时受损，需同时检查。

（1）运动：发音是否低哑或带鼻音，饮水是否呛咳，吞咽是否困难。嘱患者张口，观察软腭及悬雍垂位置。一侧麻痹时，该侧软腭变低，悬雍垂偏向健侧。嘱患者发 "a" 音，正常时两侧软腭均上提，悬雍垂居中。一侧麻痹时，该侧软腭上提差，悬雍垂更向健侧偏。

（2）感觉：用棉签轻触两侧软腭及咽后壁，了解有无感觉。舌后 1/3 的味觉由舌咽神经所支配，检查方法同 "面神经"。

（3）咽反射：嘱患者张口，用压舌板轻触左侧及右侧咽后壁，正常应有作呕反应。有舌咽或迷走神经损害时，患侧咽反射迟钝或消失。

8. 副神经　检查胸锁乳突肌及斜方肌的运动功能。嘱患者作对抗阻力的转颈（胸锁乳突肌功能）及耸肩（斜方肌功能）动作，比较两侧肌力及肌肉收缩时的轮廓和触摸其坚实度。若副神经受损时，向对侧转头及病侧耸肩无力，肌肉也可有萎缩。

9. 舌下神经　观察伸舌时有无偏斜、舌肌萎缩及肌束颤动。一侧麻痹时伸舌偏向麻痹侧，双侧麻痹时舌不能伸出口外。核下性病变时有同侧舌肌萎缩，核性病变时可见肌束颤动。

（二）运动系统检查

包括肌营养、肌张力、肌力、不自主运动、共济运动、姿势和步态等。

1. 肌肉形态　注意肌肉的外形及体积，有无肌肉萎缩及假性肥大，如有则要确定其分布及范围，是全身性、偏身性、对称性还是局限性。右利手者右侧肢体略粗，但一般不超过 2 cm，且活动正常。

2. 肌张力　是指肌肉静止状态时的肌肉紧张度。检查方法：用触摸患者肌肉的硬度及被动伸屈其肢体时检查者所感知的阻力来判断。

肌张力降低表现为肌肉松弛，被动运动时阻力减低，关节运动的范围扩大，多见于下运动神经元病变、小脑病变、肌肉病变。肌张力增高时肌肉较硬，被动运动时阻力较大，关节运动范围缩小。锥体束损害时所致的肌张力增高，称痉挛性肌张力增高，即上肢的屈肌及下肢的伸肌张力增高更明显。被动运动开始时阻力大，终了时较小，称折刀样肌张力增高。锥体外系损害时所致的肌张力增高，称强直性肌张力增高。伸肌屈肌的肌张力均升高，被动运动时所遇到阻力是均匀的，故称铅管样肌张力增高。若伴有震颤者，出现规律而断续的停顿，称为齿轮样肌张力增高。

3. 肌力　是指主动运动时肌肉的收缩力量，一般以关节为中心检查肌群的伸屈、外展内收、旋前旋后等功能。对上运动神经元病变及多发性周围神经损害引起的瘫痪，此法已足够。但对单一周围神经损害，如尺神经、正中神经、桡神经、腓总神经麻痹等，或较局限的脊髓前角病变，尚需对有关的每块肌肉分别检查。

肌力的记录采用 0~5 级的 6 级分级法。

0 级　完全瘫痪。

1 级　肌肉可收缩，但不能产生动作。

2 级　肢体能在床面上移动但不能抬起。

3 级　肢体能抬离床面，但不能抵抗阻力。

4 级　能做抗阻力动作，但较正常差。

5 级　正常肌力。

（1）肌群的肌力检查方法：①肩：外展内收。②肘：屈伸。③腕：屈伸。④指：屈握拳，伸直。⑤髋：屈伸，外展内收。⑥膝：屈伸。⑦踝：背屈跖屈。⑧趾：背屈跖屈。⑨颈：前屈后伸。

（2）肢体轻瘫检查法：有些轻瘫用一般方法不能肯定时，用下列方法帮助诊断。

①上肢　双上肢向前平举掌心向下时，病侧上肢会逐渐旋前（即掌心偏向外侧）及下垂，轻偏瘫一侧的小指常轻度外展，检查手指肌力更易暴露与健侧的差距。

②下肢　仰卧时病侧下肢常处于外旋位即足尖向外，检查足背屈肌力量更易暴露与健侧的差距，患者平卧，双髋、膝屈曲维持各 90°，病侧小腿会逐渐下落。也可俯卧位时嘱患者屈膝，足跟尽量接近臀部，病侧常较差。

4. 不自主运动　观察有无舞蹈样运动、手足徐动、震颤（静止性、意向性、姿势性）、抽搐、肌束颤动、肌阵挛等，以及出现的部位、范围、程度、规律，是否与情绪、动作、寒冷、饮酒等有关系，并注意询问家族史和遗传史。

5. 共济运动

（1）指鼻试验：嘱患者先将手臂伸直外展，然后用示指尖触鼻尖，以不同方向、速度、睁眼、闭眼重复进行，并双侧比较。小脑半球病变可看到同侧指鼻不准，接近鼻尖时动作变慢，或出现动作性震颤（意向性震颤）或手指常超过或未见目标即停止（辨距不良）。感觉性共济失调时睁眼做指鼻无困难，闭眼时则发生障碍。

（2）跟膝胫试验：患者仰卧，上抬一侧下肢用足跟碰对侧膝盖，再沿胫骨前缘向下移动。小脑损害时抬腿触膝易出现辨距不良和意向性震颤，下移时常摇晃不稳。感觉性共济失调时，闭目时足跟难寻到膝盖。

（3）快速轮替动作：嘱患者以前臂快速的做旋前旋后动作，或以一侧手掌、手背交替快速连续拍击对侧手掌，或以足趾反复叩击地面等。小脑性共济失调患者这些动作笨拙，节律慢而不匀，称快速轮替不能。

（4）误指试验：患者坐于检查者对面，上肢前伸用示指从高处指向检查者伸出的示指，先睁眼再闭眼，正常人闭眼后的误差不超过 5°。一侧小脑病变时同侧上肢常向病侧偏斜，前庭病变时两侧上肢均向病侧偏斜。感觉性共济失调时睁眼时尚可，闭眼时偏斜较大，无固定偏斜方向。

（5）闭目难立征（Romberg 征）：嘱患者双足并拢站立，双手向前平伸，闭目。感觉性共济失调时睁眼站立稳，闭眼时不稳，称 Romberg 征阳性。小脑性共济失调者睁眼闭眼都站不稳，闭眼时更明显，蚓部病变易向后倾，一侧小脑半球病变或一侧前庭损害向病侧倾倒。

6. 姿势和步态　观察患者站立和行走时有无姿势和步态异常。肌力、肌张力、深感觉、小脑、锥体外系的功能障碍都会影响姿势和步态。常见的步态障碍有以下几种。

（1）痉挛性偏瘫步态：病侧上肢内收，旋前，指、腕、肘关节屈曲，行走时无正常摆动，下肢伸直并外旋，足跖屈，举步时将骨盆抬高，足尖曳地，往外作划圈样移步前进，故又称划圈样步态，常见于急性脑血管病等后遗症。

（2）痉挛性截瘫样步态：行走时双下肢伸直，因内收肌张力高，双腿向内交叉，步态僵硬，形如剪刀，故又称剪刀样步态。见于先天性痉挛性截瘫、双侧锥体束损害的患者。

（3）共济失调步态：行走时两足分开过宽，腿抬的高，足落地沉重，因重心不易控制，故摇晃不稳，状如醉酒，称醉汉步态。小脑性共济失调者闭眼睁眼时都有困难，闭目更甚；感觉性共济失调睁眼时走得较好，闭眼时不稳甚至不能行走，见于脊髓痨等。

（4）慌张步态：全身肌张力增高，走路时步伐细碎，足擦地而行，由于躯干前倾，身体重心前移，故以小步加速前冲，追逐重心，不能立即停步，又称前冲步态或追逐重心步态。上肢前后摆动的联带动作丧失。见于震颤麻痹。

（5）跨阈步态：周围神经病变时足下垂而不能背屈，为使足尖离地患肢抬得很高，如跨越旧式门槛的姿势。落脚时足尖先触地面。主要见于腓总神经麻痹。

（6）摇摆步态：由于骨盆带肌肉及腰肌萎缩无力，为维持身体重心平衡而脊柱前凸，步行时因不能固定骨盆，故臀部左右摆动，像鸭子走路，又称鸭步。见于肌营养不良。

（7）癔症步态：表现奇形怪状。下肢肌力正常却不能支撑身体或步态蹒跚向各个方向摇摆，似欲跌倒而罕有跌倒自伤者。

（三）感觉系统检查

检查前让患者了解检查的方法和意义，使其充分合作，检查者必须耐心细致，既有重点又要注意左右侧和远近端对比，一般从感觉缺失部位查至正常部位或从四肢远端向近端检查。检查时患者应闭目，忌用暗示性提问，必要时多次复查。

1. 浅感觉　检查痛觉可用大头针。轻刺皮肤，嘱患者体会疼痛的差别，如发现痛觉减退或过敏区域，需反复核对。检查触觉可用棉签在皮肤上轻轻掠过，嘱患者说出感受接触的次数。检查温度觉可用装热水（40~50 ℃）与冷水（5~10 ℃）的试管，分别接触皮肤。如触痛觉无改变，一般可不作温度觉检查。如有感觉障碍，要注意其部位和范围。

2. 深感觉

（1）运动觉：患者闭目，检查者轻轻夹住患者手指或足趾两侧，上下移动5°左右，由患者说出向上或向下的方向。如感觉不清楚可加大活动幅度或再试较大的关节。

（2）位置觉：患者闭目，检查者将其肢体放于某一位置，嘱患者说出所放位置，或用另一肢体模仿。

（3）振动觉：用振动着的音叉柄端置于骨突起处，如手指、桡尺骨茎突、鹰嘴、锁骨、足趾、内外踝、胫骨、膝盖、髂棘、肋骨等处，询问有无振动感觉，并注意感受时间，两侧对比。

3. 复合感觉（皮质感觉）

（1）形体觉：患者闭目，让其用单手触摸常用的熟悉物件，如钢笔、钥匙、硬币等，嘱其说出物件的形状、名称，两手比较。

（2）定位觉：患者闭目，用手指或棉签轻触患者皮肤后，嘱患者指出刺激部位。

（3）两点辨别觉：患者闭目，用钝角的两脚规，将其两脚分开一定距离，接触患者皮肤，如患者感到两点时，再缩小距离，直到两接触点被感觉为一点为止。两点须同时刺激，用力相等。正常时全身各处数值不一，如指尖为2~4 mm，手背2~3 cm，后背为6~7 mm。

（4）重量觉：用重量不同（相差50%以上）的物体先后放入一侧手中，令患者区别。有深感觉障碍时不作此检查。

（5）图形觉：患者闭目，用钝针在患者皮肤上画出简单图形，如三角形、圆形或写1、2、3等数字让患者辨别，两侧对照。

（四）反射检查

检查时患者要合作，肢体应放松、对称和位置适当。检查者叩击力量要均等，两侧对比检查。腱反射的强弱可分为消失、减弱、正常、增强、轻微阵挛及持续阵挛。腱反射不对称（一侧增强、减低或消失）是神经损害的重要定位体征。

1. 深反射

（1）肱二头肌反射（C5~6，肌皮神经）：前臂屈曲90°，检查者以左拇指置患者肘部肱二头肌肌腱上，用右手持叩诊锤叩击左拇指，反应为肱二头肌收缩，引起屈肘。

（2）肱三头肌反射（C6~7，桡神经）：患者外展上臂，半屈肘关节，检查者托住其上臂，用叩诊锤直接叩击鹰嘴上方的肱三头肌腱，反应为肱三头肌收缩，引起前臂伸展。

（3）桡反射（C5~6，桡神经）：患者前臂放于半屈半旋前位，叩击其桡骨下端，反应为肱桡肌收缩引起肘关节屈曲，前臂旋前。

（4）膝反射（L2~4，股神经）：患者坐于椅上，小腿完全松弛下垂与大腿成直角，或患者仰卧，检查者以左手托起其两侧膝关节使小腿屈成120°，然后用右手持叩诊锤叩击膝盖下股四头肌腱，反应为小腿伸展。

（5）踝反射（跟腱反射，S1~2，胫神经）：患者仰卧位时屈膝近90°，检查者左手将其足部背屈成直角，叩击跟腱，反应为足跖屈。如不能引出，可令患者跪于凳上足悬于凳边，再叩击跟腱。也可俯卧位，屈膝90°，检查者以手按足跖，再叩击跟腱。

2. 浅反射

（1）腹壁反射（T7~12，肋间神经）：患者仰卧，下肢略屈曲，使腹壁放松，检查者用竹签沿肋缘下（T7~8），平脐（T9~10）及腹股沟上（T11~12）的平行方向，由外向内轻划腹壁皮肤，反应为该侧腹肌收缩，脐孔向刺激部分偏移。

（2）提睾反射（L1~2，生殖股神经）：用竹签自上而下划大腿内侧上部皮肤，反应为同侧提睾肌收缩，睾丸向上提起。

（3）跖反射（S1~2，胫神经）：用竹签轻划足底外侧，自足跟向前方至小趾根部足掌时转向内侧，反应为足趾跖屈。

（4）肛门反射（S4~5，肛尾神经）：用大头针轻划肛门周围皮肤，反应为肛门外括约肌收缩。由于肛门括约肌可能受双侧中枢支配，故一侧锥体束损害，不出现肛门反射障碍，而双侧锥体束或圆锥马尾损害时该反射减退或消失。

3. 病理反射

（1）Babinski 征：如同做跖反射的操作一样，用竹签在患者足底沿外侧缘向前划至小趾根部再转向内侧，阳性为拇趾背屈，故也称跖反射伸性反应。典型者还伴有其他各趾呈扇形展开。

（2）以下各试验为刺激不同部位所引起的相同反应，称为 Babinski 等位征。临床意义相同。

①Chaddock 征：以竹签从外踝下方向前划至足背外侧。

②Oppenheim 征：以拇指、示指沿患者胫骨前自上而下加压推移。

③Gordon 征：用手挤压腓肠肌。

④Schaeffer 征：用手挤压跟腱。

⑤Gonda 征：紧压住第4、第5趾向下数分钟后再突然松开。

（3）Hoffmann 征：患者腕部略伸，手指微屈，检查者以右手示指、中指夹住患者中指节，以拇指快速地弹拨其中指指甲，反应为拇指和其他各指远端指节屈曲然后伸直的动作。如检查者用手指从掌面弹拨患者的中间三指指尖，引起各指屈曲反应时，称 Tromner 征。

（4）Rossolim 征：患者仰卧、两腿伸直，用叩诊锤叩击足趾基底部跖面，亦可用手指掌面弹击患者各趾跖面，反应为足趾向跖面屈曲。

（5）阵挛：深反射亢进时，用一持续力量使被检查的肌肉处于紧缩状态，则该深反射涉及的肌肉就会发生节律性收缩，称为阵挛。

①髌阵挛：检查时患者下肢伸直，检查者用拇指和示指捏住髌骨上缘，用力向远端方向快速推动数次，然后维持适度的推力。阳性反应为股四头肌节律性收缩，使髌骨上下运动，见于锥体束损害。

②踝阵挛：嘱患者仰卧，髋关节与膝关节稍屈，检查者左手托住腘窝，右手握住足前端，突然推向背屈方向，并用力持续压于足底。阳性反应为跟腱的节律性收缩反应，见于锥体束损害。

（五）自主神经功能检查

1. 一般观察

（1）皮肤及黏膜：注意色泽（苍白、潮红、红斑、紫绀、色素减少、色素沉着等），质地（光滑、变硬、增厚、脱屑、潮湿、干燥），水肿，温度，溃疡，褥疮等。

（2）毛发及指甲：有无多毛、少毛、局部性脱毛、指甲变形变脆等。

（3）出汗：有无全身或局部出汗过多、出汗过少、无汗。

2. 括约肌功能　排尿有无障碍，排尿障碍的性质（尿急、费力、潴留、充盈性失禁、自动膀胱），检查下腹部膀胱膨胀程度。

3. 自主神经反射　需要时可作以下检查。

（1）眼心反射（三叉神经，迷走神经）：患者仰卧休息片刻后，数 1 min 脉搏次数，嘱患者自然闭合眼睑，检查者用右手的中指及示指置于患者眼球的两侧逐渐施加压力，压迫双侧眼球 20~30 s，再数 1 min 脉搏。正常每分钟脉搏可减少 6~8 次，每分钟减少 12 次以上提示迷走神经功能增强，迷走神经麻痹者无反应。如压迫后脉率不减慢甚至加快，称为倒错反应，提示交感神经功能亢进。

（2）卧立位试验：患者平卧时计数 1 min 脉搏数，平卧姿势起立后，再数 1 min 脉搏，如果增加超过 10~12次为交感神经功能亢进。或直立位置改至卧位，1 min 脉搏减少 10~12 次，提示副交感神经兴奋性增强。

（3）皮肤划痕试验：用钝头竹签在皮肤上适度加压划一条线，数秒后先出现白条纹，以后变为红条纹，为正常反应。如划线后的白色条纹持续较久，超过 5 min，提示交感神经兴奋性增高；如红色条纹持续较久，而且逐渐增宽甚至隆起，提示副交感神经兴奋性增高或交感神经麻痹。

（4）竖毛反射：竖毛肌由交感神经支配，将冰块放在患者的颈后或腋窝皮肤上，或在局部皮肤给以搔划刺激，可引起竖毛反应，毛囊处隆起如鸡皮状。刺激后 7~10 s 时最明显，以后渐消失。轻刺激，竖毛反应扩展的范围小，强刺激可扩至较大范围，但在脊髓横贯性损害的平面处竖毛反射即停止。

4. 发汗试验　常用碘淀粉法，即以碘 1.5 g、蓖麻油 10.0 mL，经 96% 酒精混成淡碘酊涂布全身，待干后再敷以淀粉，皮下注射毛果芸香碱 10 mg。正常会引起全身出汗，汗液与淀粉碘发生反应，出汗处淀粉变蓝色。无汗处，皮肤颜色无变化，可指示交感神经功能障碍的范围。

（六）脑膜刺激征和神经根征

1. 颈强直　患者仰卧，用手托住枕部，将头向胸部屈曲。正常人无抵抗，可使下颏接触前胸壁。颈强直为脑膜受激惹所致，表现为颈后肌痉挛，以伸肌为重，被动屈颈时遇到阻力，严重时其他方向的被动运动也受到限制。见于脑膜炎、蛛网膜下腔出血，颅内压增高等，也见于颈椎病、颈椎关节炎、肌肉损伤等。

2. Kernig 征　患者仰卧，先将一侧髋关节和膝关节屈成直角，再用手抬高小腿，正常膝关节可伸至 130° 以上，阳性表现为伸膝受限，并伴有疼痛与屈肌痉挛。

3. Brudzinski 征　患者仰卧，下肢自然伸直，医生一手托患者枕部，一手置于患者胸前，然后使头部前屈，阳性表现为两侧髋关节和膝关节屈曲。

4. Laseque 征　为神经根受刺激表现，检查时患者仰卧，两下肢伸直，另一手将下肢抬起，正常人可抬高至 70° 以上。

第 9 节　脊柱与四肢检查

脊柱是支持体重、维持躯体各种姿势的重要支柱，其与四肢共同参与各种运动。脊柱与四肢的病变包括形态与感觉的异常及运动的受限。脊柱的检查通常以视、触、叩诊相互结合，其主要内容包括脊柱的弯曲度、有无畸形、脊柱的活动度及有无压痛、叩击痛等。

一、脊柱

（一）脊柱的棘突与椎体的定位

1. 棘突定位

（1）第7颈椎棘突是颈椎棘突最隆起的一个。当低头时，在项部下方正中线上最突出的一个，能随摇头而左右摇动，而其下方的第1胸椎棘突则完全不动，可以此作为区别。

（2）第3胸椎棘突与肩胛冈内侧端平齐。

（3）第7胸椎棘突与肩胛骨下角平齐。

（4）第12胸椎棘突在第12肋肋角距后正中线5 cm处。

（5）第4腰椎棘突（或棘间）与髂嵴最高点平齐。

（6）第5腰椎棘突与髂结节平齐，为菱形窝的上点。肥胖者为一凹窝，为下背部正中沟的终点。

（7）第2骶椎棘突与髂后上棘平齐，为蛛网膜下腔的终点。

（8）第3骶椎棘突与髂后下棘平齐。

（9）骶尾关节在臀裂的上端，为菱形窝的下点。

（10）尾骨尖在肛门的后上方，正常有一凹窝。

2. 椎体定位（以成年人立正姿势为标准） 椎体的定位有两种方法。

（1）以棘突定椎体的位置颈椎、上位胸椎和腰椎的棘突与同位椎体平齐；中、下位胸椎棘突与下一位椎体的下缘平齐。①下胸部的棘突与下一个椎体的中部平齐；②腰椎棘突与同位椎体平齐。

（2）从躯干前部体表标志定椎体位置：①下颌角平齐第2颈椎体；②舌骨平齐颈3~4椎间隙；③环状软骨平齐颈6椎体；④胸骨上切迹平齐胸2椎体；⑤剑突平齐胸9椎体；⑥季肋下缘平面与腰3椎体等高；⑦脐平齐腰3~4椎间隙。

（二）脊柱弯曲度

1. 生理性弯曲 正常人脊柱有4个前后方向的弯曲，即颈椎段稍向前凸、胸椎段稍向后凸、腰椎段明显向前凸、骶椎则明显向后凸，类似"S"形，称为生理性弯曲。

正常人直立位时脊柱无侧弯。检查脊柱有无侧弯的方法是：检查者用手指沿脊椎的棘突尖以适当的压力从上往下划压，划压后皮肤出现一条红色充血线，以此线为标准，来观察脊柱有无侧弯。

2. 病理性变形 患者站立位，仔细查看是否有畸形，通常可见3种基本的畸形。

（1）脊柱后凸（kyphosis）：指脊柱过度后弯，也称为驼背。多发生于胸段脊柱。脊柱后凸时前胸凹陷，头颈部前倾。脊柱胸段后凸的原因甚多，表现也不完全相同，例如，小儿脊柱后凸多为佝偻病引起，其特点为坐位时胸段呈明显均匀性向后弯曲，仰卧位时弯曲可消失。脊柱结核病变常在胸椎下段，多在青少年时期发病。早期仅见其局部棘突稍隆起，如纽扣样；以后逐渐变大隆起，形成成角畸形，例如，"驼峰"样隆起。坐位时为了减轻对患椎的压痛，常以两手支撑躯干；行走或站立位时，也呈尽量仰头和躯干后倾的姿态。青少年胸腰段均匀后凸畸形可为发育期姿势不良或患脊椎骨软骨炎的结果。成年人胸段成弧形（或弓形）后凸见于类风湿性脊椎炎，常有脊柱强直固定，仰卧位时脊柱也不能伸平。老年人脊柱后凸多发生在胸段上半部，其躯干多稍前倾，头前伸，肩前移，为骨质退行性变，胸椎椎体被压缩造成。外伤致脊椎骨折后造成脊柱后凸可发生于任何年龄组。

（2）脊柱前凸（lordosis）：指脊柱过度向前凸出性弯曲。多发生在腰椎部位。可见患者腹部明显向前突出，臀部明显后凸，骨盆倾斜度增大，多见于妊娠后期、大量腹水、腹腔巨大肿瘤、髋关节后脱位、髋外翻、髋关节结核、膝关节屈曲畸形、胸椎过分后凸畸形等引起的腰椎代偿性前凸。

（3）脊柱侧凸（scoliosis）：指脊柱离开正中线向两侧偏曲。根据发生的部位不同，可分为胸段侧凸、腰段侧凸和胸腰段联合侧凸；亦可根据侧凸的性状分为姿势性和器质性两种。

观察脊柱侧凸的方法有以下几种。

1）根据棘突线来观察患者站立，检查者用示指与中指在患者的棘突上从上向下快速压划，皮肤可见一条红线，可以此判断是否侧凸及侧凸的部位和方向。

2）根据胸背部形态的改变来观察侧凸一侧的上背部抬高，胸廓饱满，骨盆降低；其对侧，上背部与肩部降低，胸廓扁平，骨盆抬高。具体标志有：①侧凸一侧的肩峰、腋后皱襞的最高点和肩胛骨下角等抬高；②肩肱角（上臂与胸侧壁之间的夹角）变小或消失；③髂肋间隙变长，髂嵴、髂后上棘下降；④腰部内凹曲线消失；⑤腋前皱襞的最高点、乳头、乳房下缘等抬高，胸廓丰满。侧凸的对侧上述诸标志高低位置则相反，且其髂嵴上方有一深凹的皮肤皱褶。

3）垂线观测法用一长线，下系重锤，线上端按在枕外粗隆中点或颈7棘突，线的下段让其自然下坠，但要调整患者站立姿势，让此垂线正好对准臀裂。如棘突偏离此线，说明其侧凸，并可观察其侧突的类型、部位和程度。

临床意义根据侧凸的性质分为姿势性和器质性两种侧凸。

1）姿势性侧凸（posturescoliosis）：其特点是脊柱的弯曲度多不固定（特别是早期），改变体位可使侧凸得以纠正。例如，平卧或向前弯腰时脊柱侧凸可消失。姿势性侧凸的原因有：①儿童发育期坐、立姿势经常不端正；②一侧下肢明显短于另一侧；③椎间盘脱出症；④脊髓灰质炎后遗症等。

2）器质性侧凸（organicscoliosis）：其特点是改变体位不能使侧弯得到纠正。器质性侧凸的病因为：①佝偻病；②慢性胸膜增厚、胸膜粘连；③肩部或胸廓的畸形等。

（三）脊柱活动度

正常人脊柱有一定活动度，但各部位的活动范围明显不同。颈椎段与腰椎段的活动范围最大；胸椎段活动范围较小；骶椎各节已融合成骨块状几乎无活动性；尾椎各节融合固定无活动性。一般情况下颈段可以前屈45°、后伸45°、左右侧弯45°、旋转60°；腰在骶部固定的情况下可前屈45°、后伸35°、左右侧弯30°、旋转45°。

检查脊柱的活动性时，让患者做前屈、后伸、左右侧弯、旋转等动作，以观察脊柱的活动情况及有无变形。假如，已有外伤性骨折或关节脱位时，要避免脊柱活动，以防损伤骨髓。

脊柱颈椎段活动受限常见于软组织损伤、骨质增生、脊椎骨折或脱位、骨质破坏、椎间盘突出等。

（四）脊柱压痛与叩击痛

1. 脊柱压痛　检查方法是嘱患者取端坐位，身体稍向前倾。检查者以右手拇指自上而下逐个按压脊椎棘突及椎旁肌肉，若某一部位有压痛，则以第7颈椎棘突为骨性标志，计数病变椎体位置。结果判定：正常情况下脊棘突及椎旁肌肉均无压痛。某部位压痛多示其相应的脊椎或肌肉有病变，如脊椎结核、椎间盘脱出、脊椎外伤或骨折等。若椎旁肌肉有压痛常为腰背肌纤维炎或劳损所致。

2. 叩击痛　检查方法有两种：①直接叩击法检查者用手指或叩诊槌直接叩击各椎体的棘突。这主要用于胸椎与腰椎的检查；②间接叩击法嘱患者取坐位，检查者将左手掌面置于患者头顶部，右手半握拳用小鱼际肌部位叩击左手背，观察患者有无疼痛。结果判定：正常人脊椎无叩击痛。叩击痛阳性见于脊椎结核、脊椎骨折及椎间盘脱出等。叩击痛的部位多示病变所在。

二、四肢及其关节

四肢及其关节的检查常运用视诊与触诊，两者相互配合。主要观察四肢及其关节的形态、肢体位置、活动度或运动情况等。

（一）四肢

1. 形态异常

（1）匙状甲（koilonychia）：又称反甲，其特点为指甲中央凹陷，边缘翘起，指甲变薄，表面粗糙、干脆有条纹。多见于缺铁性贫血、高原疾病，偶见于风湿热及甲癣等。

（2）杵状指（趾）：手指或足趾末端增生、肥厚，呈杵状膨大称为杵状指（acropachy）或鼓槌状指。其特点为末端指（趾）节明显增宽增厚，指（趾）甲从根部到末端呈拱形隆起，使指（趾）端背面的皮肤与指（趾）甲所构成的基底角等于或大于180°。常见病因有呼吸系统疾病如支气管肺癌、支气管扩张、肺脓肿、脓胸、胸腔肿瘤及肺源性肥大性骨关节病等，某些心血管疾病如发绀型先天性心脏病、感染性心肌炎、亚急性感染性心内膜炎等，营养障碍性疾病如吸收不良综合征、Crohn 病、溃疡性结肠炎、肝硬化等，其他锁骨下动脉瘤可引起同侧的单侧杵状指。

（3）肢端肥大症（acromegaly）：在青春期发育成熟后（骨骺端已愈合）发生垂体前叶功能亢进，使生长激素分泌增多，因骨骺已愈合，躯体不能变得异常高大，造成骨末端及其韧带等软组织增生、肥大，使肢体末端异常粗大。

（4）膝内、外翻（genuavarum、genuavalgum）：正常人双脚并拢直立时，两膝及双踝均能靠拢，如双脚的内踝部靠拢时两膝部因双侧腿骨向外侧弯曲而呈"O"形，称膝内翻或"O"形腿畸形。当两膝关节靠近时，两小腿斜向外方呈"X"形弯曲，使两脚的内踝分离，称为膝外翻或"X"形腿畸形。膝内、外翻畸形可见于佝偻病和大骨节病等。

（5）足内、外翻：正常人当膝关节固定时，足掌可向内翻、外翻均达 35°。若足掌部活动受限呈固定性内翻、内收畸形，称为足内翻。足掌部呈固定性外翻、外展，称为足外翻。足外翻或内翻畸形多见于先天性畸形及脊髓灰质炎后遗症。

（6）骨折与关节脱位：骨折可使肢体缩短或变形，局部可有红肿、压痛。有时可触到骨擦感或听到骨擦音。关节脱位后可有肢体位置改变，关节活动受限，如伸屈、内翻、外展或旋转功能发生障碍。

（7）平跖足（flatfood）：正常人直立时足跟与足掌前部及足趾部位平稳着地，而足底中部内侧应稍微离开地面。若足底变平，直立时足底中部内侧也能着地，称为平跖足或平板脚，多为先天性异常。平跖足者不能持久站立，并影响长途行走及行进速度。

（8）肌肉萎缩（muscleatrophy）：某一肢体的部分或全部肌肉的体积缩小、松弛无力，为肌肉萎缩现象。常见病因：脊髓灰质炎后遗症、偏瘫、周围神经损伤；双下肢的部分或全部肌肉萎缩多为多发性神经炎、横贯性脊髓炎，外伤性截瘫、进行性肌萎缩等。

（9）下肢静脉曲张：多见于小腿，主要是下肢的浅静脉（大、小隐静脉）血液回流受阻所致。其特点为静脉如蚯蚓状怒张、弯曲，久立位者更明显，严重者有小腿肿胀感，局部皮肤颜色暗紫或有色素沉着，甚或形成溃疡经久不愈或遗留棕褐色瘢痕。常见于从事站立性工作者或栓塞性静脉炎患者。

（10）水肿：全身性水肿时，双侧下肢水肿多较上肢明显，常为凹陷性水肿。双下肢凹陷性水肿，常见于慢性肾功能不全、低蛋白血症等；非凹陷性水肿见于甲状腺机能减退。单侧肢体水肿多由静脉血或淋巴液回流受阻所致。静脉回流受阻多见于血栓性静脉炎或静脉外部受压，也可由肢体瘫痪或神经营养不良所致；淋巴液回流受阻常见于丝虫病或其他原因所致的淋巴管阻塞，使淋巴管扩张、破裂、淋巴液外溢致纤维组织大量增生、皮肤增厚、指压无凹陷，称为淋巴性水肿（lymphedema）或象皮肿（elephantedema）。

2. 运动功能障碍与异常　四肢的运动功能是在神经协调下，由肌肉、肌腱带动关节的活动来完成，其中任何一个环节受损害，都会引起运动功能障碍或异常。

（二）关节

关节是骨骼的间接连接。典型的关节应包括关节面及关节软骨、关节囊、关节腔等。关节腔内有少量滑液，以利于两骨骼间的活动。在正常情况下，各关节保持其特有的形态及一定范围的运动功能。某些病变可使关节发生不同程度的肿胀、变形、运动受限等。

1. 形态异常

（1）指关节：①梭形关节：为指间关节增生、肿胀呈梭状畸形，为双侧对称病变。早期局部有红肿及疼痛，晚期明显强直、活动受限，手腕及手指向尺侧偏斜，见于类风湿性关节炎。②爪形手（clawhand）：患者患手的拇指处于外展位，拇指末节指关节屈曲，示指伸直，小指与无名指的掌指关节过伸，指关节屈曲不能伸直，呈爪状畸形。掌骨间隙及小鱼际明显凹陷。手指不能并拢且小指不能外展。手稍向桡侧偏斜。此种手部姿态称为"爪形手"。见于尺神经损伤、进行性肌萎缩、脊髓空洞症及麻风等。③赫别登（Heberden）结节：多见于指末节指关节两侧，2~4 cm 大小，坚硬，无移动性，有压痛，发展缓慢，以后可致使指关节向一侧偏斜，但对指功能影响不大。此征可见于指骨性关节炎。痛风的结节与此类似。④其他老年性骨关节炎多发生于远端的指间关节，病变部位常有坚硬的结节，可使患指屈向一侧。同时常有其他关节病变。

（2）腕关节：①腱鞘滑膜炎多发生在腕关节背面和掌面，关节部位呈结节状隆起，触之柔软，可有压痛，多影响关节活动。常由类风湿性关节炎或结核病变引起。②腱鞘囊肿多发生在腕关节背面或桡侧，为圆形无痛性隆起，触之坚韧，推之可沿肌腱的垂直方向稍微移动。③腱鞘纤维脂肪瘤多在腕关节背面，为圆形无痛性包块，触之柔软或柔韧，推动肌腱时可随之移动。④其他腕关节及其附近的软组织炎症、外伤与骨折等，均可使关节外形发生改变。

（3）膝关节：①炎症膝关节如有两侧形态不对称，红、肿、热、痛或影响运动，多为炎症所致，见于风湿性关节炎发作期。②出血若受轻伤后引起关节的肌肉或皮下出血，关节增生、肿胀，见于血友病。③关节腔积液指关节腔内有过多液体积聚。其特点为关节周围明显肿胀，当膝关节屈曲成 90°时，髌骨两侧的凹陷消失。触诊有浮动感并出现浮髌现象（floating patella phenomenon）。检查方法为：患者平卧位，患肢伸直放松。检查者左手拇指和其他手指分别固定在肿胀关节上方两侧并加压，右手的拇指和其他手指分别固定于关节下方两侧并加压，使关节腔内的积液不能上下流动，然后用右手示指将髌骨连续向后方按压数次。当按压时有髌骨与股骨关节面的碰触感，松开时有髌骨随手浮起感，称为浮髌试验阳性。若为结核性膝关节腔积液时，由于结核病变破坏关节软骨，且滑膜有肉芽增生，髌骨与关节面相碰，有一种如同触及绒垫的柔软感。

（4）其他：痛风时由于尿酸盐在关节附近的骨骼或滑膜腔、腱鞘中沉积，并能侵蚀、破坏骨质，使关节僵硬、肥大或畸形，亦可在关节周围形成结节样痛风结石，甚至使局部溃破形成瘘管经久不愈。最常累及拇趾及跖趾关节，其次为踝、腕、膝、肘等关节。

2. 关节活动和关节活动范围　关节活动可用主动活动和被动活动两种形式表示。主动活动指受检者用自己的力量活动，能达到的最大范围。被动活动是指用外力使关节活动，能达到的最大范围。

关节的退行性变、创伤、炎症、肿瘤等都可引起关节疼痛、肌肉痉挛、关节失稳，以及关节囊、肌肉、肌腱的挛缩、粘连，从而影响关节的主动或被动活动范围。另外，关节周围或邻近受损，也可因牵涉痛、放射痛或反应性关节积液等影响关节活动。

第7章　创伤急救技术培训

创伤是各种致伤因素作用下造成的人体组织损伤和功能障碍。轻者造成体表损伤，引起疼痛或出血；严重者导致功能障碍、致残，甚至死亡。现代创伤救护技术除了传统的通气、止血、包扎、固定和搬运技术外，还应包括人工呼吸、胸外心脏按压、现场心脏电除颤等心肺复苏技术。

第1节　创伤现场救护

一、事故现场救护的特点

1. 现场混乱　由于事件发生得突然，现场混乱，车辆拥挤，道路堵塞，人员惊恐，整个现场处于无序状态。

2. 医疗救护条件艰苦　事发现场往往会出现公共设施瘫痪、缺电、少水、通信受阻等情况，生态环境也会遭到严重破坏，食物、药品不足，生活条件十分艰苦。现场还可能有火、气、毒、水、震、滑坡、泥石流、爆炸、疫情等危险隐患，给医疗救护带来很大困难。

3. 瞬间出现大批伤员，需要同时救护　突发事件中，伤病员常常批量出现，且伤情复杂。通常多发伤较多见。例如，发生地震时，伤病员可有多处伤。常因救护不及时，造成伤口感染，伤情恶化。此外，还会出现不同损伤类型的复合伤，由于现场混乱，有些伤容易被忽视，须仔细辨别判断。在特殊情况下还可能出现一些特发病症，如挤压综合征、急性肾功能衰竭等。应针对不同伤情采取相关救护措施。

二、常见创伤原因及特点

致伤因素有机械因素，如车祸、塌方、刀扎、枪伤等；物理因素，如烧伤、冻伤、电击、射线等；化学因素，如酸、碱、毒气等；生物因素，如毒蛇、昆虫等。

1. 交通伤　交通伤占创伤的首要位置。现代创伤中交通伤以高能创伤为特点，常造成多发伤，多发骨折，脊柱、脊髓损伤，内脏损伤，开放伤等严重损伤。

2. 坠落伤　随着高层建筑增多，坠落伤的比重逐渐加大。坠落通过着地部位直接摔伤和力的传导致伤，以脊柱和脊髓损伤、骨盆骨折为主，也可造成多发骨折、颅脑损伤、肝脾破裂。

3. 机械伤　以绞伤、挤压伤为主，常导致单肢体开放性损伤或断肢、断指，组织挫伤，血管、神经、肌腱损伤和骨折。

4. 锐器伤　伤口深，易出现深部组织损伤，胸腹部锐器伤可导致内脏或大血管损伤，出血多。

5. 跌伤　常见于老年人，造成前臂、骨盆、大腿骨折、脊柱压缩性骨折。青壮年严重跌伤也可造成骨折。

6. 火器伤　一般表现为外口小，但伤口深，常损伤深部组织、器官，也可表现为穿通伤，入口小，出口伤严重。

三、创伤的主要类型

创伤的因素多种多样，全身各种组织、器官都可受到损伤，表现形式也各异。现场救护中应区分以下4种类型。

1. 闭合性损伤　见于钝器伤、跌伤和撞伤，体表无伤口。受伤处肿胀、青紫，可伴有骨折及内脏损伤。内脏损伤和骨折出血可导致休克。

2. 开放性损伤　见于锐器和其他严重创伤，体表有伤口，感染机会大，失血较多。如有大动脉损伤，出血为喷射性，短期内会出现休克，需要立即止血、包扎。应注射破伤风抗毒素预防破伤风的发生。

3. 多发伤　同一致伤因素同时或相继造成一个以上部位的严重创伤。多发伤组织、脏器损伤严重，死亡率高。现场救护要特别注意呼吸、脉搏及脏器损伤的判断，防止遗漏伤情。

4. 复合伤　是由不同致伤原因同时或相继造成的不同性质的损伤。例如，车祸致伤的同时又受到汽车水箱热水的烫伤。复合伤增加了创伤的复杂性。现场救护要针对不同性质的损伤进行相应救护。

四、现场救护的目的

现场救护通常由"第一目击者"或救护员及院外急救工作人员完成，是转向医院进一步治疗的基础，目的有以下几方面。

1. 维持生命　创伤伤病员由于重要脏器损伤（心脑肺肝脾及脊髓损伤）及大出血导致休克时，可出现呼吸、循环功能障碍。故在循环骤停时，现场救护要立即实施心肺复苏，维持生命，为医院进一步治疗赢得时间。

2. 减少出血，防止休克　严重创伤或大血管损伤出血量大。血是生命的源泉，现场救护要迅速用一切可能的方法止血，有效的止血是现场救护的基本任务。

3. 保护伤口　开放性损伤的伤口要妥善包扎。保护伤口能预防和减少伤口污染，减少出血，保护深部组织免受进一步损伤。

4. 固定骨折。

5. 防止并发症及伤势恶化　现场救护过程中要注意防止脊髓损伤、止血带过紧造成肢体缺血坏死、胸外按压用力过猛造成肋骨骨折及骨折固定不当造成血管神经损伤及皮肤损伤等并发症。

6. 快速转运。

五、现场救护原则

1. 树立整体意识，重点、全面了解伤情，避免遗漏，注意保护自身和伤病员的安全。

2. 先抢救生命，重点判断是否有意识、呼吸、心跳。如呼吸、心跳骤停，首先进行心肺复苏。

3. 检查伤情，快速、有效止血。

4. 优先包扎头部、胸部、腹部伤口以保护内脏，然后包扎四肢伤口。

5. 先固定颈部，然后固定四肢。

6. 操作迅速、准确，动作轻巧，防止加重损伤，关心体贴伤病员。

7. 尽可能佩戴个人防护用品，戴上医用手套或用几层纱布、干净的毛巾、手帕、塑料袋等替代。

六、现场检查

创伤现场救护首先要通过快速、简洁的检查对伤情进行正确判断。

1. 检查伤病员意识（参见第7章第7节）。

2. 伤病员平卧位，救护员双腿跪于伤病员一侧，一般为右侧。

3. 检查呼吸、循环体征（参见第7章第7节）。

4. 检查伤口　观察伤口部位、大小、出血多少。

5. 检查头部　用手轻摸头颅，检查有否出血、骨折、肿胀；注意检查耳道、鼻孔有无血液或脑脊液流出，如有则可能有颅底骨折。

6. 检查脊柱及脊髓功能　令伤病员活动手指和足趾，如运动消失则可能有瘫痪。保持伤病员平卧，用指腹从上到下按压颈部后正中，询问是否有疼痛，如有则可能有颈椎骨折；保持脊柱曲线轴线位侧翻伤病员，用指腹从上到下沿后正中线按压，询问是否有疼痛，如有则可能有脊柱骨折。

7. 检查胸部 询问疼痛部位，观察胸廓的呼吸运动、胸部形状。救护员双手放在伤病员的胸部两侧，然后稍加用力挤压伤病员胸部，如有疼痛则可能有肋骨骨折。

8. 检查腹部 观察有无伤口、有无内脏脱出及有无压痛。

9. 检查骨盆 询问疼痛部位，双手挤压伤病员的骨盆两侧，如有疼痛则可能有骨盆骨折。

10. 检查四肢 询问疼痛部位，观察是否有肿胀、畸形，如有则可能有骨折。手握伤病员腕部或踝部轻轻活动，观察是否有异常活动，如有则可能有骨折。

七、现场救护程序

1. 了解致伤因素，如交通伤、突发事件，判断危险是否已解除。

2. 及时呼救，拨打急救电话。

3. 观察救护环境，选择就近、安全、平坦的救护场地。

4. 按正确的搬运方法使伤病员脱离现场和危险环境。

5. 置伤病员于适当体位。

6. 迅速判断伤情，首先判断意识、呼吸、心跳、脉搏是否正常，是否有大出血，然后依次判断头、胸部、腹部、脊柱、骨盆、四肢活动情况、受伤部位、伤口大小、出血多少、是否有骨折。如同时有多个伤病员，要做基础的检伤分类、分清轻伤、重伤及危重伤。

7. 呼吸、心跳停止时，先抢救生命，立即进行心肺复苏，如具备吸氧条件，应立即吸氧。应准备除颤设备，及时进行除颤是能否复苏的关键。

8. 大血管损伤出血时立即止血。

9. 包扎伤口。优先包扎头部、胸部、腹部伤口，然后包扎四肢伤口。

10. 四肢瘫痪，考虑有颈椎骨折、脱位时，先固定颈部。

11. 固定四肢。

12. 安全、有监护地迅速转动伤病员。

第 2 节 创伤现场止血技术

研究资料表明，战创伤死亡最主要的原因是伤员被送达治疗机构前出血达 50%；即使伤员被送至治疗机构，出血仍然是战伤死亡及各种并发症的最主要原因。为此，世界各国都十分重视战创伤止血措施的研究。

一、概述

1. 失血量估计 失血量达到 20% 以上（约 800 mL）时，可造成轻度休克，达到 20%~40% 可造成中度休克，失血 40% 以上可造成严重休克。

2. 全身主要动脉分布 颞浅动脉、颈动脉、锁骨下动脉、腋动脉、肱动脉、桡动脉、尺动脉、股动脉、胫前动脉、足背动脉（图 7-1，彩图见文后彩插图 7-1）。

二、出血类型

1. 根据出血部位不同，可分为皮下出血、内出血、外出血。

2. 依据血管损伤的种类，可分为：动脉出血、静脉出血、毛细血管出血。动脉出血的特点是：压力较高，出血时血液自伤口向外喷射或随心的舒缩一股一股地冒出。血液为鲜红色，流速快，量多，人在短时间内可

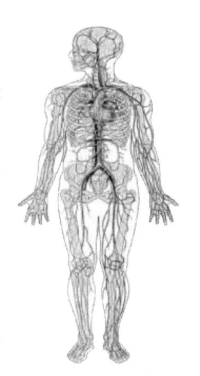

图 7-1 全身血管分布

有大量失血，危及生命；静脉出血的特点：血液暗红色，出血时血液呈涌出状或徐徐外流，速度稍缓慢，量中等。毛细血管出血的特点：微小的血管出血，血液像水珠样流出或渗出，血液由鲜红变为暗红色，量少，多能自行凝固止血。

3. 根据血管损伤程度的不同，可分为小血管损伤出血、中等血管损伤出血和大血管断裂出血。

三、失血症状

无论是外出血还是内出血，失血量较多时，伤病员面色苍白、口渴、冷汗淋漓、手足湿冷、软弱无力、呼吸急促、心慌气短。检查时，脉快而弱以致摸不到，血压下降，表情淡漠，甚至神情不清。

四、止血材料

止血材料包括外用止血材料和血管内制剂 2 种。

（一）外用止血材料

外用止血材料包括喷雾剂、止血胶、止血绷带和止血带等。

1. 喷雾剂　是将止血药物以气雾形式喷散于出血部位，简便易行，尤其适用于单兵救治，可配合敷料、绷带及止血带使用，不足之处是对大动脉破裂者止血效果不佳。例如，Co stasis 是一种内含牛结缔组织胶原蛋白和凝血酶的止血喷雾剂，喷于创面后形成一层胶膜，不仅可以促进凝血，还能被组织吸收，且不需包扎。

2. 止血胶　具有封闭止血、镇痛、防止细菌感染、加速伤口愈合的作用，其黏合性能与生物相容性能良好，无变态反应，伤口不挛缩，瘢痕轻微。

3. 传统的止血绷带　一般使用无菌棉纱，通过外部加压达到止血的目的；而近年来研发出的新型止血绷带已成为各种止血药物涂敷的载体，同时向着柔软、可吸收、抑菌、促进创面愈合等多功能方向发展。敷料研究的主要目的是其在功能上能主动参与并影响创面愈合的速度和质量。例如，植物类敷料具有吸水性、保温性和耐热耐碱性等特点；动物类敷料可用于烧伤等各种皮肤损害；矿物类如硅胶敷料加热后不发生化学反应，碳素卫生材料有消肿、抗炎的作用；生物合成敷料具有较好的生物相容性、吸水性、透气性、黏附性和抗菌消炎作用，具有"生物学活性的创伤敷料"能持续释放抗生素等。

伊拉克战争中，美军装备了新型止血绷带：①用虾壳中提取的可被生物分解的糖类——壳聚糖制成的止血绷带，用于四肢出血，具有止血、抗菌、促进愈合等作用，无过敏反应，可有效止住 30 s 内 300 mL 的伤口出血；②带尼龙厚边的环状单手止血绷带使士兵可以在无人协助的情况下，单手对四肢的血进行有效止血；③将纤维蛋白原和凝血酶原两种天然凝血物质冻干后加入到吸收性基质中制成的纤维蛋白绷带，可在 2 min 内起到快速止血的作用。

4. 止血带　我军 20 世纪 60 年代研制出橡胶止血带；80 年代先后研制出 ET1 型和 PT1 型止血带；90 年代以后，又先后研制出卡式止血带和多种形式的充气止血带。2002 年，美军启动了战伤救治研究计划，提出了使失血阵亡率降低 25% 的明确目标。美国战创伤专家就战伤救治提出了 5 项改革计划，其中将研制新型止血带和止血敷料列入第 1 条。美军曾对数十种止血带进行了综合评价，结果认为双气囊止血带和棘齿止血带效果最好。

在现场，没有制式止血带的情况下，可就地取材，用布类、毛巾、手绢、衣物等充当止血带，但禁止用电线、铁丝、绳子等没有弹性的物质替代止血带，以免造成肢体组织坏死。

（二）血管内制剂

新型的内出血控制剂，运用了微孔聚合物颗粒技术，加快血液的分子筛脱水和自然凝血过程，可达到伤口出血部位立即止血的效果，如 Hemadex。

五、止血方法

止血方法包括指压止血、包扎止血、加压包扎止血、加垫屈肢止血、填塞止血、止血带止血等。一般的止血可以使用包扎、加压包扎法止血。四肢的动、静脉出血，如使用其他的止血方法能止血的，就不用止血带止血。

操作要点：

1. 脱去或剪开衣服，暴露伤口，检查出血部位。

2. 根据出血的部位及出血量的多少，采用不同的止血方法。

3. 操作者尽可能戴上医用手套。如无，可用敷料、干净布片、塑料袋、餐巾纸作为隔离层进行压迫止血。

4. 不要去除血液浸透的敷料，而应在其上方另加敷料并保持压力。

5. 肢体出血应将受伤区域抬高到超过心脏的高度。

6. 如必须用裸露的手进行伤口处理，在处理完毕后，用肥皂清洗双手。

7. 止血带在万不得已的情况下方可使用。

（一）指压止血

指压止血法是一种简单而有效的临时止血方法，多用于头部、颈部及四肢的动脉出血。其方法是：根据动脉走行位置，在伤口的近心端，用手指将动脉压在邻近的骨面上而止血；阻断动脉血运，能有效达到快速止血的目的。亦可用无菌纱布直接压于伤口而止血。然后再更换加压包扎法，或用止血带进行止血。指压止血用于出血量较多的伤口。

操作要点：准确掌握动脉压迫点；压迫力度要适中，以伤口不出血为准；压迫10~15 min，仅是短暂急救止血；保持伤处肢体抬高。

现将几个不同部位出血的指压止血法，介绍如下。

1. 颈总动脉压迫法　用于同侧头颈部出血。在胸锁乳突肌中点的前缘，将伤侧颈总动脉向后压于颈椎横突上，此法仅用于紧急情况下。

注意：一要避开气管；二是严禁同时压迫两侧颈总动脉，以防脑缺血；三是不可高于环状软骨，以免颈动脉窦受压而引起血压突然下降。

2. 面动脉压迫法　用于眼以下的面部出血。在下颌角前约2 cm处，将面动脉压在下颌骨上。有时需两侧同时压迫，才能止住出血。

3. 颞浅动脉压迫法　用于同侧额部、颞部出血。一侧头顶部出血时，在同侧耳前，对准耳屏前上方1.5 cm处，用拇指压迫颞浅动脉。

4. 锁骨下动脉压迫法　用于同侧肩部和上肢出血。在锁骨上窝、胸锁乳突肌下端后缘，将锁骨下动脉向下压于第一肋骨上。

5. 肱动脉压迫法　用于上臂下1/3、前臂和手部出血。于上臂内侧中点、肱二头肌内侧沟处，将肱动脉向外压在肱骨上。

6. 尺桡动脉压迫法　用于手部出血。在腕部，以两手拇指同时压于尺桡动脉上。

7. 指动脉压迫法　由于指动脉走行于手指两侧，故手指出血时，应捏住指根的两侧而止血。

8. 股动脉压迫法　用于同侧的下肢出血。在腹股沟中点稍内下方处，用拳头或掌根向外上方压迫，将股动脉用力压在股骨上。

9. 腘动脉压迫止血法　在腘窝中部摸到腘动脉搏动后用拇指或掌根向腘窝深部压迫，用于小腿及以下严重出血。因腘动脉在腘窝损伤，出血量大，指压止血后可用加压包扎法止血。

10. 足部出血压迫法　用两手拇指分别于足背动脉和内踝后方的胫后动脉上压迫止血。

（二）包扎止血

适用于小血管或毛细血管损伤，出血量少的表浅伤口止血。

1. 粘贴创可贴止血　将自粘贴的一边先粘贴在伤口的一侧，然后向对侧拉紧粘贴另一侧。

2. 敷料包扎　将足够厚度的敷料、纱布覆盖在伤口上，覆盖面积要超过伤口周边至少3 cm。可选用不粘伤口、吸附性强的敷料。

3. 就地取材，选用三角巾、手帕、纸巾、清洁布料等包扎止血。

（三）加压包扎止血

适用于全身各部位的小动脉、静脉、毛细血管出血。用敷料或洁净的毛巾、手绢、三角巾等覆盖伤口、加压包扎达到止血目的。

1. 直接压法（通过直接压迫止血部位而达到止血） 操作要点：①伤病员坐位或卧位，抬高伤肢（骨折除外）；②检查伤口有无异物；③如无异物，用敷料覆盖伤口，敷料要超过伤口周边至少3 cm；④如果敷料已被血液浸湿，再加另一敷料；⑤用手施加压力直接压迫；⑥用绷带、三角巾等包扎。

2. 间接压法 操作要点：①伤病员坐位或卧位；②检查伤口有无异物，如扎入身体导致外伤出血的剪刀、小刀、玻璃片等；③保留异物并在伤口边缘将异物固定；④然后用绷带加压包扎。

（四）加垫屈肢止血

对于外伤出血量较大、肢体无骨折者，适用此法。注意肢体远端的血液循环，每隔40~50 min缓慢松开3~5 min，防止肢体坏死（图7-2）。

1. 上肢加垫屈肢止血

（1）前臂出血，在肘窝处放置纱布垫或毛巾、衣物等，肘关节屈曲，用绷带或三角巾肘屈位固定。

（2）上臂出血，在腋窝加垫，使前臂屈曲于胸前，用绷带或三角巾将上臂固定在前胸。

2. 下肢加垫屈肢止血

（1）小腿出血，在腘窝加垫，膝关节屈曲，用绷带或三角巾屈膝位固定。

（2）大腿出血，在大腿根部加垫，屈曲髋、膝关节，用三角巾或绷带将腿与躯干固定。

（五）填塞止血

对于四肢较深较大的伤口或盲管伤、穿通伤，出血多，组织损伤严重的可用消毒纱布、敷料（如无，用干净的布料代替）填塞在伤口内再用加压包扎法包扎。

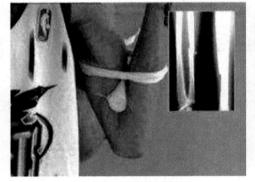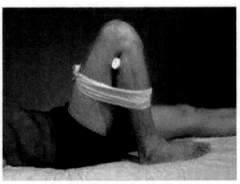

a 加垫屈肢法示意图（上肢）　　　　b 加垫屈肢法示意图（下肢）

图7-2　加垫屈肢止血

（六）止血带止血

多用于四肢较大的动脉出血。目前应用的止血带主要有橡皮止血带、卡带式止血带、气囊止血带，此外，尚可用三角巾、绷带等布带，进行绞棒法止血。禁忌用铁丝、绳索、电线等当作止血带使用。

1. 橡皮止血带止血法 先在出血处的近心端用纱布垫或衣服、毛巾等物垫好，将橡皮止血带扎于垫物上。其方法是：用左手拇指、示指、中指夹持止血带头端，将尾端绕肢体一圈后压住止血带头端和手指；再绕肢体一圈，用左手示指、中指夹住尾端，抽出手指即成一活结（图7-3）。

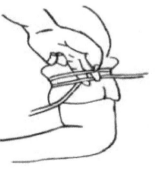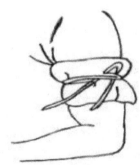

图7-3　止血带止血

2. 卡带式止血带止血法 将伤肢抬高，在伤处垫好衬垫，将止血带缠在肢体上，一端穿进扣环，拉紧至伤口不出血为度，记录止血带安放时间。

3. 气囊止血带止血法 将气囊置于已包扎的伤口中上部，或靠近伤口的近心侧主要血管处，打开充气阀开关，用充气杆充气，至压力表指针到300 mmHg（上肢）/600 mmHg（下肢）或至伤口不流血为止，然后关紧充气阀，记录时间及压力值。为防止止血带松脱，上止血带后再缠绕绷带加强。

4. 绞棒止血法 在无制式止血带的情况下，可用三角巾、绷带、手帕、纱巾条等就便材料，折叠成带状，缠绕在伤口近心端（需加垫）并在动脉走行背侧打结；然后用小木棒、笔杆、枪通条等插入绞紧，直至不再出血为止。其步骤是：一提、二绞、三固定 （图7-4）。

5. 使用止血带的注意事项 此法操作简便，效果明显，但使用不当，可增加伤员痛苦，甚至造成残废。故使用时必须注意以下几点。

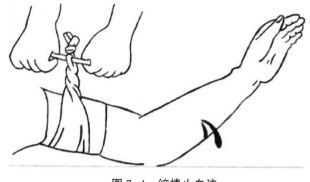

图7-4 绞棒止血法

（1）先扎止血带后包扎：若能用加压包扎等其他方法止血的，最好不用止血带。

（2）扎止血带要松紧适度，以达到压迫动脉为目的。太松，仅仅压迫了静脉，使血液回流受阻，反而出血更多，并全引起组织瘀血、水肿；太紧，可导致软组织、血管和神经的损伤。

（3）扎止血带的部位应该加衬垫，而不能直接扎在皮肤上，以免损伤皮肤。

（4）止血带必须扎在靠近伤口的近心端，而不强求标准位置。前臂和小腿扎止血带不能达到止血目的，故不宜采用。

（5）必须注明扎止血带的时间，以便后送途中按时松解止血带。通常以每隔2~3 h松一次为宜，每次5 min。松时，要用指压法止血。

（6）对上止血带的伤员，必须挂有明显的标志，并应优先后送。

（七）不同部位的止血方法

1. 颈动脉损伤出血 首先用指压止血，用大拇指压迫出血部位的下段，再用无菌纱布填塞伤口，并迅速拨打急救电话。转运时间较长时，用大块干净布料或多条三角巾卷成团，压在出血部位。最后用绷带或三角巾绕颈部至臂根部包扎固定。

2. 腹股沟处股动脉损伤 迅速用指压止血法止血，转运时间长时，用大块干净布料或多条三角巾卷成团，压在出血部位，充分屈曲髋关节、膝关节压迫血管，三角巾将腿和腰部缠绕固定。

3. 腘窝处腘动脉损伤 迅速用指压止血法止血后，用大块干净布卷或布团压在腘窝处，将膝关节充分屈曲，用绷带、三角巾固定。如止血效果不佳，可在大腿中上部用止血带。

4. 头部伤口出血 头皮血管丰富，损伤后出血多，不易止血，应选择压迫止血。可将纱布压在伤口上，将尼龙头套套在头上或用绷带、三角巾等加压包扎。

5. 手指伤口出血 可用拇指和示指掐住伤指根部的两侧指动脉，用纱布压在伤口上，用尼龙指套套在伤指上固定纱布，或用绷带缠绕固定。无纱布和绷带时可用纸巾、手帕或其他布料代替。

6. 深部伤口出血 伤口较大，组织损伤严重，可能损伤中等血管，出血量多时，可将纱布打开，轻轻塞进伤口，将伤口填实，压迫止血，然后用纱布覆盖伤口，用绷带加压包扎。如出血严重可用止血带，也可用三角巾或其他干净布料代替纱布、绷带。

第3节 创伤现场通气技术

随着高技术武器杀伤作用的增强，现代战创伤伤员呈现损伤广泛、复合伤和多发伤多等特点，伤员中1%有呼吸道阻塞，10%有张力性气胸和失血。昏迷、吸入性烧伤、化学伤、严重冲击伤及直接呼吸道损伤所引起的呼吸障碍都需要紧急通气，占整个伤员的5%~10%。

一、发生窒息的原因

下列任何一项原因都可以导致气管阻塞，从而使人窒息。

1. 口腔或者喉咙里有异物阻塞气管。

2. 面部或者颈部受伤。

3. 口腔、喉咙或者气管发炎肿胀　炎症可能是由吸入了烟火或刺激性烟雾引起的，也有可能是由对食物、昆虫叮咬、植物或其他东西过敏引起的。

4. 颈部屈折　如果将颈部向前弯曲直至下巴靠在胸口上，喉咙中就会形成一个"结"，这个"结"会阻碍空气从口腔或鼻腔流入肺中。

5. 失去知觉　失去知觉会导致下颚和舌头肌肉的完全放松，如果颈部向前弯曲，下颚随之下垂，舌后坠，就会阻住气流入肺的通道。

二、呼吸道阻塞的症状

1. 伤员呼吸困难，大口大口地喘气。

2. 伤员突然烦躁，大汗淋漓。

3. 伤员颈部前面的肌肉明显凸出，但是却听不到呼吸的声音，感觉不到有气体从口腔或鼻腔进出。

4. 皮肤青紫　伤员嘴唇、耳朵、手指周围的皮肤明显变青或者变得苍白，有时甚至是全身的皮肤都会变色。

不管什么原因，窒息都是非常危险的。如果肺部空气供给不足，随之而来的就是脑部受损，最终导致死亡，这个过程可能仅仅发生在几分钟内。在此，时间是最重要的。

三、开放气道，心肺复苏

以下方法的效果都是渐进的，如果某一步骤使伤员的呼吸道通畅并自然呼吸之后，都应立即停止救治，不要再继续下一步骤。

（一）步骤一：清理伤员的口腔

用手指抠出伤员嘴里面的任何异物，如断齿、义齿、沙石等。

（二）步骤二：人工呼吸

1. 开放气道

（1）解开衣领、腰带，检查并取下义齿。

（2）清除口、鼻分泌物。

（3）就地抢救，复苏体位。

（4）打开气道。

徒手开放气道法：昏迷的患者舌及会咽部肌肉松弛，舌根后坠阻塞咽或喉部，这种气道梗阻可通过仰头举颏法、仰头抬颈法、仰头拉颌法等手法解除。

（1）仰头举颏法体位：患者仰卧，头、颈、胸处于同一轴线，去枕，双肩略垫高。估计有颈部损伤时，不能应用此法。操作步骤：一手置于患者前额，向后加压，使头后仰，另一手的第2、第3指置于颏部的下颌骨上，将颏上抬。抬高程度以唇齿未完全闭合为限。

（2）仰头抬颈法体位：患者仰卧，去枕，双肩略垫高。头颈部骨折的患者禁用。操作步骤：一手置于患者前额，向后加压，使头后仰，另一手置于患者颈后，将颈部上抬，通过一下一上的双手协力配合，使头后仰，口微张。

（3）仰头拉颌法体位：患者仰卧，头、颈、胸处于同一轴线，去枕，双肩略垫高。对疑有颈部外伤者，应只采取托颌动作、不仰头。操作步骤：操作者位于患者头侧，用双手第2~第5指从耳垂前方抓住患者下颌骨的升支向上提起，使下门齿反扣于上门齿的前方，大拇指压在患者的下唇，保持轻度张口。

2. 人工呼吸　常用的人工呼吸方法有口对口、口对鼻和口对口鼻等，以口对口人工呼吸效果最好，操作最简单，最容易掌握。将患者的头后仰，施救者用左手小鱼际下压患者额头，同时以左手拇指与示指捏紧患者的鼻孔，右手示指与中指并拢上提患者下颌骨打开气道。施救者深吸一口气，将患者的口唇完全包裹在自己口中用力吹气，吹气完成后松开患者口、鼻，利用其胸廓弹性回缩使气体排出，同时施救者再次深吸一口气，用同样方法吹入。施救过程中用眼角余光观察患者胸廓是否起伏，注意吹气时阻力是否过大。心脏按压30次，口对口呼吸2次（即按压与呼吸比为30∶2）。每次呼气量800~1200 mL，频率为10~12次/min。若使用带面罩的简易呼吸器，面罩紧紧扣住口鼻部，均速挤压2次。对已经气管内插管的患者，人工呼吸的频率为每分钟8~10次，可不考虑是否与心脏按压同步的问题。

美军广泛采用喉罩作为院前和一线解决通气不畅的急救器材，但其价格较昂贵。喉罩头端呈匙勺形，边缘为气囊，形似小面罩，尾端为一硬质通气管，与头端呈30°相连，有多种尺寸。主要适用于没有气管插管经验的非专业医护人员和由于解剖原因使插管困难者或怕移动颈椎造成神经系统损伤时。相对禁忌证包括：①饱食、腹内压升高、有习惯性呕吐史的患者；②俯卧位或屈曲位；③气管受压、气管软化或咽喉肿瘤、脓肿患者。

3. 胸外按压（参考第7章第7节）。

（三）步骤三：抬升下颌

加强颈部的紧绷程度，使舌头不再阻塞呼吸道，可以用下面任何一种抬升下巴的方法。

1. **拇指法** 把拇指放在伤员的嘴里，其他四指紧紧抓住伤员的下巴向上抬。不要试图压下舌头。

2. **双手齐下法** 如果伤员嘴闭得很紧，无法把拇指伸入他的口中，那么就用这种方法。双手沿着耳垂握住伤员的下巴用力往上抬，使伤员的下排牙齿向前超出上排牙齿，用双手拇指强推伤员下嘴唇，使之双唇张开。

3. 一旦伤员的舌头伸到足够靠前的位置，要迅速朝他口中吹气，看他的呼吸道是不是通畅了，如果随着强制呼吸，伤员胸部上下起伏，表明呼吸道通畅了，如果没有，继续步骤四。

（四）步骤四：清理呼吸道

当抬高伤员头部、强迫呼吸、最大程度伸展下巴等努力都失败之后，那么很可能异物已经进入伤员喉咙深处，而步骤一的快速清理没有起效。这时你需要采取以下方法来取出异物。

1. **手指深挖** 用示指沿着伤员上颊伸入舌根部位，把示指当作一个钩子，尽力把异物一点一点往上钩，钩到手够得着的位置，然后取出。

2. **肩胛区捶背法** 患者可采取立位或俯卧位。操作者用手掌根部在患者背部两肩胛连线处连续拍击4~5次。

3. **赫姆里希法** 操作者站在患者身后，先确定按压点（胸廓下和脐上的腹部。要尽可能远离剑突，即胸下肋骨的交汇点）。一手握拳，拇指或拇指指掌关节凸起，贴于按压点腹部，另一手包握于其上，环抱患者腰部快速往上往前挤压。应着力于手，不要以两臂夹击胸廓，以免损伤肋骨。

4. **拍背法** 患者置于俯侧卧位，头尽量向下，操作者膝部顶住患者腹部，以保持体位，在患者部两肩胛连线处连续拍击4~5次。

5. **腹部按压法** 患者仰卧，操作者将双手叠放于患者剑突和脐之间的腹中线，向头部方向按压3~5次。主要适用于完全性气道阻塞且昏迷的患者。因并发症多，目前应用者很少。

四、环状甲状软骨切开术

如果伤员呼吸道阻塞非常严重，那么需要立刻进行环状甲状软骨切开手术（制造一个人工呼吸道），否则伤员很可能会没命。这个手术是在甲状软骨和环状软骨之间开一个小口，让空气直接进入气管，而不再通过气管以上的通道。手术按下面的步骤进行操作。

注意：这个手术需要专门的知识和训练，非职业医护人员除非是在战斗求生中，并且已经别无他法时才可以尝试这个方法。

1. 把伤员放置于一个平整的表面，头部后仰，使颈部绷直。

2. 如果时间允许，用水和肥皂清洗伤员皮肤，如果有消毒药，抹一点在皮肤上。

3. 用手指确认环状甲状软骨的膜的位置。

男人的甲状软骨（即喉结）比较大。环状软骨，顾名思义为环形，就在甲状软骨下面，它没有甲状软骨大，但是差不多有甲状软骨的两倍厚，它构成气管的剩余部分。膜位于甲状软骨和环状软骨之间，称之为环甲膜。在这个地方，呼吸道就靠这层环甲膜及皮肤和外界隔开。

4. 拎起环甲膜上的皮肤，用解剖刀、刀片、小刀，或者其他任何锋利的工具，在皮肤中间垂直切开一个约 1.27 cm（半英寸）深的小口。

5. 用手指翻开切口，露出环甲膜，横向切开一个口子，露出气管内壁。

环甲膜上的切口打开之后必须保持开口状态，保证空气能够进出气管，可以在切口中小心地插入一根干净的管子，如圆珠笔芯，不过在危急时刻，任何可以使切口敞开的东西都可以用。管子插好之后，马上就能够听到空气进出切口的声音。

6. 保护切口。管子插入之后，用绷带或者布条小心地绑在脖子上，管子必须固定好，防止脱落，或者抵住气管内壁。

开口必须保持到医生接管伤员为止，或者伤员恢复知觉不再需要这个切口为止（肿胀消除，伤员可以正常呼吸）。管子移开以后，伤口会自行愈合，不需要消毒及不透气的包扎。

注意：在无专业医生在场而患者情况危急时，可使用任何一种中空的管子刺入环甲膜，使之通气，以保命为第一需要。

五、胸腔穿刺术

（一）适应证

1. 大量胸腔积液或创伤性血胸引起心慌、胸闷、气促等压迫症状者。

2. 需抽取胸腔积液检查以助诊断者。

3. 脓胸患者，抽脓及注药治疗者。

4. 气胸，肺压缩达 20% 以上者。

（二）操作方法

1. 定位　气胸患者应参照胸部透视或拍片结果，一般选取第 2 肋间锁骨中线外侧为穿刺点，如局部有胸膜粘连或其他情况不宜穿刺者，可选腋前线第 4 肋间穿刺。如为张力性气胸，病情危急无法做 X 线检查时，可按上述部位直接做诊断性穿刺。

2. 气胸患者取坐位，按前述穿刺点，同上法消毒、局部麻醉及穿刺，有落空感后，将针尾胶管接于气胸抽气器测压后抽气，直至胸膜腔内压降至 $0 \sim 0.196$ kPa（$0 \sim 2$ cmH$_2$O）留针 $1 \sim 2$ min 观察，压力不回升即拔针，无菌敷料包扎。如压力很快回升，则提示为张力性气胸，须及时行肋间切开引流术等进一步治疗。

3. 在张力性气胸的紧急处理时，如现场无相应设备，可用 $50 \sim 100$ mL 消毒注射器直接连接穿刺针后的胶管抽气。张力减轻后，用一橡胶指套，开口绑紧穿刺针尾部，指套端剪一弧形裂缝，使成简单的单向活瓣。穿刺针留置于胸腔内（针尖入胸腔 $1 \sim 2$ cm），用胶布固定于胸壁皮肤，然后迅速转送至有条件的医院做进一步的处理。

4. 注意事项

（1）穿刺点应准确，患者体位要正确，穿刺过程中勿变动体位，切勿说话、咳嗽或深呼吸。

（2）应沿肋骨上缘垂直于胸廓平面进针，以防损伤肋间神经及血管。进针勿过快、过深，抽液或抽气过快，抽液量首次一般不宜超过 $800 \sim 1000$ mL，以防胸腔压力骤降而导致急性循环障碍及肺水肿。

（3）术中注意观察患者情况，如有头晕、心悸、出汗、面色苍白、脉细弱、四肢发冷等"胸膜反应"表现时，应立即停止操作，让患者平卧，监测生命体征，必要时可给予肾上腺素 $0.5 \sim 1$ mg 皮下注射等相应处理。

第 4 节　创伤现场包扎技术

快速、准确地将伤口用创可贴、尼龙网套、纱布、绷带、三角巾或其他现场可以利用的布料包扎，是外伤救护的重要一环。

一、现场包扎的目的

1. 保护伤口，防止进一步污染，减少感染机会。
2. 减少出血，预防休克。
3. 保护内脏和血管、神经、肌腱等重要解剖结构。
4. 有利于转运伤员。

二、包扎材料

常用的包扎材料有创可贴、尼龙网套、三角巾、弹力绷带、纱布绷带、胶条及就便器材如毛巾、头巾、衣服等。

（一）创可贴

有大小不同规格，弹力创可贴适用关节部位损伤。

（二）绷带

卷状绷带具有不同的规格，可用于身体不同部位的包扎，如手指，手腕，上、下肢等。纱布绷带利于伤口渗出物的吸收，高弹力绷带适用于关节部位损伤的包扎。

（三）就地取材

干净的衣物、毛巾、床单、领带、围巾等可作为暂时性的包扎材料。

（四）胶带

具有多种宽度，呈卷状，用于固定绷带、敷料块。对一般胶带过敏的，应采用纸质胶带。

（五）三角巾

1. 三角巾展开状态的规格　底边 135 cm、两斜边均为 85 cm、高 65 cm 的等腰三角形，有顶角、底边与两个底角。

2. 三角巾使用时常用的折叠方法（图 7-5）

（1）折叠成条形：先把三角巾的顶角折向底边中央，然后根据需要折叠成三横指或四横指宽窄的条带。

（2）燕尾式：将三角巾的两底角对折重叠，然后将两底角错开并形成夹角。燕尾巾的夹角大小可根据包扎部位的不同而定。

（3）环形圈垫：用三角巾折成带状或用绷带的一端在手指周围缠绕数次，形成环状，将另一端穿过此环并反复缠绕拉紧。

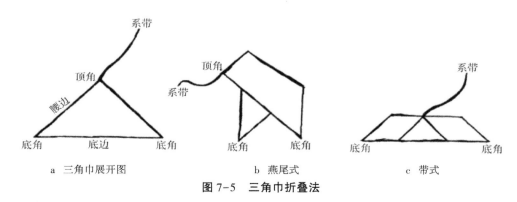

a 三角巾展开图　　　　b 燕尾式　　　　c 带式

图 7-5　三角巾折叠法

三、包扎前的准备工作

（一）伤口判断

现场处理前要仔细检查伤口的位置、大小、深浅、污染程度与异物特点。

1. 伤口深，出血多，可能有血管损伤。
2. 胸部伤口较深时可能有血管损伤、肺损伤及血气胸。
3. 腹部伤口可能有肝脾或胃肠损伤。
4. 肢体畸形可能有骨折。
5. 异物扎入人体可能损伤大血管、神经或重要脏器。

（二）几种原因所致伤口的特点

1. 切割伤　被刀、玻璃等锋利的物品将组织整齐切开，如伤及大血管，伤口会大量出血。伤及肌肉肌腱可致肢体活动障碍。
2. 瘀伤　由于受硬物撞击或压伤、钝物击伤，使皮肤深层组织出血，伤处瘀血肿胀。
3. 刺伤　被尖锐的小刀、针、钉子等扎伤，伤口小而深，易引起深层组织受损。
4. 枪伤　子弹可穿过身体而出，或停留在体内，因此身体可见 1~2 处伤口。体内组织、脏器等受伤。
5. 挫裂伤　伤口表面参差不齐，血管撕裂出血，并黏附污物。

四、包扎方法

包扎伤口动作要快、准、轻、牢。包扎时部位要准确、严密、不遗漏伤口；包扎动作要轻，不要触碰伤口，以免增加伤病员的疼痛和出血；包扎要牢靠，但不宜过紧，以免妨碍血流通过和压迫神经；包扎前伤口上一定要加盖敷料。

操作要点：

1. 尽可能戴上医用手套，如无，用敷料、干净布片、塑料袋、餐巾纸作为隔离层。
2. 脱去或剪开衣服，暴露伤口，检查伤情。
3. 加盖敷料、封闭伤口、防止污染。
4. 动作要轻巧而迅速，部位要准确，伤口包扎要牢固，松紧适宜。
5. 现场不要清创，不要用水冲洗伤口（烧烫伤、化学伤除外）。
6. 不要对嵌入异物或骨折断端外露的伤口直接包扎。
7. 不要在伤口上用消毒剂或药物。
8. 如必须使用裸露的手进行伤口处理时，在处理完成后，用肥皂清洗双手。

（一）自粘创可贴、尼龙网套包扎

适用于表浅伤口、头部及手指伤口的包扎。现场使用方便、有效。

1. 自粘性各种规格的创可贴包扎　创可贴透气性好，具有止血、消炎、止疼、保护伤口等作用，使用方便，效果佳。
2. 尼龙网套包　扎尼龙网套具有良好的弹性，头部及肢体均可使用，操作简单方便。先用敷料覆盖伤口并固定，再将尼龙网套固定在敷料上。

（二）绷带包扎法

1. 绷带包扎的目的　绷带包扎法是创伤现场救护和外科临床治疗常用的一项技术，其目的是固定敷料或夹板，以防止移位或脱落；临时或急救时固定骨折或受伤的关节；支持或悬吊肢体；对创伤出血，给予加压包扎止血。

2. 绷带包扎的注意事项

（1）绷带包扎时，每圈的压力需均匀，松紧适度，不能有皱折。有绷带过紧的现象，如手、足的甲床发紫，绷带缠绕肢体远心端皮肤发紫，有麻木感或感觉消失，严重者手指、足趾不能活动时，立即松开绷带，重新缠绕。

（2）包扎应从远端缠向近端，开始和终了必须环形固定两圈，通常每圈重叠的宽度以绷带的 1/2 或 1/3 为宜。

（3）四肢小伤口出血必须将远端肢体都用绷带缠起，以免血液回流不畅发生肿胀；但必须露出指（趾）端，以便于观察肢体血运情况。

（4）固定绷带的方法，可用缚结、安全别针或胶布，但不可将缚结或安全别针固定在伤口处、发炎部位、骨隆凸上、四肢的内侧面或伤员卧时容易受压及摩擦的部位。伤口上要加盖敷料，不要在伤口上应用弹力绷带。

（5）伤口上要加盖敷料，不能在伤口上直接应用弹力绷带。

3. 绷带包扎基本方法 身体各部位绷带包扎法，大部分是由以下 6 种基本包扎法结合变化而成（图 7-6、图 7-7）。

（1）环形包扎法：卷轴绷带在身体的某一部分环形缠绕数圈，每圈盖住前一圈。此法多用于在额部、颈部及腕部，或在其他各种包扎法时，用此法缠两圈，以固定绷带的始端与末端。

（2）蛇形包扎法：用卷轴绷带斜行缠绕，每圈之间保持一定距离而不相重叠。此法用于固定敷料、扶托夹板。

（3）螺旋形包扎法：呈螺旋状缠绕，每圈遮盖前圈的 1/3 或 1/2。此法用于上、下周径近似一致的部位，如上臂、大腿、指或躯干等。

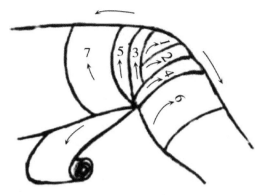

图 7-6 "8" 字包扎法 1

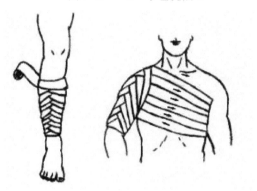

图 7-7 "8" 字包扎法 2

（4）螺旋折转包扎法：此法与螺旋包扎法相同，但每圈必须反折。反折时，以左手拇指压住绷带上的折转处，右手将卷带反折向下，然后绕肢体拉紧，每圈盖过前圈的 1/2 或 1/3，每一圈的反折必须整齐地排列成一直线，折转处不可在伤口或骨突起处。

（5）回反包扎法：用于头部、肢体末端或断肢部位的包扎。方法：①无菌敷料覆盖伤口；②环行固定两圈；③左手持绷带一端于头后中部，右手持绷带卷，从头后方向前到前额；④固定前额处绷带向后反折；⑤反复呈放射性反折，直至将敷料完全覆盖；⑥最后环形缠绕两圈，将上述反折绷带固定。

（6）"8" 字包扎法：适用于手掌、踝部和其他关节处的包扎。选用弹力绷带最佳。方法：①无菌敷料覆盖伤口；②包扎手时从腕部开始，环行缠绕两圈；③经手和腕部 "8" 字形缠绕；④绷带尾端在腕部固定；⑤包扎关节时绕关节上下 "8" 字形缠绕（图 7-8）。

4. 不同伤部的包扎方法

（1）手部露指尖包扎法：四指并拢，在腕部固定两圈，从手背部斜行向下绕指一圈，以手背以 "8" 字形包好反复包扎，直至遮盖全掌，最后在腕部固定。

（2）单指包扎法：先于腕部环绕两圈固定，由手背到患指根，成蛇形两圈以螺旋绕到指根，再经过手背至腕部固定。

（3）肘（膝）部包扎法：于肘（膝）关节处环绕两圈固定，然后一圈向上，一圈向下的 "8" 字形包扎，每圈在肘（膝）窝部交叉，并压盖前圈 1/2，最后上臂（小腿）环

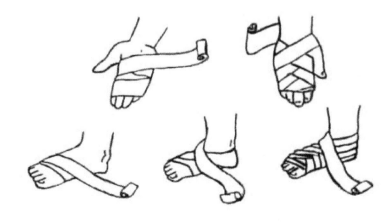

图 7-8 绷带手脚 "8" 字包扎法

绕两圈固定。

（4）足跟部包扎法：环形绕足跟及足背两圈，自踝关节前方斜行向上，绕过跟腱部，叠盖跟部 1/3；然后在踝前与前圈交叉，绕至足底并叠盖前圈 1/3 或 1/2。依此法反复作"8"字形包扎，渐向踝部与足背前上移动，每圈均在踝前交叉。直至完全包没足跟为止，最后在踝部作环形固定。

（5）肩部包扎法：在伤侧上臂上端先环形固定两圈，从胸前绕至对侧腋下，经背部回到伤侧上臂，与前圈作"8"字形交叉，压盖前圈 1/2。如此反复，直至肩部全部遮盖为止。

（6）胸部包扎法：在胸部由左向右环形缠绕两圈固定。自左肋下斜上过胸前到右肩部，沿背部斜下回到原处绕胸一周，再经背后斜上到左肩，经胸前斜下回到原处。如此反复进行，直至将胸部完全包好为止。

（7）单侧腹股沟包扎法：在大腿上端环形固定两圈，自股外侧斜向耻骨联合至对侧髂嵴上方，再由背后绕回原处。在腹股沟斜面下至股内侧，与前圈交叉，再自股后绕到外侧，依次反复作"8"字形包扎，直至腹股沟全部包好为止。

（三）三角巾包扎法

三角巾应用最广，简便迅速，易于掌握，包扎面大，效果确实，尤其适用于大面积烧伤与软组织创伤的包扎。使用时，先撕开胶合边一侧的剪口，取出三角巾后将敷料放于伤口上，再用三角巾包扎，注意边要固定，角要拉紧，中心伸展，敷料贴实。

1. 头、面部包扎

（1）帽式包扎法：将三角巾底边折叠约 2 指宽，放于前额眉上。顶角拉到枕后，左右两底角沿两耳上方往后，拉到枕外隆凸下方交叉，并压紧顶角；然后再绕至前额打结。顶角拉紧，并向上反折，将角塞进两底角交叉处。此法适用于颅顶部的包扎（图 7-9）。

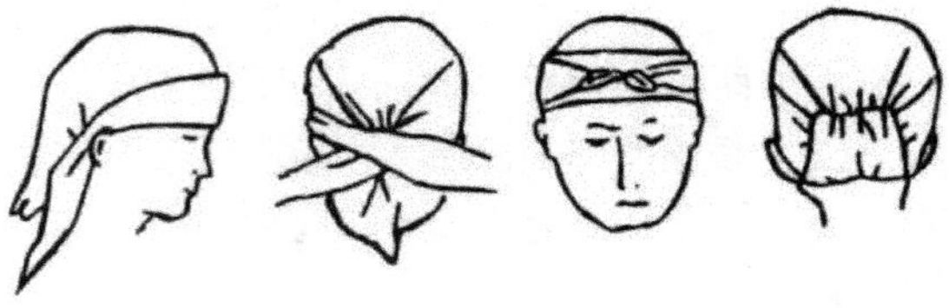

（2）风帽式包扎法：在三角巾顶角和底边中部各打一结，形似风帽，顶角结放在额前，底边结放于枕后，包住全头，两底角向下拉紧，底边向外反折成带状包绕下颌，拉到枕后打结固定。或两底角不拉向枕后，就在颌下部打结也可。此法除适用于颅顶部包扎外，还适用于面部、下颌和伤肢残端的包扎。

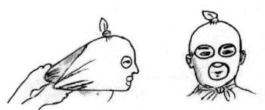

图 7-9　三角巾帽式包扎法

（3）航空帽式包扎法：将三角巾底边中央打结，放于前额正中；将两底角向颌下拉紧，反折向上 3~4 指宽，包绕下颌，拉至耳后打结，再将顶角反折至前额，固定于底边结上。

（4）面具式包扎法：将三角巾顶角打一结，套往下颌，向上罩住头面部，拉紧两底角交叉绕至前额打结。包好后，根据伤情可在眼、口、鼻部位，将布提起，小心剪洞，使眼、口、鼻外露。亦可用毛巾包扎，即将毛巾横放，盖住面部，毛巾两端向后拉紧，在健侧耳前，上下角交叉打结。在眼、口、鼻部位分别剪孔，使眼、口、鼻外露（图 7-10）。

（5）单眼或双眼带式包扎法：将三角巾折叠成约 4 指宽的带形，2/3 向下斜放于伤侧眼部，从耳下绕枕后，经健侧耳上至前额，压住上端绕头一周打结。例如，包扎双眼，可将上端反折向下，压住另一伤眼，再经耳下至对侧耳上打结，成"8"字形。

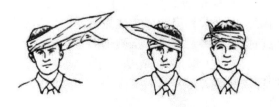

图 7-10　三角巾面具式包扎法

（6）单耳或双耳带式包扎法：将三角巾折叠成约 5 指宽的带形，一侧从枕后斜向前上绕行，把伤耳包住；另一侧经前额至健侧耳上，两侧交叉，于头的一侧打结固定。例如，包扎双耳，则将三角巾条带中部放于枕后，两角斜同前上绕行，将两耳包住，在前额交叉，以相反方向环绕头部，两侧角相遇打结固定（图 7-11）。

（7）下颌带式包扎法：将三角巾由顶角折至底边呈 3、4 横指宽，取 1/3 处放在下颌前方，长端经耳前拉到头

图 7-11　三角巾双耳包扎法

顶部，绕至对侧耳前与另一端交叉，两端分别经额部与枕部，在另一侧打结。无三角巾时可用毛巾、围巾等就便材料。

2. 肩、胸（背）包扎

（1）单肩燕尾式包扎法：将三角巾折叠成燕尾式（夹角成80°左右，向后的角要稍大于前角），后角在前角上面，放于伤侧，对准颈侧面，燕尾底边两角包绕手臂上1/3，在腋前（后）打结（图7-12）。

（2）双肩燕尾式包扎法：将三角巾折成燕尾式（夹角成130°）放于颈后部，两燕尾角分别包绕肩部，经腋下和两底角打结。

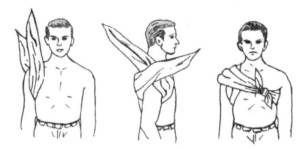

图7-12 三角巾单肩包扎法

1）胸（背）部一般包扎法：三角巾底边横放在胸部，顶角从伤侧越过肩上折向背部；三角巾的中部盖在胸部伤处，两底角拉向背部打结。顶角结系带和两底角结打在一起。

2）胸（背）部燕尾式包扎法：先将三角巾折叠成燕尾式置于胸前，两燕尾底角分别结上系带于背后打结，然后将两燕尾角分别放于两肩上，并拉向背部，与底角结余头打结固定。背部包扎与胸部相反，即两底边角在胸打结（图7-13）。

3）侧胸燕尾式包扎法：将三角巾折成燕尾式放于伤侧，两底边角带在季肋部打结;然后拉紧两侧尾角，对于侧肩部打结。

4）腋窝包扎法：将三角巾一腰边距顶角1/3处放在腋下，一底角绕胸前与顶角在腋下打结；然后把另一腰边和底边拉向锁骨上窝，再取另一底角绕肩及上臂1/3处，经腋窝拉向锁骨上窝打纽扣结。

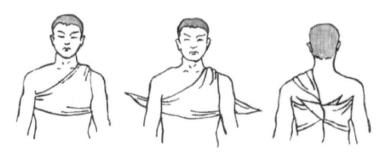

图7-13 三角巾胸背包扎法

5）胸背部双三角巾包扎法：先将三角巾放于前胸，顶角置于腋中线季肋下，取一底角围腰与顶角打结；再用一三角巾放于背部，按上述方法在对侧包绕打结。然后分别拉紧两条三角巾的另一底角，绕肩与其上对应的底边打纽扣结。

3. 腹部包扎法

（1）腹部兜式包扎法：将三角巾顶角朝下，底边横放于上腹部，两底角拉紧于腰部打结；顶角结一小带，经会阴拉至后面，同两底角的余头打结。

（2）腹部燕尾式包扎法：先在燕尾底边的一角系带，夹角对准大腿外侧正中线，底边两角绕腹于腰背打结；然后两燕尾角包绕大腿，并相遇打结。包扎时应注意：燕尾夹角成90°左右，向前的燕尾角要大，并压住向后燕尾角。

4. 腹股沟、臀部包扎法（图7-14）

（1）单侧臀部包扎法：将三角巾斜放在伤臀部，顶角接近臀裂下方，一底角向上置于对侧髂嵴处，一底角朝下并偏向两腿之间，用顶角的带子在大腿根部绕一圈结扎好;然后把朝下的底角反折向下，从后面拉至对侧髂嵴上方，与另一底角打结。

（2）双侧臀部蝴蝶式包扎法：把两条三角巾的顶角连接处置于腰部正中，然后将两三角巾的各一底角腰打结，再取另两底角分别绕过大腿内侧，与相对的边打纽扣结。

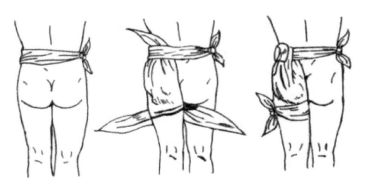

图7-14 三角巾臀部包扎法

（3）臀骶部燕尾式包扎法：将三角巾折成燕尾状（燕尾夹角约成130°，两燕尾角等长），两底边角系一小带，围腰在腹部打结；两燕尾角分别顺腹股沟绕大腿，与对边打纽扣结。

（4）腹股沟与臀部包扎法：把三角巾顶角放在腹股沟下方，取一底角绕大腿一周，与角打结；然后把另一底角围腰，与底边打纽扣结。

5. 躯干双三角巾包扎法　用两条大三角巾的底边顺着身长分别交叉置于左右，平放于躯干前后；用两条三角巾的顶角围腰，与各自的底边打纽扣结；放于躯干上部的左右角绕肩，与对应边打纽扣结；躯干下部的左右角，分别包绕大腿，与各自的底边打纽扣结。

6. 四肢包扎法

（1）手（足）包扎法：将三角巾底边向上横置于腕部或踝部，手掌（足跖）向下，放于三角巾的中央，顶角折回盖在手背（足背）上，然后将两底角交叉压住顶角，于腕部（踝部）缠绕一结。打结后，应将顶角折回打在结内（图7-15）。

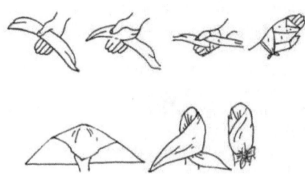

（2）手（足）"8"字包扎法：将三角巾折成条带状横放于手掌、足跖或手背、足背处，在手背或足背（手掌、足跖）行"8"字交叉，绕腕（踝）打结。

（3）膝（肘）部包扎法：根据伤情，将三角巾折成适当宽度的条带状，将带的中段斜放于膝（肘）部，取两端分别压住上下两边，包绕肢体一周打结。此法也适用于四肢各部位包扎（图7-16）。

图 7-15　三角巾手足包扎法

（4）残肢风帽式包扎法：分别将三角巾底边中央、顶角打结，使成风帽状，然后将残肢伤端套入风帽内，再拉紧两底角，于近心端反折打结固定。

五、几种特殊伤情的包扎技术

1. 头部外伤的包扎（图7-17）　头皮血运丰富，外伤后出血较多，常伴有颅骨骨折和颅脑损伤。头部伤口要尽快用无菌敷料或洁净布料压迫止血，用尼龙网套或三角巾等固定敷料包扎。如有耳、鼻漏液说明有颅底骨折，应禁止堵塞耳道和鼻孔，以防颅内感染及颅内压力增高。可用无菌敷料、清洁的毛巾、纸巾等擦净耳、鼻周围的血迹及污染物。

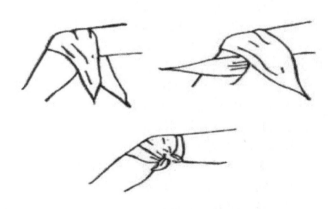

图 7-16　三角巾膝肘包扎法

遇有火器伤使脑组织膨出伤口者，首先松解衣扣、腰带和装具，以保持呼吸道通畅。用无菌纱布覆盖膨出脑组织，然后用纱布折成圆圈放在脑组织周围（也可用干净的碗扣住），以三角巾或绷带轻轻包扎固定。切勿压迫膨出脑组织，并禁止将其送回伤口内。后送时，将头部垫好，并使伤侧向上，天冷时，要注意保暖。

2. 手指离断伤的包扎　操作要点：①立即掐住伤指根部两侧防止出血过多；②用绷带回反式包扎手指残端。不要用绳索、布条捆扎手指，以免加重手指损伤或造成缺血坏死；③离断的手指要用洁净物品如手帕、毛巾等包好，外套塑料袋或装入小瓶中；④将

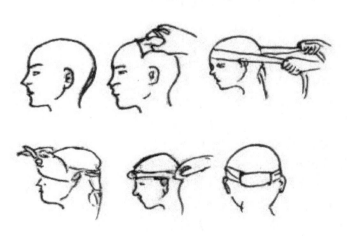

图 7-17　头部外伤包扎法

装有离断手指的塑料袋或小瓶放入装有冰块的容器中，保持在 2～3℃ 的环境中，无冰块可有冰棍代替；⑤不要将离断手指直接放入水中、冰中、酒精中，以免影响手指再植成活率。

3. 肢体离断伤的包扎　操作要点：①多数肢体离断伤组织碾锉较重，血管很快回缩并形成血栓，出血并非喷射性。这时，仅行残端加压包扎即可。如果出血多，呈喷射性，先行指压止血法止血，然后上止血带，再行包扎；②用大量纱布压在肢体残端，用回返式包扎法加压包扎；③用宽胶布从肢端开始向上拉紧粘贴，以加强加压止血和防止敷料脱落；④离断的肢体尚有部分组织相连，则直接包扎，并按骨折固定法进行固定；⑤如有大的骨块脱出，应同时包好，一同送医院，不能丢弃；⑥离断的肢体要用布料包好，外面套一层塑料袋，放在另一装有冰块或冰棍的塑料袋中保存。

4. 开放性气胸的包扎　操作要点：①立即用保鲜膜、塑料布（袋）、纱布或清洁敷料压在伤口上；②胶布将敷料固定；③三角巾折成宽带绕胸固定于健侧打结；④三角巾侧胸部或全胸部包扎；⑤伤病员取半卧位。

5. 腹部内脏脱出的包扎　操作要点：①发现腹部有内脏脱出，不要将脱出物还纳，以免引起腹腔感染；②立即用保鲜膜或大块敷料覆盖伤口；③用三角巾做环行圈，圈的大小以能将腹内脱出物环套为宜，将环行圈环套脱出物；④用饭碗或茶缸将环行圈一并扣住；⑤三角巾腹部包扎；⑥伤病员平卧，双膝屈曲固定。脊柱板或硬板担架搬运。

6. 异物伤口的包扎（图 7-18，彩图见文后彩插图 7-18）　伤口表浅异物可以去除后包扎伤口。如异物为尖刀、钢筋、木棍、尖石块等，并扎入肌体深部，不要贸然拔除，以免引起大出血或神经、内脏的损伤。应将大块敷料支撑异物，然后用绷带固定敷料以控制出血，并避免移动。维持异物原位不动，待转入医院后再行处理。

操作要点：①敷料上剪洞，套过异物，置于伤口上；②用敷料卷放在异物两侧，将异物固定；③用绷带或三角巾包扎。

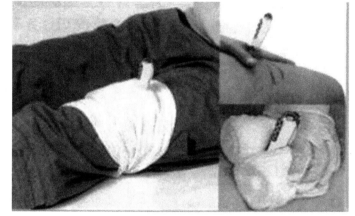

图 7-18　异物伤口的包扎

第5节　创伤现场固定法

现场骨折固定是创伤救护的一项基本任务。正确良好的固定能迅速减轻伤病员的疼痛，减少肿胀和出血，防止损伤脊髓、神经、血管等重要组织，也是搬运的基础，有利于后送及进一步治疗。

一、固定材料

（一）脊柱部位固定材料

1. 颈托　为颈部固定器。将受伤颈部尽量制动，保护受伤的颈椎免受进一步损害。

应用方法：①救护员位于伤病员的背后，用手固定伤病员头部为正中位；②选择颈托，将五指并拢，测量伤病员锁骨至下颌角之间的宽度（颈部高度）；③根据伤病员颈部的高度，调节颈托位于合适宽度；④上颈托时先将固定红点对准一侧下颌角；⑤固定颈托于下颌部，另一侧从颈后环绕，两端粘贴固定。

2. 铝芯塑型夹板　将夹板弯曲环绕颈部，固定颈椎。

3. 脊柱板、头部固定器　脊柱板是由纤维板或木板制造，长约 180cm，板四周有相对的孔用于固定带的固定、搬运。脊柱板应用中要配合颈托、头部固定器及固定带，适用于脊柱受损的伤病员。

4. 躯干夹板　专用于狭窄的空间，一般用于坐位的脊柱损伤的伤病员，佩戴颈托，保持伤病员的躯干、头部和脊柱正中位置。

应用方法：①带上颈托，确保颈部制动；②放于伤病员的背后，其正中位置紧贴脊柱；③围住伤病员的身体，上贴住腋窝；④躯干夹板上的固定带绕过身体前面固定套在另一边扣上；⑤依次绑好前额、下颌、胸前绷带，将髋部、膝部、足部固定。

5. 应用就便材料现场制作固定材料

（1）用报纸、毛巾、衣物等卷成卷，从颈后向前围于颈部。颈套粗细以围于颈部后能限制下颌活动为宜。

（2）表面平坦的木板、床板，以大小超过伤病员的肩宽和人体高度为宜，配有绷带及布带用于固定。

（二）夹板类

1. 充气式夹板　为塑料制品。用于四肢骨折，也可用于止血、防止进一步感染和水肿。救护员先将充气夹板套于伤肢，拉上拉链，将夹板气囊阀门拉起打开，口吹气至膨胀坚硬，再将气囊阀门下压即关闭阀门。解脱夹板先将气阀上拉，放气后再拉开拉链。

2. 铝芯塑型夹板　用于四肢骨折，可调节夹板长度。夹板表面有衬垫，可直接固定。

3. 四肢各部位夹板　分为上臂、前臂、大腿、小腿的固定板，并带有衬垫和固定带。

4. 锁骨固定带　用于锁骨骨折。

5. 小夹板　用于肢体的骨折固定，对肢体不同部位的骨折有不同型号的组合夹板，对局部皮肤肌肉损伤小。

6. 应用就便材料现场制作　杂志、硬纸板、木板、折叠的毯子、树枝、雨伞等可作为临时夹板。

（三）健侧肢体固定

将受伤上肢缚于躯干，将受伤下肢固定于健肢（图7-19）。

二、固定原则

1. 首先检查意识、呼吸、脉搏及处理严重出血。

2. 用绷带、三角巾、夹板固定受伤部位。

3. 夹板的长度能将骨折处的上下关节一同加以固定。

4. 骨断端暴露，不要拉动，不要送回伤口内，开放性骨折现场不要清洗，不要涂药。

5. 暴露肢体末端以便观察血液循环。

6. 固定伤肢后如有可能将伤肢抬高。

7. 如现场对生命安全有威胁要移置安全区再固定。

8. 预防休克。

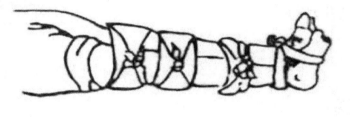

图7-19　健肢固定

三、固定方法

要根据现场的条件和骨折的部位不同选择固定器材、采取不同的固定方式。固定要牢固，不能过松或过紧。在骨折和关节突出部位要加衬垫，以加强固定和防止皮肤损伤。

操作要点：①置伤病员于适当位置，就地施救；②夹板与皮肤、关节、骨突出部位之间加衬，固定操作要轻；③先固定骨折的上端（近心端），再固定骨折的下端（远心端），绷带不要系在骨折处；④前臂、小腿部位的骨折，尽可能在损伤部位的两侧放置夹板固定，以防止肢体旋转及避免骨折断端相互接触；⑤固定后，上肢为屈肘位，下肢呈伸直位；⑥应露出指（趾）端，便于检查末梢血液循环。

注意：①开放性骨折禁止用水冲洗，不涂药物，保持伤口清洁；②肢体如有畸形，可按畸形位置固定；③临时固定的作用只是制动，严禁当场整复。

（一）锁骨骨折固定法

锁骨骨折多由摔伤或车祸引起。锁骨变形，有血肿，肩部活动时疼痛加重。

1. 锁骨固定带固定法　伤病员坐位，双肩向后正中线靠拢；安放锁骨固定带。

2. 三角巾固定法　用两条三角巾，分别折成5指宽的条带。固定时腋窝加棉垫垫好，用三角巾条带环绕腋部一周，在腋后打结，然后把左、右打结的三角巾一匀拉紧，在背后打结，使左、右肩关节后伸，锁骨骨折则得到固定。

3. "T"形夹板固定法　取木板两块，制作成"T"形，夹板加垫，用绷带缠好，然后放在伤员背部用三角巾或绷带固定。

4. 三角巾前臂悬吊固定法（图7-20）　为免损伤锁骨下血管，尽量减少对骨折的刺激，也可只用三角巾屈肘位悬吊上肢，如无三角巾可用围巾代替，或用自身衣襟反折固定。

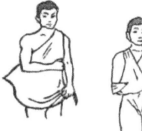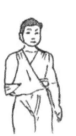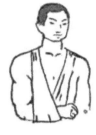

图 7-20　三角巾前臂悬吊法

（二）上肢骨折固定法

1. 肱骨干骨折固定法　肱骨干骨折由摔伤、撞伤和击伤所致。上肢肿胀、瘀血、疼痛，有移位时出现畸形，上肢活动受限。桡神经紧贴肱骨干，易损伤。固定时，骨折处要加厚垫保护以防止桡神经损伤。

（1）铝芯塑型夹板固定法：①按上臂长度将夹板制成"U"形，屈肘位套于上臂；②用绷带缠绕固定；③前臂用绷带或三角巾悬吊于胸前；④指端露出，方便检查末梢血液循环。

（2）夹板固定法：在骨折部位放置衬垫后，用1~3块夹板固定。用1块夹板时放在上臂外侧；用2块夹板时，放在上臂的内、外两侧；用3块夹板时，则在上臂的前、后和外侧各放一块。然后用两条折叠成带状的三角巾或绷带，在骨折的上、下端扎紧，肘关节屈曲90°，前臂用腰带或三角巾悬吊于胸前。必要时再以绷带将上臂固定于躯干上，以加强固定。指端露出，方便检查末梢血液循环。

现场如无小夹板或木板可用纸板或杂志、书本代替。将纸板或杂志的上边剪成弧形，将弧形边放于肩部包住上臂；布带捆绑，可起到暂时固定作用；固定后屈肘位悬吊前臂；指端露出，检查末梢血液循环。

（3）躯干固定法：现场无夹板或其他可利用物时，用三角巾或宽布带将上臂固定于躯干。

2. 肱骨髁上骨折固定法　肱骨髁上骨折位置低，接近肘关节，局部有肱动脉、尺神经及正中神经，容易损伤。骨折后局部肿胀、畸形，肘关节半屈位。

肱骨髁上骨折现场不宜用夹板固定（可增加血管神经损伤的机会），可直接用三角巾或围巾等固定于躯干，指端露出，检查末梢血液循环。

3. 前臂骨折固定法　前臂骨折可谓桡骨或尺骨骨折，也可为桡、尺骨双骨折。前臂骨折相对稳定，血管损伤机会较小。

（1）气夹板固定法：将充气夹板套于前臂；通过充气孔充气固定。

（2）夹板固定法：用两块木板固定，加垫；分别置于前臂的外侧、内侧，用三角巾或绷带捆绑固定；肘屈位大悬臂带吊于胸前；指端露出，检查末梢血液循环。如无夹板，可用杂志、书本代替（图7-21）。

4. 上肢悬吊法

（1）大悬臂带：用于臂伤和骨折（肱骨骨折时不能用），将肘关节屈曲吊于胸前，以防骨折端错位、疼痛和出血。

（2）小悬臂带：用于锁骨和肱骨骨折，肩关节和上臂伤，将三角巾折成带状吊直前臂（不要托肘）。

（三）下肢骨折固定法

1. 股骨干骨折（大腿骨骨折）　固定法股骨干粗大，骨折常由巨大外力，如车祸、高空坠落及重物砸伤所致，损伤严重，出血多，易出现休克。骨折后大腿肿

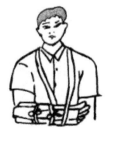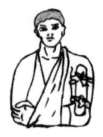

图 7-21　前臂夹板固定法

胀、疼痛、变形或缩短。

（1）夹板固定法（图7-22、图7-23）：①用两块木板，一块长木板从伤侧腋窝到外踝，一块木板从大腿内侧到内踝；②在腋下、膝关节、踝关节骨突部放棉垫保护，空隙处用柔软物品填实；③用7条宽带固定，先固定骨折上下两端，然后固定腋下、腰部、髋部、小腿及踝部；④如有一块夹板则放于伤腿外侧，从腋下到外踝，内侧夹板用健肢代替，固定方法同上；⑤"8"字法固定足踝，趾端露出，检查末梢血液循环。

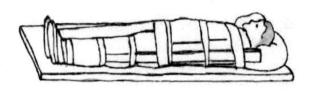

图7-22　下肢骨折夹板固定法1

（2）健肢固定法：①用三角巾、腰带、布带等5条宽带将下肢固定在一起；②两膝、两踝及两腿间隙之间垫好衬垫；③"8"字法固定足踝；④指端露出，检查末梢血液循环。

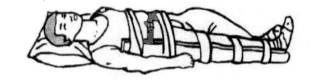

图7-23　下肢骨折夹板固定法2

2. 小腿骨折固定法　小腿骨折，尤其是胫骨骨折，骨折端易刺破小腿前方皮肤，造成骨外露。因此，在骨折处要加厚垫保护。出血、肿胀严重时会导致骨筋膜室综合征，造成小腿缺血、坏死，发生肌肉挛缩畸形。小腿骨折固定切忌固定过紧。

（1）铝芯塑型夹板固定法：按小腿长度将夹板制成"U"形，置于小腿两侧；绷带或三角巾固定；趾端露出，检查末梢血液循环。

（2）充气夹板固定法：充气夹板套于小腿；通过充气孔通气固定；趾端露出，检查末梢血液循环。

（3）木板固定法：①用两块木板，一块长木板从伤侧髋关节到外踝，一块短木板从大腿根内侧到内踝；②在膝关节、踝关节骨突部放棉垫保护，空隙处用柔软物品填实；③5条宽带固定，先固定骨折上下两端，然后固定髋部、大腿、踝部；④"8"字法固定足踝；⑤趾端露出，检查末梢血液循环。

（四）脊柱骨折固定法

脊柱骨折可发生在颈椎和胸腰椎。骨折部移位可压迫脊髓造成瘫痪。

1. 颈椎骨折固定法　头部朝下摔伤或高速行驶时突然刹车，伤病员受伤后颈部剧烈疼痛，可同时伴有四肢瘫痪，应考虑有颈椎损伤，要立即固定。

（1）脊柱板固定法：①双手牵引头部恢复颈椎轴线位，上颈托或自制颈套固定；②保持伤病员身体长轴一致位侧翻，放置脊柱固定板，将伤病员平移至脊柱板上；③将头部固定，双肩、骨盆、双下肢及足部用宽带固定在脊柱板上，以免运输途中颠簸、晃动。

（2）木板（硬纸板）固定法：①用一长、宽与伤病员身高、肩宽相仿的普通木板（硬纸板）作固定物，并作为搬运工具；②保持伤病员身体长轴一致侧卧，放置木板（硬纸板）上，动作要轻柔；③将伤病员平移置木板（硬纸板）上；④头颈部、足踝部及腰后空虚处垫实；⑤双肩、骨盆、双下肢及足部用宽带固定于木板（硬纸板）上，避免运输途中颠簸、晃动；⑥双手用绷带固定放于身体前方。

2. 胸腰椎骨折固定法　坠落伤、砸伤、交通伤等严重创伤后腰背疼痛，尤其伴有双下肢感觉及运动障碍时应考虑胸腰椎骨折。疑有胸腰椎骨折时，禁止伤病员做坐起或站立等动作，以免加重损伤。固定方法同"颈椎骨折固定"。因无颈椎骨折，可不必上颈托。

（五）骨盆骨折固定法

骨盆受到强大外力碰撞、挤压发生骨折。

固定方法：①伤病员为卧位，两膝下放置软垫，膝部屈曲以减轻骨盆骨折的疼痛；②用宽布带从臀后向前绕骨盆，捆扎紧；③在下腹部打结固定；④两膝之间加放衬垫，用宽带捆扎固定。

（六）开放性骨折固定法

固定方法：①敷料覆盖外露骨及伤口；②在伤口周围放置环形衬垫，用绷带包扎固定；③夹板固定骨折；④如出血多需要上止血带；⑤不要将外漏骨还纳，以免污染伤口深部，造成血管神经再损伤。

第6节 创伤现场搬运技术

创伤的搬运技术包括如何将伤病员从受伤现场搬出及现场救护后抬上担架、救护车或病床两个方面。

一、搬运器材

担架是运送伤病员最常用的工具,担架种类很多(图7-24)。

(一)担架器材

1. 折叠楼梯担架　便于在狭窄的走廊、曲折的楼梯等处的搬运。

2. 折叠铲式担架　为医用专业担架,担架双侧均可打开,将伤病员铲入担架,常用于脊柱损伤伤病员的现场搬运。

3. 真空固定垫　可以自动(或打气)成型,并根据伤病员的身体形状将其固定在垫中,再用担架搬运。

4. 漂浮式吊篮担架　海上救护,将伤病员固定于担架内保证头部完全露出水面。

5. 帆布担架　适用于内科系列的伤病员,对怀疑有脊柱损伤的伤病员禁用。

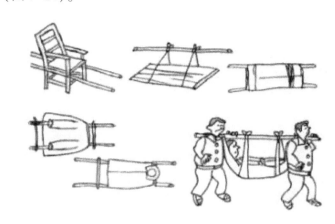

图7-24　搬运工具

6. 轮式担架　由两大轮、两小轮、担架、输液架4部分组成,方便转运。不用时可折叠存放。

智能担架也称移动式重症监护单元,配备机动特护救援设施和创伤生命支持与运输单元等。目前多采用北约式担架作为伤员救治的复苏、稳定和后送平台,该担架配备了生命监测单元、吸引单元、机械通气单元、除颤单元、液体输注单元、临床检测单元、供氧单元及中心控制与显示单元等,总重65kg。

(二)自制担架

1. 木板担架　可用长、宽与伤病员身高、肩宽相仿的木板作为搬运工具。

2. 毛毯担架　在伤病员无骨折的情况下运用。毛毯也可用床单、被罩、雨衣等替代。

3. 简易担架　在现场应用中要慎重,尽可能用木板担架。对于无骨折的伤病员,病情严重时应急使用。

4. 绳索担架　将坚实绳索交叉缠绕在两根木棒之间,端头打结系牢。

5. 衣物担架　用木棒两根,将大衣袖向内翻成两管,木棍插入内,衣身整理平整。

二、搬运护送原则

1. 迅速观察受伤现场并判断伤情。

2. 做好伤病员的现场救护,先救命后治伤。

3. 止血、包扎、固定后再搬运。

4. 伤病员体位要适宜舒服。

5. 不要无目的的移动伤病员。

6. 保持脊柱及肢体在一条轴线上,防止损伤加重。

7. 动作要轻巧、迅速,避免不必要的振动。

8. 注意伤情变化,并及时处理。

三、搬运方法

正确的搬运方法能减少伤病员的痛苦,防止损伤加重;错误的搬运方法不仅会加重伤病员的痛苦,还会加重损伤。因此，正确的搬运在现场救护中显得尤为重要（图7-25、图7-26）。

操作要点：①现场救护后，要根据伤病员的特点分别采取搀扶、背运、双人搬运、三人搬运或四人搬运等措施；②疑有脊柱、骨盆、双下肢骨折时不能让伤病员试行站立；③疑有肋骨骨折的伤病员不能采取背运的方法；④伤势较重，昏迷，有内脏损伤，脊柱、骨盆骨折，下肢骨折的伤病员应采用担架搬运；⑤现场如无担架，制作简单担架搬运。

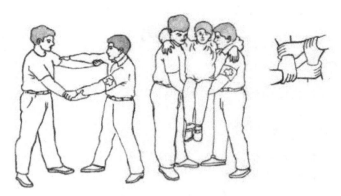

图7-25 搬运方法1

（一）徒手搬运

对于搬运路程较近、病情较轻、无骨折的伤病员所采取的搬运方法。

1. 拖行法 现场环境危险，必须立即将伤病员移到安全区域时适用此法。操作方法：①救护员位于伤病员的背后；②将伤病员的双侧手臂横放于胸前；③救护员的双臂置于伤病员的腋下，双手紧紧抓住伤病员的手臂；④缓慢向后拖行；⑤或者将伤病员外衣扣解开，衣服从背后反折，中间托住颈部，缓慢向后拖行。

2. 扶行法 用来扶助伤势轻微并能自行清醒的伤病员。操作方法：①救护员位于伤病员一侧，

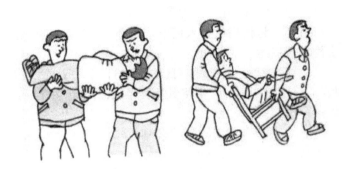

图7-26 搬运方法2

将其靠近自己一侧的手臂抬起，置于自己颈部；②救护员外侧的手紧握伤病员的手臂，另一只手扶持其腰部；③伤病员身体略靠住救护员前行。

3. 抱持法 用于运送受伤儿童和体重轻的伤病员。操作方法：①救护员位于伤员一侧；②一手臂托伤病员腰部，另一手臂托住大腿；③将伤员抱起。

4. 爬行法 适用于在狭小的空间及火灾烟雾现场的伤病员搬运。操作方法：①将伤病员的双手用布带捆绑于胸前；②救护员骑跨于伤病员躯干的两侧，将伤病员的双手套于救护员颈部；③使伤病员的头、颈、肩部离开地面，救护员双手着地或一手臂保护伤病员头颈部，一手着地；④拖带爬行前进。

5. 侧身匍匐搬运法 动作要点：垫腰、撑肘、抱胸、蹬足。

6. 匍匐背驮搬运法 动作要点：同向侧卧身，拉紧上臂再抓臂，合力猛翻转上身。

7. 杠轿式 为两名救护员的搬运。操作要点：①两名救护员对面站于伤病员的背后，呈蹲位；②各自用右手紧握左手腕，左手再紧握对方右手腕，组成杠轿；③伤病员将两手臂分别置于救护员颈后，坐在杠轿上；④救护员慢慢抬起，站立。将伤病员抬走。

（二）担架搬运

担架是现场救护搬运中最方便的用具。2~4名救护员按救护搬运的正确方法将伤病员轻轻移上担架，做好固定。

搬运要点：

（1）伤病员固定于担架上。

（2）伤病员的头部向后，足部向前，以便后面抬担架的救护员观察伤病员的病情变化。

（3）抬担架人要步调一致。

（4）向高处抬时前面人要将担架放低，后面人要抬高，以使伤病员保持水平状态； 向低处抬则相反。

（5）一般情况下伤病员多采取平卧位，有昏迷时头部应偏于一侧，有脑脊液耳漏、鼻漏时头部抬高30°，防止脑脊液逆流或窒息。

（6）铲式担架及脊柱板均有固定带，将伤病员固定，前后各1~2人合力抬起搬运。

（7）帆布担架及简易担架，担架上要先垫被褥、毛毯等，防止皮肤压伤。在颈部、腰部、膝部、踝下空虚处要用衬垫、衣物垫起。此法不适宜骨折伤病员的搬运。

（8）毛毯担架抬法适用于伤病员无骨折而伤势严重、楼梯狭窄时：①将毛毯卷至半幅放在地上，卷边靠近伤病员；②4位救护员分别同跪在头、肩、腰、腿部一侧；③合力将伤病员身体侧翻，使毛毯卷起部分贴近伤病员背部；④将伤病员轻轻向后翻转过毛毯卷起部分；⑤置伤病员为仰卧位；⑥将毛毯两边紧卷向伤病员，并贴近其身体两侧；⑦4位救护员分别抓住毛毯平头、腰、髋、膝处；⑧同时合力，抬起伤病员。

（三）伤病员的紧急移动

1. 从驾驶室搬出　操作要点：①一人双手抱住伤病员头部两侧，轴向牵引部位。可能的话带上颈托；②另一人双手轻轻轴向牵引伤病员的双踝部，使双下肢伸直；③第三、第四人双手托伤病员肩背部及腰臀部，保持脊柱中立位，平稳将伤病员搬出。

2. 从倒塌物下搬出　操作要点：①迅速清除压在伤病员身上的泥土、砖块、水泥板等杂物；②清除伤病员口腔、鼻腔中的泥土及脱落的牙齿，保持呼吸道通畅；③一人双手紧抱伤病员头部两侧并牵引颈部；④另一人双手牵引伤病员的双踝，使双下肢伸直；⑤第三、第四人双手平托伤病员背部和腰臀部；⑥4人同时用力，保持脊柱轴位，平稳将伤病员移出现场。

3. 从狭窄坑道将伤病员搬出　操作要点：①一人抱紧伤病员头部两侧并牵引颈部；②另一人双手牵引伤病员双踝，使双下肢伸直；③第三、第四人双手平托伤病员肩背部和腰臀部，将伤病员托出坑道，交于坑道外人员将伤病员搬出。

（四）几种伤情的搬运方法

1. 脊柱骨折搬运法　适用于4人搬运方法。操作要点为：①一人在伤病员的头部，双手掌抱于头部两侧轴向牵引颈部，有条件时带上颈托；②另外3人在伤病员的同一侧（一般为右侧），分别在伤病员的肩背部、腰臀部、膝踝部，单膝跪地，双手平伸到伤病员对侧；③4人同时用力，保持伤病员脊柱为中立位，平稳抬起，放于脊柱板上；④上颈托，无颈托者两侧用沙袋或衣物等固定；⑤头部固定器或布带固定头部；⑥6~8条固定带，将伤病员固定于脊柱板上；⑦2~4人护送。

2. 骨盆骨折搬运法　适用于3人搬运方法。操作要点为：①固定伤病员骨盆；②3名救护员位于伤病员的一侧；③一人位于伤病员的胸部，伤病员的手臂抬起置于救护员的肩上，一人位于腿部，一人专门保护骨盆；④双手伸平，同时用力，抬起伤病员放于硬板担架上并固定；⑤骨盆两侧用沙袋或衣物固定，防止途中晃动；⑥如同时伴有上臂骨折，固定后上臂用衣物垫起，与胸部相平行，肘部屈曲90°放于胸腹部；⑦头部、双肩、骨盆、膝部用宽布带固定于担架上，防止途中晃动。

3. 胸部损伤搬运法　胸部损伤的伤员，一般用仰卧位，亦可用斜坡卧位。为减少腹壁张力，可将伤员膝下用衣物垫高，髋关节和膝关节均处于半屈曲位置。

（五）现场搬运注意事项

1. 搬运要平稳，避免强拉硬拽，防止损伤加重。

2. 特别要保持脊柱中立位，防止脊髓损伤。

3. 疑有脊柱骨折时禁止一人抬肩、一人抱腿的错误搬运方法。

4. 转运途中要密切观察伤病员的呼吸、脉搏变化，并随时调整止血带和固定物的松紧度，防止皮肤压伤和缺血坏死。

5. 要将伤病员妥善固定在担架上，防止头颈部扭动和过度颠簸。

第7节 胸外心脏按压的训练与考核标准

心脏骤停是公共卫生和临床医学领域中最危急的情况之一，表现为心脏机械活动突然停止，患者对刺激无反应、无脉搏、无自主呼吸或濒死叹息样呼吸，如不能得到及时有效救治，常致患者即刻死亡，即心脏性猝死（sudden cardiac death，SCD）。我国SCD的发生率为每年41.84/105（0.04%），以13亿人口推算，我国每年发生SCD54.4万例。即使在美国，SCD抢救成活率仍小于5%。

心肺复苏术（cardiopulmonary resuscitation，CPR）是一系列提高心脏骤停后生存机会的救命措施，主要包括基础生命支持（basic life support，BLS）和高级心血管生命支持（advanced cardiovascuoar life support，ACLS）。BLS是心脏骤停后挽救生命的基础，主要是指徒手实施CPR。BLS的基本内容包括识别心脏骤停、呼叫急救系统、尽早开始CPR、迅速使用除颤器/AED除颤。高级心血管生命支持（ACLS）是指由专业急救、医护人员应用急救器材和药品所实施的一系列复苏措施，主要包括人工气道的建立、机械通气、循环辅助仪器、药物的液体的应用、电除颤、病情和疗效评估、复苏后脏器功能的维持等。我们这里主要介绍BLS。

一、徒手心肺复苏术

每年因心脏停搏突然死亡者60%~70%发生在院前。CPR是现场急救的技术，美国成年人中约有85%的人有兴趣参加CPR初步训练，使40%心脏骤停者复苏成功，每年抢救了约20万人的生命。心脏跳动停止者，如在4 min内实施初步的CPR，在8 min内由专业人员进一步高级心脏救护术（ACLS），则患者救活率高达43%。许多危急的生命，以CPR抢救回来。因此，时间就是生命，速度是关键。

（一）胸外心脏按压法

患者取仰卧位，置于地面或硬板上；操作者靠近患者立或跪于一侧，双膝与肩同宽。按压点选择在剑突以上两横指处，4~5 cm，即胸骨中下1/3处。对于成年人可采用双手按压法，即一手掌根部置于胸骨按压点，另一手掌重叠在该手背上，手指交叉或翘起，肘关节挺直，借施救者的体重和肩背部的力量，快速有力地向脊柱方向垂直下压，每次按压使胸骨下陷至少5 cm。解除压力时手掌不能离开按压点，按压与放松的时间比为1∶1。按压频率为每分钟至少100次。小儿用一个手掌根部施压，新生儿仅需两三根手指按压即可进行有效的心脏按压，每次按压使胸骨下陷至少1/3胸廓前后径，按压速率每分钟至少100次。

保持呼吸道通畅，人工呼吸（参考本章第3节）。

按照上述方法操作5个循环（2 min），判断呼吸循环体征1次。

（二）胸内心脏直接按压法

1. 本法适用于有严重胸骨创伤、心包填塞、张力性气胸、胸部畸形者；执行胸外心脏按压法10 min后，仍无效果者；心胸手术时。

2. 操作方法 施救者站在患者左侧，在左胸第4~第5肋间前外侧切口，动作应迅速以免延误抢救时机。如切口出血则提示心跳未停，应停止开胸。撑开胸腔，立即做心脏按压。为便于按压操作，可在左膈神经前方纵行切开心包8~10 cm，直接做心脏按压。心包外按压有利于争取时间，减少心肌损伤。切开心包，既能正确判断心室颤动、心脏是否完全停跳，又可观察心肌颜色及张力，且有利于向左心室注药，可避免因穿刺而造成冠状血管损伤等。循环恢复后，应进行切口止血，并检查胸内血管有无损伤，待血压稳定后，缝合胸壁，放置引流管。

单手按压法：以右手按压时，将拇指和大鱼际部紧贴心脏前面，其余四指放平置于心脏后面，进行有节律的按压，以左手按压时，将心尖放于手掌，拇指及大鱼际部放在心脏前面，而其余各指伸直放于左心室后面进行按压，也可用右手放于心脏后面，将心脏向胸骨方向按压，此法效果较差，适用于小儿。

双手按压法：适用于心脏较大的患者，施救者将右手置于心脏后面，左手置于心脏前面，左手基本上保持不动，右手向左手按压移动。

做胸内心脏按压时，用力要均匀，切忌指尖用力，以免造成心肌撕裂或穿孔，应经常变换拇指的位置，按压时应尽量使左右心室的血液完全排空。按压后应将手掌完全放松，以利于心脏舒张充盈，注意避免心脏扭曲或移位。

胸内心脏按压有效的表现：按压后，能逐渐触到大动脉搏动，测得收缩压 60 mmHg 以上；口唇、指甲颜色转为红润；心肌张力增加，心脏颜色由紫转为红润；心室颤动者按压后颤动波由细变粗，有的甚至由粗颤自动转为自主性节律；按压后瞳孔逐渐缩小，出现对光反射，睫毛反射和眼睑反射，呼吸逐渐恢复，下颌及四肢张力恢复。相关用药：肾上腺素、氯化钙、利多卡因、异丙肾上腺素、去甲肾上腺素、碱性药物。不推荐对心脏停搏或无脉电活动（PEA）者常规使用阿托品。

附件：心肺复苏 2015 年国际新标准操作流程 CPR

首先评估现场环境安全

1. 意识的判断　用双手轻拍患者双肩，问："喂！你怎么了？"告知无反应。

2. 检查呼吸　观察患者胸部起伏 5~10 s（1001，1002，1003，1004，1005）告知无呼吸。

3. 呼救　来人啊！喊医生！推抢救车！除颤仪！

4. 判断是否有颈动脉搏动：用右手的中指和示指从气管正中环状软骨划向近侧颈动脉搏动处，告之无搏动（数 1001，1002，1003，1004，1005 判断 5 s 以上 10 s 以下）。

5. 松解衣领及裤带。

6. 胸外心脏按压　两乳头连线中点（胸骨中下 1/3 处），用左手掌跟紧贴患者的胸部，两手重叠，左手五指翘起，双臂深直，用上身力量用力按压 30 次（按压频率至少 100 次/min，按压深度至少 125 px）。

7. 打开气道　仰头抬颌法。口腔无分泌物，无假牙。

8. 人工呼吸　应用简易呼吸器，一手以"CE"手法固定，一手挤压简易呼吸器，每次送气 400~600 mL，频率 10~12 次/min。

9. 持续 2 min 的高效率的 CPR：以心脏按压：人工呼吸=30：2 的比例进行，操作 5 个周期。（心脏按压开始送气结束）

10. 判断复苏是否有效（听是否有呼吸音，同时触摸是否有颈动脉搏动）。

11. 整理患者，进一步生命支持。

提高抢救成功率的主要因素

1. 将重点继续放在高质量的 CPR 上。

2. 按压频率至少 100 次/min（区别于大约 100 次/min）。

3. 胸骨下陷深度至少 5 cm。

4. 按压后保证胸骨完全回弹。

5. 胸外按压时最大限度地减少中断。

6. 避免过度通气。

注意事项

1. 口对口吹气量不宜过大，一般不超过 1200 mL，胸廓稍起伏即可。吹气时间不宜过长，过长会引起急性胃扩张、胃胀气和呕吐。吹气过程要注意观察患（伤）者气道是否通畅，胸廓是否被吹起。

2. 胸外心脏按术只能在患（伤）者心脏停止跳动下才能施行。

3. 口对口吹气和胸外心脏按压应同时进行，严格按吹气和按压的比例操作，吹气和按压的次数过多和过少均会影响复苏的成败。

4. 胸外心脏按压的位置必须准确。不准确容易损伤其他脏器。按压的力度要适宜，过大过猛容易使胸骨骨折，引起气胸血胸；按压的力度过轻，胸腔压力小，不足以推动血液循环。

5. 施行心肺复苏术时应将患（伤）者的衣扣及裤带解松，以免引起内脏损伤。

2005 年年底美国心脏学会（AHA）发布了新版 CPR 急救指南，与旧版指南相比，主要就是按压与呼吸的频次由 15：2 调整为 30：2。

二、自动体外除颤器

自动体外除颤器（Automated External Defibrillator，AED）又称自动体外电击器、自动电击器、自动除颤器、心脏除颤器及傻瓜电击器等，是一种便携式的医疗设备，它可以诊断特定的心律失常，并且给予电击除颤，是可被非专业人员使用的用于抢救心源性猝死患者的医疗设备。

（一）AED 使用范围

心脏骤停患者早期 85%~90% 是室颤，治疗室颤最有效的方法是早用 AED 除颤。除颤每推迟 1 min，存活率降低 7%~10%。CPR 与 AED 的早期有效配合使用，是抢救心跳呼吸骤停猝死患者的最有效抢救手段。

AED 于伤者脉搏停止时使用。然而它并不会对无心率且心电图呈水平直线的伤者进行电击。简而言之，使用除颤器本身并不能让患者恢复心跳，而是通过电击使致命性心律失常（如室颤、室扑等）终止，之后再通过心脏高位起搏点兴奋重新控制心脏搏动从而使心脏恢复跳动（但有部分患者因其心脏基础疾病可能在除颤后无法恢复心跳，此时自动体外除颤器会提示没有除颤指征，并建议立即进行心肺复苏）。

AED 是针对心室颤动（或心室扑动）者和无脉性室性心动过速者两种患者设计的。

不同于一般专为医疗人员设计的专业心脏除颤器，除了以上所提的两种情形外，它无法诊断其他各式各样的心律失常且无法提供治疗，而且它无法对心动过缓提供体外心率调节的功能。

（二）AED 操作程序

AED 易于操作，稍加培训既能熟练使用，专为现场急救设计的急救设备，从某种意义上讲，AED 又不仅是一种急救设备，更是一种急救新观念，一种由现场"第一目击者"最早进行有效急救的观念。它别于传统除颤器可以经内置电脑分析自动判读心电图和确定发病者是否需要予以电除颤。除颤过程中，AED 的语音提示和屏幕显示使操作更为简便易行。全自动的机型甚至只要求施救者替病患贴上电击贴片后，它即可自己判断并产生电击。半自动机型则会提醒施救者去按下电击钮。在大部分的场合施救者即使误按了电击钮，机器也不会作出电击，有些机型更可使用在儿童身上（低于 25kg 或小于 8 岁），但一般必须选择儿童专用的电极贴片。美国心脏医学会更建议即使没有儿童专用贴片仍可以使用成人贴片取代；目前没有证据显示成人用的贴片电极会造成更严重的损害。自动体外除颤器对多数人来说，只需几小时的培训便能操作。美国心脏病协会（AHA）认为，学用 AED 比学心肺复苏（CPR）更为简单。

在美国的自动体外心脏除颤器皆采用机器合成语音对施救者下指令。但因为施救者有可能是听障、重听患者或是听不懂英语，很多机型目前同时都附有屏幕提供讯息及图示以提醒施救者。大部分的机型都是针对非医疗工作人员所设计的。自动体外心脏除颤器是继心肺复苏术后，使心脏急救可以推广至大众的重要发明。

1. AED 使用步骤

（1）开启 AED，打开 AED 的盖子，依据视觉和声音的提示操作（有些型号需要先按下电源）。

（2）给患者贴电极，在患者胸部适当的位置上，紧密地贴上电极。通常而言，两块电极板分别贴在右胸上部和左胸左乳头外侧，具体位置可以参考 AED 机壳上的图样和电极板上的图片说明。也有使用一体化电极板的 AED，如在北京奥运会会场配置的 ZOLLAEDPlus。

（3）将电极板插头插入 AED 主机插孔。

（4）开始分析心律，在必要时除颤，按下"分析"键（有些型号在插入电极板后会发出语音提示，并自动开始分析心律，在此过程中请不要接触患者，即使是轻微的触动都有可能影响 AED 的分析），AED 将会开始分析心律。分析完毕后，AED 将会发出是否进行除颤的建议，当有除颤指征时，不要与患者接触，同时告诉附近的其他人远离患者，由操作者按下"放电"键除颤。

（5）一次除颤后未恢复有效灌注心律，进行 5 个周期 CPR。除颤结束后，AED 会再次分析心律，如未恢复有效灌注心律，操作者应进行 5 个周期 CPR，然后再次分析心律、除颤、CPR，反复至急救人员到来。

附件：AED 的语音提示

attach pads（连接电极板）

do not touch the patient, analyzing ECG/rhythm（请不要接触患者，正在分析心电图/心律）

shock advised/no shock advised（建议除颤/未建议除颤）

stand clear（远离患者）

charging（充电中）

press the shock button（按下"电击"键）

shock delivered（放电完毕）

check patient, if no pulse do CPR（检查患者，如没有脉搏，进行 CPR）

2. 几种特殊情况实施 AED 的注意点

（1）1~8 岁儿童用儿科电极贴片。

（2）将患者从水中移出，擦干净患者胸部的水。

（3）装有植入性复律除颤仪的患者应将 AED 贴片离开 2.5 cm。

（4）有药贴的患者应将药贴撕去，并擦干净局部皮肤。

（三）AED 配备地区

AED 通常配置于有大量人群聚集的地方，如购物中心、机场、车站、饭店、体育馆、学校等处及紧急医疗服务场所。

在亚洲，以日本及中国香港等人口稠密的国家及地区比较多设置。在香港，医院、警署（包括冲锋队冲锋车上）、救护站及大型商场都有配备；自 2011 年起，所有香港康乐及文化事务署辖下的场地均陆续地设置 AED。在中国内地也陆续设置于机场、高铁车站、大型体育馆、游乐度假场所、消防局救护队和军中卫生队，部分航空公司的客机则全面装设；2013 年 4 月起，台北市内的台北捷运所有车站、户政事务所、学校等公共场所都将装设此配备。2013 年 6 月 13 日起，高雄捷运于红橘线车站开始装设。2015 年 2 月 20 日，AED 亮相杭州街头，急救有望实现"黄金 3 min"。

为了使 AED 显而易见，多以鲜红、鲜绿及鲜黄色来标示。多由坚固的外厢加以保护，并且设有警钟。典型的自动除颤器配置有脸罩，可以方便施救者隔着脸罩对病患进行人工呼吸而无传染病或卫生的疑虑。另外，多有配置橡胶手套、剪刀、毛巾及剃刀等急救工具。

以色列研制的弹簧输液器由弹簧提供动力进行加压输液；而气囊型加压输液器体积小，适于一线使用。美国和加拿大均研制了骨内输液装置，即从胫骨、胸骨、跟骨或髂骨等部位穿刺，通过骨髓输液，其速度与静脉输液相当，输入液体的种类和药物无明显限制。其操作成功率可达 94%，且运动中骨内输液操作的成功率高于静脉穿刺，而并发骨髓炎的概率仅为 0.6%，是一种安全、可靠的静脉输液替代途径，解决了战创伤患者静脉通道建立困难和大批伤员救治的问题。

1. 现代战场救护装备（2003-08-01 10：50：12 新华网） 随着高技术武器装备的广泛运用，战场救护也面临着严峻的挑战。许多国家纷纷运用高新技术，研制适应未来战争需要的战场救护装备和设施。

（1）"救命子弹"：在炮火猛烈的战场上，由于受战场环境和救护条件的限制，受伤人员难以得到有效的治疗。为了在医护人员难以到达救护现场时也能对伤员进行必要的救护，外军已经研制出一种特殊的"救命子弹"。与其说是子弹，不如说是像子弹一样的药丸。它的外形与普通子弹无异，只是在内部包裹着特制的药品，如快速止血药、抗感冒药、中枢神经兴奋剂、解毒药和营养药等。这些特制子弹的弹体，是用一种可溶性高浓缩物质压制而成的，可以被人体迅速吸收。其救护原理是：携带"救命子弹"的救护人员在距离作战前沿 1000~1500 m 的位置上，仔细观察战场情况，一旦发现有伤员，便立即用激光定位仪或夜视器材瞄准目标伤员，并通过计算机确定"子弹"命中的最佳部位，而后准确发射。实验证明，这种"子弹"的命中率可达 98%。

（2）"伤情检测服"：为了迅速查明战场上伤员的伤情，以便有针对性地进行救护，美国研制出一种名为"智能内衣"的"伤情检测服"。它看上去只是一件极为普通的内衣，但其中却植入了光纤网络和导电聚合网络，并附有监视士兵身体状况的微型测量系统。穿着"伤情检测服"的人员在负伤倒地的一瞬间，其伤情便被检测并传送给远处的医护人员，医护人员根据所接收的信息，迅速准确地诊断出伤员受的是什么伤、伤在何处及程度如何，并制定出救治方案。目前，美国已将这种内衣先行装备于海军陆战队和特种部队。

（3）"智能药炮弹"："智能药炮弹"主要用于救护在敌后作战的伤员。它特制的弹体由新型耐火、耐高温的合成陶瓷材料制成，其内部装的当然不是炸药，而是各种各样的急救药品。"炮弹"的前端是一个微电脑声源探测器，用于搜寻目标，尾部装有引力自控式降落伞。炮弹可以用普通的 105 mm、122 mm 和 152 mm 口径的火炮发射，最大射程为 32 km。其工作原理是：医护人员按伤员所需的药品配制好"炮弹"，炮弹发射后，微电脑声源探测器搜寻目标，发出"声谱"，"炮弹"根据探测器发出的"声谱"自动修正弹道，到达目标上空 100m 时，自动打开降落伞，向伤员提供所需的救护药品。

（4）"简易医院"：外伤发生后的前 60 min 是最宝贵的"黄金治疗时间"，如果伤势在这段时间内能够得到控制，至少会有 40% 以上的生命得到挽救。对于伤员来说，从战场到野战医院的这段路程是最危险的。为了减少伤亡，美军研制出一种在担架上强化护理的"伤员生命支持及运送系统"。该装置高不过 20 cm，长度仅相当于一个担架，在这样有限的空间里却装有通风设备、减震器、心电图机、外科用抽吸机械及液体、氧气输入泵等外用设备，几乎就是一个小小的野战医院。在这一系统的医护下，伤员的伤情可以得到较好的控制，为以后的全面抢救赢得宝贵的时间。

2. 伊战中美军的战场救护（2003-04-17　15：38　新华网）　在战场上能否尽快地对伤员进行快速处理，事关官兵的生命。此次伊拉克战争中，美军不仅在科威特建立了野战医院，还在本土和欧洲扩大其所属医院的支援能力，并征用了属于退伍军人事务部和地方医院的床位。

（1）五级救护制度严格配套：美军战区一级的卫勤支援一般分为 5 个等级。一级支援主要是采取紧急救生措施，以便稳定伤病员的病情，为后送至下一级医疗机构或更高级的医疗机构创造条件。二级卫勤支援由旅、师的连级医疗分队及军和战区后方的相应医疗分队负责，他们要对伤员进行周密的检查，并根据伤情确定后送还是进一步治疗。三级卫勤支援在固定的医疗设施内进行，可提供救生、简单外科手术和住院等服务。四级卫勤支援一般由固定医院和总医院负责，可向伤员提供普通治疗、特殊治疗和外科手术及归队前的康复护理。而五级卫勤支援一般在美国本土。在这种体制下，伤病员可得到及时救治，并迅速从前方地域后送到可满足其治疗需要的医院。

（2）战场就可施行简易手术：与 10 年前的海湾战争中的卫勤保障相比，美军此次战场医疗支援变得更为快捷和有效。在第一架抵达海湾的飞机上就有美军的预防医疗分队。这些分队提供至关重要的饮用水安全检测报告，另外还收集战场环境和危险数据，进行基本的医学测试，经过 3~5 个小时即可给出结果。

此次战争中美军派出了远征医疗队，对前线给予快速及时的医疗支持。远征医疗支援包括多个可快速部署的医疗小组，它们有大到可放在室内的医疗设备，小到随身携带的背包，一应俱全。这些 5 人小组背着 70 磅重的背包，里面装满可救治 10 个人的药品和简易器械，可以在战场施行简易外科手术。当出现不能处理的情况时美军依靠直升机实施紧急后送。在 2002 年阿富汗作战行动中，美军一个医疗小组就可以治疗 100 名伤员，其中 39 例是战场手术。

（3）"海上浮动医院"功能齐全：医院船是美海军专门的海上医疗设施，可提供三级卫勤支援。2003 年 1 月 6 日，美国海军医院船"舒适"号离开马里兰州巴尔的摩港基地，起航驶向印度洋，这是"舒适"号自 1991 年海湾战争以来首次部署在这一地区。"舒适"号长 272.6 m、宽 32.2 m、排水量 7 万 t 左右，满载速度 17.5 节，船上共有 63 个平民水手，956 名海军的医护人员。船上共有 1000 张病床，其中紧急护理和简单护理床位各 500 张，还有和地面医院大小一样的电梯、楼梯和通道，俨然是一所大型海上浮动医院。

美海军共有两艘医院船，T-AH19"仁慈"号和 T-AH20"舒适"号，统一由美国军事海运司令部管辖。这两艘医院船都是由"圣克莱蒙特"级超级油轮改装的。平时，它们一般停靠在巴尔的摩、圣迭戈、加利福尼亚，人员保持在一个较小的水平，主要由地方船员和海军的医护人员组成。但每艘医院船都可以在 5 d 之内迅速配齐人员和设备开赴前线。

为了易于辨认，医院船整个船体都被漆成白色而不是灰色，并且在船体两侧各有 3 个大大的"十"字。这两艘医院船都有可供大型军用直升机起降的甲板，需救治的伤员可以从甲板的两侧上下。每艘船都有一间急救室和 12 个功能齐全的手术室，还有充足的医院设备，包括：X 光室、CT 室、验光室、实验室、药房、两间氧气生产车间，和一个容量超过 3000 个单位的血库，并且有洗消设备，以防止可能受到的核生化武器攻击。

目前"舒适"号收治的 30 多名伤员中，大多是枪伤和弹片创伤。这其中绝大多数的伤员在战场上先进行紧急处理后用直升机送往舒适号医院船。轮船上现有的 62 名医生中大多来自美国国家海军医疗中心，其中有 2 名神经外科医生，一名整形的外科医生，甚至一位儿科医生。不能在船上做的是心脏外科手术。

（4）民用飞机加盟"战场担架队"：在此次战场伤员救治过程中，美军除依靠军用飞机外，还大量使用了民用飞机。一架波音 767 飞机能运输 80~100 位患者。为了方便伤员上下，美军创造了一种"伤员支持平台"，即在运输伤员的飞机上装上一种滚轴，平时卷着，需要的时候可以展开，几分钟内就可以把机舱内的伤员平缓接到救护车上，没有颠簸，十分平稳，对那些危重患者来说尤为重要。目前这项改进装备美军主要在 C-9 运输机上使用，将来还要在其他各类运输机上改装。

（5）基地医院提供终极治疗服务：而在美国本土的伊利诺伊州基地则设立有全球伤员康复中心。该基地位于美国的心脏地区，使前线下来的伤员能够得到及时的救治。如果战争伤亡超过和平时期发生紧急事故的承受量，美国防部将考虑紧急启动全美医疗救治计划。在该计划下，对于那些需要紧急救护的伤员，如严重烧伤、心血管疾病者，则将被首先转移到最近的专科医院治疗。而如果基地医院床位饱和，则还可通过国家灾难医疗系统，与在圣路易斯大都会区的 12 家民间医院进行协调，让它们提供可用的床位。如果伤员病情并不紧急，但是需要长期治疗，伤员们将被转送到他们的家乡或在家乡附近的医院，这样基地的医院就可以集中力量用来救治那些伤势严重需要紧急抢救的伤员。3 月 25 日，首批病员携带着几乎一吨多的行李抵达这里，而这些人中的大多数在经过初步处理后在不到 12 个小时内就被转送到下一目的地。

另外，当美军身在战区时，美军称他们的健康可持续得到监控。美军采用生命周期的方法，即从穿上军服开始，直到离开部队结束，持续对美军健康状况进行监控。自从"9·11"以来，美军使用自动化医疗系统，已经记录并且存储了超过 1.16 万份记录。

第8章 化 妆

第1节 化妆的概念

一、化妆的概念

化妆是运用化妆品和工具，采取合乎规则的步骤和技巧，对人体的面部、五官及其他部位进行渲染、描画、整理，增强立体印象，调整形色，掩饰缺陷，表现神采，从而达到美化视觉感受的目的。化妆是美化和改变形象的重要手段之一，是一门综合性的艺术。

一谈到"化妆"，人们往往将其理解为面部的修饰。其实，化妆从广义上讲应该是对于整个身体的修饰，它包括服装的搭配、发型的设计、面部的修饰、饰品的搭配等。因此，在某些情况下也有人将"化妆"写成"化装"。

二、化妆的分类

虽然，在词典中对于"化妆"有好几种不同的解释，但通常我们可以将"化妆"的概念总结为生活化妆和艺术化妆两种。

生活化妆是指"人们在日常社会活动中，以化妆品及艺术描绘的手法来美化自己，达到增强自信和尊重他人的目的"。其主要目的是为了弥补自身容貌的不足，美化容颜，表现个性和气质，展示的空间当然是以日常工作生活的环境为主。化妆的妆面和色调应该自然、柔和、淡雅，不要显露出明显的化妆痕迹。但是，随着人们生活半径和交际场合的扩大，日常生活化妆的范畴又不仅仅局限于平时的生活和工作中，在某些特定的环境下，妆面和色调会略微夸张与浓重。例如，晚宴化妆和新娘化妆，虽然这种参加主题派对或庆典活动的妆面也属于生活化妆的范畴，但是由于场合、光线、氛围等因素的不同，使得这类活动具有一定的表演特质，所以化妆在形式上有一些变化。

艺术化妆是指"根据不同的目的和要求，对人物进行整体的造型和风格设计，利用专业的用具和材料，运用专业的技术和方法，对人的面部及身体进行装饰，从而达到一定的视觉效果"。其主要目的是以表演和展示为主，是为了塑造各种特定表演场合中的特定角色的化妆形式。由于表演场合较广，因此艺术表演化妆的范围也较宽泛，如影视、戏剧、戏曲、歌舞、时装表演、摄影、宣传秀等。不同的演出类型决定了化妆的风格和样式，所以我们很难将艺术表演化妆的特点用简短的语言来概括，它往往取决于演出的环境、舞台的大小、表演的形式、导演的意图等因素。

三、化妆技法的分类

由于在生活、舞台、电影、电视等各类化妆中所要表现的效果有着很大的区别，因此，在化妆技法上也形成了两大类别，即绘画化妆法和立体化妆法。

1. 绘画化妆法　绘画化妆法顾名思义就是在化妆中运用绘画的原理和表现方法，如明暗关系、冷暖对比、色彩变化、线条造型等，在脸上表现体积、调整五官、改变肤色、塑造形象，从而达到一定的化妆目的。

这种化妆法是最常见和最基本的方法，所以要求学生必须掌握和具备基本的绘画理论知识和技法。当然绘画化妆与平常意义上的绘画又有所不同，绘画化妆是在人的面部或躯体上表现完成的，会受到骨骼凹凸起伏和肌肉特征的限制，因此，绘画化妆技法必须依托于标准化伤员本身的形象基础之上，不可任意地改变或夸张。

2. 立体化妆法　立体化妆法是指在化妆造型中通过运用添加附属物品来完成绘画化妆所不能完成的特殊化妆。立体化妆法中除了塑型之外，还有毛发、牵引、粘贴等手法。

在日常生活妆中，更多的是使用绘画技法，在舞台和影视等艺术表演化妆中才会运用到立体化妆法，但我们往往不会孤立地去使用立体化妆法，只有将绘画化妆和立体化妆相结合，才能达到完美的效果。

四、常见化妆用品

常用化妆物品包括：普通化妆盒、眼影、深色唇膏、红蓝黑墨水、凡士林、护肤油、油彩、水彩、爽身粉、调色盘/调色板、毛笔、剪刀、小瓷碗、医用棉球、绷带、夹板、三角巾等。若是想达到更形象、更逼真、更加身临其境的现场效果就需应用专业的化妆用品和技法手段。

（一）基础用品

1. 胶片粉底　有一定的遮盖效果的电影胶片专用粉底。

2. 文身遮瑕膏　颜色很多种，可调和到接近自己的肤色，遮完用粉底修饰，最后用定妆水或封闭剂来定妆。

3. 肤蜡　遮盖眉毛、遮盖凹陷、小疤痕、洗过的文身胎记等。也可塑造出刮伤、枪伤等不同的妆效。肤蜡可以和液体、膏状粉底调和。可加肤蜡延展油，让肤蜡顺滑。可加些黄胶，就会让肤蜡更加服帖。

4. 刀疤水　液体刀疤水，方便携带，容易操作，效果明显。能塑造仿真度极高的深陷刀疤伤效果。

5. 延展油　可让肤蜡更好地涂抹均匀和服帖；在使用硫化乳胶、液体乳胶或者皱纹胶后涂抹薄薄一层，后期的上色会更加完美；戴了乳胶光头头套后，在表面薄薄遮盖一层，用油彩或者专业 RMG 油彩时，妆面不容易掉色。

6. 封闭剂　封闭肤蜡、遮瑕膏、粉底等。封闭后不容易脱落，手摸不掉，而且可以防水。

7. 光头套融边剂　塑胶材料光头套专用融边剂，造就无痕假光头套。

（二）各种胶

1. 液态乳胶　影视特效化妆中的常用材料，用处非常广泛。超强的弹性可以用来制造皮肤烧伤、撕裂的肌肉组织效果。也可以用于制作人体皮肤脱皮、溃烂、起水泡等特殊效果。液体乳胶也可以用来封闭肤蜡，使其不容易掉妆。

2. 国产硫化胶　塑形用硫化乳胶，做塑形零件，老年吹皱，做伤用硫化白胶可以做刀疤、枪眼、痣等立体特效塑形零件。用酒精胶粘贴，塑形油彩上色。普通油彩与硫化乳胶会发生化学反应。

3. 发泡凝胶　好莱坞最常用的特效化妆材料，简单、成本低、可反复使用。专用于制作各种伤疤零件、老伤疤等。加热后直接造型使用，也可用来翻伤疤零件。

4. 发泡乳胶　是做大的假体或者整个面具的，需要烤箱、搅拌机等东西。

5. 皱纹胶　做老年妆用，比一般的乳胶更加细腻、更薄、更加隐形。干了后，表面再上一层薄薄的延展油，然后再化妆效果更好。

6. 酒精胶　适用于人体皮肤，不会过敏。专门用来粘贴各种特效化妆用的假鼻子、假耳朵、假胡子、假发辫、光头套等。

7. 硅胶专业粘胶　接触压力型专业胶水，主要用于特效化妆中假体粘贴，特别是用于嘴角、眼角等敏感位置。由于价格比较昂贵，可以配合影视化妆专业白胶使用。

8. 接边胶　是做特效化妆的基础产品，接边、贴假伤疤、光头套、粘贴大型塑件等。还可接边发泡乳胶、明胶和硅胶等所有的化妆配件。带妆时间长，防水，也可用来修补面具的缺损不足。

（三）上色类

1. 酒精油彩　外上色产品，用 99% 酒精激活，使之溶解后上色。根据需要应用后可产生透明或不透明的视觉效果。可使用在裸露的皮肤、明胶、泡沫乳胶或硅胶上。优点是带妆时间长，不易晕妆，且颜色就如同水彩的感觉，很透，就像皮肤里自然散发出来的一样。

2. 塑型油彩　可以做出青肿、发蓝、发紫和血印的伤色感觉。完全可以做出超逼真的受伤的完美效果。

3. 纤维颜料　内含合成纤维细屑，主要用于制作面具/伤疤等零件时，在硅胶/凝胶/其他透明塑型材料中添加血丝纤维质感的颜料，使做出的化妆零件更加接近于人体皮肤的质感。

4. 牙水　牙齿上色，不同颜色的牙水可做出金牙、黑牙、烂牙、尼古丁焦油牙等效果。

（四）增效类

1. 血凝胶/啫喱　急干血，涂伤疤上不会滑开。

2. 血浆　要细分的话，可以分干湿两种。干血浆更浓稠，营造立体血块和结痂的效果。

3. 专业假泪　包括假的泪水、汗水、脓水、鼻涕等。

（1）假泪水：用牙签蘸一点小水珠的分量，滴在眼角旁，绝不可触碰到眼睛里面，就有流泪的效果。

（2）假汗水：混些水装小喷壶里，混合比例 1∶1，喷在脸上或其他身体部位，就是不会蒸发的假汗水。

（3）假脓水：覆盖于液体乳胶制作成的假皮内，用牙签刺破就会有流脓效果。

（4）假鼻涕：加一点 BN 特效透明定妆粉，不用太多，搅拌完就是假鼻涕。

4. 红眼水　制造眼部充血、伤后眼睛流血、红眼病等效果、不能与隐形眼镜同时使用。

5. 泡沫胶囊　口吐白沫效果，要选无毒无害的。直接与唾液反应，无须用水，就可使用。

6. 冰霜粉　不会融化的假雪、假冰。

（五）其他工具

1. 藻酸盐　翻模材料，对皮肤无伤。

2. 黑海绵　配合血浆和做伤油彩，可以做出擦伤等不同逼真的创伤效果，还可做胡茬效果，所以又叫胡楂海绵。

3. 胡茬膏　用指腹蘸取少许，涂抹在需要粘贴胡茬的地方，用黑海绵或化妆笔直接蘸取剪好的短胡茬，点在抹好的胡茬膏上。

4. 万能刀　调刀，人手一把十分方便，可用来做伤效，也可用来蘸头套挑边等。

5. 喷笔　人体彩绘等大面积涂装用。（喷枪有其专门的颜料）

第 2 节　化妆基础培训

一、化妆前后的皮肤护理

标准化伤员化妆时经常会用到彩妆用品、油彩、人造血液、各种胶类等，为了保持皮肤的清洁和健康，指导标准化伤员做好化妆前后的皮肤护理和保养至关重要。

（一）化妆前的皮肤护理

1. 清洁面部　使用适合自己的洁面产品对面部进行清洗。

2. 使用化妆水　平衡面部的酸碱度，补充皮肤水分和营养。

3. 润肤　使用润肤产品，使面部彻底滋润。

4. 妆前隔离　涂抹妆前底乳或隔离乳/霜，起到一层保护的作用。

（二）化妆后的皮肤护理

1. 去除各种道具，擦净人造血液、分泌物等。

2. 卸妆　使用专业的眼部卸妆产品对眼影、眼线、睫毛膏、眉毛等卸除，使用卸妆油或卸妆乳对面部、躯体部位的化妆进行溶解、卸除。

3. 全面深层清洁　深层洁面用品把残余化妆彻底洗干净。

4. 化妆水　平衡面部的酸碱度，收缩毛孔，补充皮肤水分和营养。

5. 眼霜与润肤　使肌肤得到全面的滋润，保持健康。

（三）每周的皮肤护理

在进行日常护理的基础上，每周要定期做深层次的皮肤护理，以保证标准化伤员的皮肤健康，上妆服帖。

二、骨骼妆

化妆首先要基于人的头面部来进行，因此，对于头面部结构形态的了解和把握是学习化妆的基础，尤其需要对头面部骨骼形态结构作深入的理解和研究。面部骨骼的起伏构成面部形态的变化，人的长相之所以不同，主要取决于骨骼的造型结构。骨骼妆就是在熟练掌握头面部骨骼形态的基础上，在人的面部表现骨骼的化妆效果。

头部的骨骼可分为脑颅骨和面颅骨两部分。眉骨以上，耳朵以后的整个部分称为脑颅骨，其中包括一块额骨、一对顶骨、一对颞骨、一块枕骨、一对蝶骨和一块筛骨。眉骨以下，耳朵以前的整个部分称为面颅骨，其中包括两块颧骨、两块鼻骨、两块上颌骨和一块下颌骨。脑颅骨的形状主要决定了头部的形态，面颅骨的形状主要决定了面部的形态（图 8-1、图 8-2）。

头面部凡是突起的部位，肌肉都较平薄，骨形外显，如顶骨、额丘、颧骨、鼻骨、下颌骨等。而凹陷的部位是肌肉附着生长的地方，如颞骨、眼眶、口部及面颊部等。

通过头面部的骨骼形态，我们还能大致区分出性别、种族和年龄的差异。一般来说，女性的头面骨光滑圆润，而男性的头面骨则较为粗糙且棱角明显；儿童的顶骨和额骨所占头部的比例比成人要大得多。通过测量眉弓、鼻骨、额丘等的垂直距离可以判断种族的差异。

三、肌肉妆

人体肌肉组织的分布及皮下脂肪的多少也是决定容貌的重要因素之一。人的面部肌肉与身体其他部位肌肉的运动方式存在着很大的差异。

头面部的肌肉按其功能可分为咀嚼肌和表情肌两大类。咀嚼肌的作用是帮助咀嚼，主要有咬肌、唇三角肌、下颌舌骨肌、颞肌等。表情肌的作用是完成面部表情的变化，主要有额肌、皱眉肌、降眉间肌、眼轮匝肌、鼻肌、笑肌、颧肌、上唇方肌、口轮匝肌、下唇方肌等（图 8-3）。

人的面部肌肉，尤其是表情肌，主要受到人的意志和情绪的控制，牵动五官和皮肤，从而产生出各种表情，因此也叫"随意肌"。而当脸部处于放松状态时，肌肉填满脸的凹陷部位，并且使骨骼间生硬的过渡显得柔和。需要注意的是，面部的肌肉因受到外界因素的影响而不断变化，所以标准化伤员在化妆时要考虑到伤员饮食变化、表情习惯、年龄增长等因素，

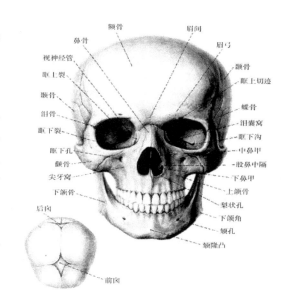

图 8-1　颅骨的正面观

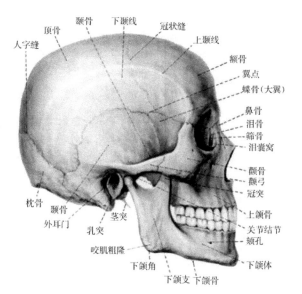

图 8-2　颅骨的侧面观

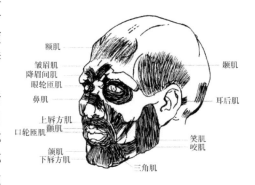

图 8-3　头部的肌肉

确实体现剧本中要表达的感受。

四、瘦妆与胖妆

在塑造人物形象的过程中，如果标准化伤员自身条件与角色不符，或者需要在胖与瘦之间进行转换，那么就要求他们必须掌握瘦妆与胖妆的化妆技法。

从理论上来说，界定瘦与胖有一个公式。即成年男子的标准体重为：身高（cm）－100＝体重（kg）。成年女子的标准体重为：身高（cm）－105＝体重（kg）。根据这个公式计算，如果一个人的体重明显大于这个计算结果，则说明其偏胖，相反则偏瘦。当然，我们不能仅仅从公式上去判定胖与瘦，在同等体重下，当一个人的肌肉缺乏弹性而脂肪含量较高时，则明显看上去较为肥胖，而另一个脂肪含量较少的人会看上去瘦一些。

（一）瘦妆

表现瘦妆可以运用骨骼妆的原理在面部表现骨骼的凹凸。通常凹陷的部位有额沟、颞窝、颧弓下陷、眼窝、犬齿窝、颏唇沟等，凸起的部位有额丘、眉弓、颧弓、眶上缘、鼻梁、犬齿突、颏丘等。

1. 健康的瘦　这种人一般肌肉紧实、骨骼明显、眼光锐利有神、精明干练的感觉。化妆表现如下。

健康的肤色应该是红润或黝黑的，所以底色可以偏暖一点。通常肤色略微深一些，因为深肤色会有收缩面部轮廓的作用。

眼睛要化得大一些。参照物的比例关系发生变化，面部和五官的比例关系也会产生变化，五官变大了以后，脸就会显得小。眼影以棕色为主，棕色与亚洲人的肤色较为服帖，这样眼睛的轮廓看上去才会真的变大。强调和拉长眼线也能起到很好的效果。女性还可涂刷睫毛膏使眼睛显大，需要时可粘贴假睫毛。

眉毛的颜色要化得略微黑一些，这样看上去比较有精神，同时需要化出一根一根的质感，不可杂乱。眉形可向上扬起，略有棱角，一是显得比较干练，二是可以起到拉长脸形的作用，使面部看上去更为瘦削。

腮红往往由耳上发际线边缘开始向颧骨方向作斜下涂抹。因为斜向的晕染可以拉长面部。腮红的颜色不能太红，可以用偏冷的棕红色调，这种颜色不仅可使面部红润健康，同时具有收缩面宽的作用。

嘴唇的化妆要弱化，男性略涂唇油，女性略施唇彩即可。

发型干净利落，略微蓬松，不可紧贴头部，否则会显得脸大。

服装要合体，颜色以深色为主，纯度不可过高，服装的款式和图案要尽量简洁。

2. 病态的瘦　主要表现为肌肉松弛、骨骼凹凸明显、目光无神、皮肤没有血色和光泽。化妆前要注意观察和捕捉生活中这一类人的特征，并且进行资料的搜集。

化妆表现如下。

肤色可以表现出蜡黄、苍白或者灰暗的效果。例如，在肉色粉底中加入黄色即可表现蜡黄的肌肤；选择偏冷、偏白的底色可以表现苍白的效果；在肉色粉底中加入少量黄色和少量的深蓝或深绿色，又可呈现出灰暗的肤色。

五官同样需要化得大一些，眼睛的轮廓可以用偏冷的棕色眼影来描画，眼袋部位可加入少许紫色，表现发青、发黑的眼圈，以此强调病态的效果。眼线和睫毛都不必修饰，这样可使眼睛显得无神，有时睫毛上还可再扫上少许散粉或粉底，强调这一效果。

眉毛要表现出浅淡、稀疏、凌乱的效果。只需要将眉毛逆向梳理即可，或者用手指蘸取少量粉底由眉尾向眉头逆向涂抹，可以使眉毛看上去更加稀疏。

表现嘴唇苍白、没有光泽，可以在上底色时就用粉底将嘴唇原有的肉红色覆盖住，再扑些蜜粉，使嘴唇失去光泽，显出干瘪的效果。

病态的瘦妆往往要求其发型也要显得凌乱、不洁净。可以用倒梳的方法将头发打毛，也可在头发上涂些发蜡，再扑上散粉，表现出长时间没有洗头的效果。

服装可以略微肥大一些，袖子长一些，使人物有弱不禁风的感觉。服装的颜色以冷色为主，可以偏灰黄或其他较为暗淡的色调。

（二）胖妆

胖妆的重点是需要在原本凹陷的地方用浅亮色填充，使其圆润饱满起来，如眼窝、颞窝、颧弓下陷等处。而原本凸出的地方如上眼睑、颧丘、鼻头、下巴等处，要使其更加扩大、突出，具有球状体积感。

化妆表现如下。

皮肤要健康、红润、有光泽。白色有扩张效果，因此，底色可以选择比本人肤色偏浅的颜色。

细小的眼睛会显得脸颊面积扩大，因此不要过多地修饰眼睛，如想让眼睑有肿胀感，可以提亮眼窝部位或略用带荧光的浅色眼影粉涂抹于上下眼睑处。眼线在眼尾处适当拉长，也可起到拉伸面宽的作用。

眉毛要化得细长、平直，可略有弧度，但不可有棱角。因为长而平的眉毛有延长拉伸的作用。也可拉宽眉头的间距，使面部缺乏立体感。眉色要淡，不可过于浓密。

不要刻意强调鼻梁的立体感。过于立体的鼻子有收缩脸型的效果，因此，不要进行鼻侧部和提亮的修饰，只需要适当将鼻梁加宽一点即可。还可在鼻根处打一点阴影或后褪色腮红，使鼻梁显得更为塌陷。鼻翼要提亮并画出鼻头的球状感。

腮红要顺着颧骨的半球形结构横向晕染，可使脸形加宽，腮红的颜色应该偏暖一些，如粉红、橙红或桃红，因为暖色具有膨胀的效果。

唇形小且圆，呈圆嘟状。可先用粉底收缩唇形，后用唇线笔勾线，唇色也应以暖色为主。发型最好蓬松一些，可以增加头部的体积感，但也不可过于蓬松，否则会使脸看上去变小。

服装的色彩要鲜艳，明度和纯度都比较高，可以利用夸张的图案或类似横纹的线条扩大体形，服装的款式也可适当得复杂一些。

第 3 节　年龄特征的表现

为了让标准化伤员的表演更加自然和贴近实际，也为了减少化妆的工作量，我们尽量按照剧本的要求挑选年龄、体貌特征相近的人来演绎相应的角色，但有的时候也需要根据角色将年轻人化老或将老年人化年轻。为了能够让人物形象在表演时更加生动、鲜明，作为标准化伤员就必须注意观察和收集不同年龄阶段人物的形象和外貌特征。

年龄的变化在外观上更多地体现在身材和相貌上。随着年龄的增长，身高不会有太大的变化，但体形不再像年轻时那样挺拔，脂肪容易堆积在腹部和臀部，因此显得臃肿。到了老年期，由于身体内水分的减少，新陈代谢的衰退，皮下组织的脂肪趋于萎缩，所以又会显得干瘪无力。

随着年龄的增长，脸部也会发生显著的变化，年轻人皮肤健康有弹性，肌肉紧实饱满、五官端正，轮廓清晰。中年以后，肌肉失去弹性，皮肤松弛，皱纹明显，肤色暗淡，毛发脱落变白等。当然，不同的生活经历、工作环境、健康状况、性格特征等会使个体之间产生较大的差异。例如，在高原上风吹日晒的边防军人和城市大学实验室里的研究员，这两者在皮肤的颜色和皱纹的深浅上就存在着很大的不同。因此，我们在塑造这些人物形象时，不要仅仅去表现不同年龄阶段的生理特征，还应考虑到人物的个性特点。

青年妆和中年妆我们不做赘述，重点说说老年妆。

我们把 60 岁以后的阶段称为老年期。比起中年人，老年人不管是在心理还是在生理上都出现了较大的变化，身体的各个器官和功能都在退化，抵抗力和适应力都有所减弱。视力下降，牙齿松动脱落，头发更加稀少，头发的颜色变成灰白甚至全白，脸上布满皱纹，行动迟缓，弯腰驼背。

在化老年妆时，主要注意把握如下几点：骨骼凹凸程度明显，肌肉和皮肤松弛下垂，脸上和颈上皱纹明显增多，要掌握各类皱纹的走向和表现方法。皱纹一般用接近面色的棕色系来描画，每一条皱纹都要画出条状体积感，体积感可以利用色彩的明暗转折关系来表现。

我们将头面部的皱纹按深浅程度分为三类。

第一类：鼻窝纹（鼻唇沟）、眉间纹、疲劳纹。

第二类：抬头纹、眼窝纹、嘴角纹、脸颊纹、燕形纹。

第三类：眼角纹、鼻梁纹、鼻根纹、嘴唇纹、颊纹。

表现皱纹的方法如下。

首先，用深色（深棕+大红+黑）画出皱纹最深的部位，然后用中间色（棕红）画出皱纹的过渡面，再用浅色（底色+淡肉色）画出皱纹的亮色面，这几个层面的色彩要过渡均匀，这样画出来的皱纹才真实，有立体感，千万不能仅用简单的线来表现皱纹。需要注意的是，皱纹的发出端往往较深、较粗，皱纹的末端往往较细，并逐渐变淡消失。另外，在画皱纹时可以请标准化伤员配合做出相应的表情，例如，在画抬头纹时，让标准化伤员做出抬起眉头的表情，在皮肤受到挤压额头上

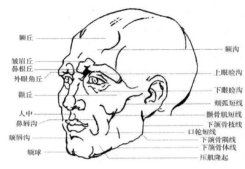

图 8-4　面部纹路

出现皱纹时我们可用笔快速地将纹路的走向描画下来，就形成了较为自然的抬头纹（图8-4）。

每个老人脸上的皱纹都是不一样的，化老年妆的皱纹时，切记不可生搬硬套，要想画出生动真实的皱纹，必须与面部的骨骼和肌肉结构相结合。我们没有必要把每一根细小的皱纹都表现出来，因为脸上皱纹过多，远看就会连成一片，显得很乱，反而不利于个性的表现和标准化伤员的表演。

第 4 节　基础伤妆特效

一、烧伤

烧伤的化妆效果和真正的烧伤一样也分为3度。Ⅰ度烧伤的肤色呈现肉红色，并有轻微起泡的状况；Ⅱ度烧伤除了皮肤红肿之外，还有明显的水泡，并有水泡破裂的现象；Ⅲ度烧伤的皮肤呈焦黑色，并伴有流血、水泡等现象。需要注意的是，火烧伴有烟熏的状况皮肤上才有焦黑色，而化学用剂烧伤则皮肤呈黑色。

（一）Ⅰ度烧伤的化妆方法

Ⅰ度烧伤可以用水溶性颜料调成肉红色涂抹在皮肤上，也可用粗海绵蘸取乳胶点涂在皮肤上，等乳胶干后再施以红色，表现皮肤烧红起泡的效果，注意色彩边缘不能太整齐，最后可扑上少许透明粉，去除表面光泽（图8-5，彩图见文后彩插图8-5）。

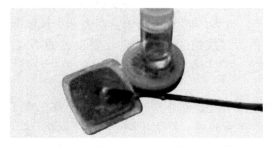

a　这里使用到的工具：油彩，美工刀，肤蜡，
玫瑰精油（也可以选择其他的油）

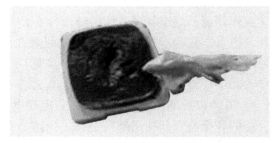

b　用卫生纸蘸取油彩

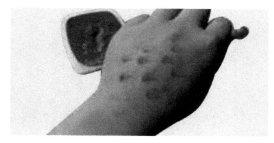

c 将油彩均匀地点在做伤效处

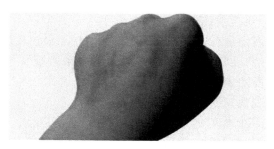

d 将油彩涂抹均匀，注意也是用卫生纸涂抹

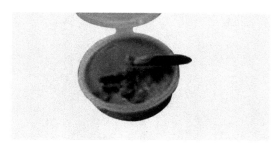

e 用美工刀取肤蜡

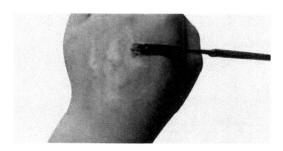

f 用拉的方式吸附在做伤效处

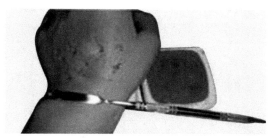

g 然后蘸取油彩加深伤疤充血的效果

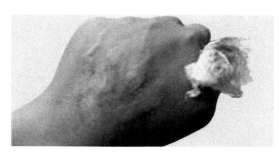

h 这里也是用卫生纸来涂抹均匀

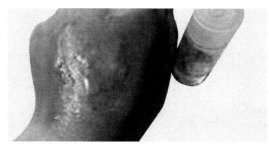

i 记住是用手指来涂抹精油在伤疤处

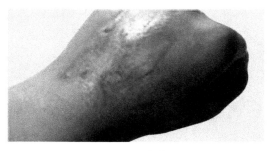

j 完成

图 8-5 Ⅰ度烧伤和浅Ⅱ度烧伤的化妆技法

（二）Ⅱ度烧伤的化妆方法

Ⅱ度烧伤的皮肤要表现得更为红肿，水泡也更大、更明显，这种水泡可以用倒模的方法事先做好，然后粘贴上去，也可以用果冻状凝胶材料直接倒在所需部位。在水泡上可涂上甘油或滴上白色蜡烛油，表现水泡欲将破裂和内部出脓的效果。如果要表现水泡破裂的效果，可以将水泡或乳胶挑破，在内部边缘涂抹凝胶材料，并涂上少许肉黄色，可表现水泡破裂后出脓的效果。

（三）Ⅲ度烧伤的化妆方法

Ⅲ度烧伤是在Ⅰ度和Ⅱ度烧伤的基础上做出皮肤烧焦和组织流血的效果，因此需要几种方法相结合来表现（图8-6，彩图见文后彩插图8-6）。

化妆表现如下。

1. 先将制作好的水泡用酒精胶粘贴在皮肤上。

2. 用水溶性颜料调出肉红色涂抹在需要的部位。

3. 在色彩的边缘涂抹酒精胶，并用吹风机吹干。

4. 在涂过酒精胶的地方用海绵蘸上乳胶，可以稍稍超过酒精涂抹的边缘，并吹干。

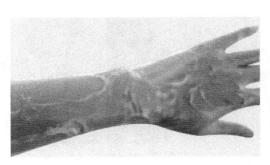

a 将制好的水泡粘贴在皮肤上

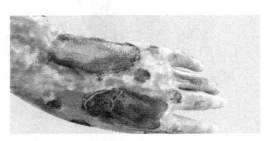

b 用水溶性颜料调出肉红色涂抹在需要的部位

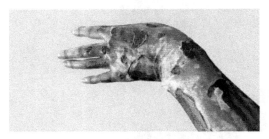

c 在色彩的边缘涂抹酒精胶，并用吹风机吹干

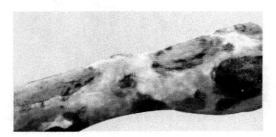

d 在涂过酒精胶的地方用海绵蘸上乳胶，吹干

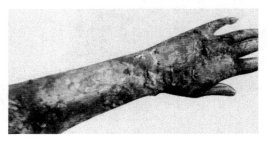

e 再涂上一层乳胶并吹干，可反复几次，注意边缘的不规则性

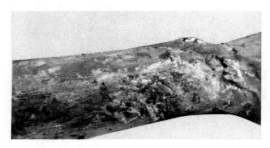

f 从有色彩的地方向周围揉搓，使四周形成卷边，用万能刀塑型

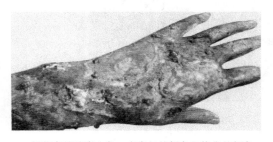

g 用蓖麻油油彩上色，有发红的颜色和烧焦的颜色

图8-6 深Ⅱ度烧伤和Ⅲ度烧伤的化妆技法

5. 再涂上一层乳胶并吹干，可反复几次，注意边缘的不规则性。

6. 从有色彩的地方向周围揉搓，使四周形成卷边，如果觉得卷边的厚度不够，可以在上面加些乳胶并吹干，同时用万能刀塑型。

7. 用蓖麻油油彩上色，有发红的颜色和烧焦的颜色。

8. 在乳胶卷边处涂上血凝胶。

9. 在乳胶卷边的周围和受伤较重处涂抹黑灰粉或上些黑色油彩。

10. 局部洒上几滴稀血浆，调整加工直到满意为止。

二、断指

化妆表现（图 8-7，彩图见文后彩插图 8-7）如下。

1. 将所要塑型的手指用透明胶带缠住固定，突出手指的骨节，一般可选择中指或无名指进行塑型，因其隐藏性较好，不易穿帮。

2. 取少许肤蜡在手中捏软，然后将肤蜡敷在骨节上，并用万能刀将衔接处和皮肤接平。

3. 用万能刀进行细部的刻画和调整，注意手指断口处要表现出凹凸不平的效果。

4. 在肤蜡与皮肤衔接部位涂上深红色，表现肿胀感，涂色要有深浅和块面的变化。

5. 在靠近断指处皮肤呈紫红色，可在紫红色中加少许蓝色，表现发青的效果。如果断指已有一段时间，则断口处应呈现棕红色。

6. 断口边缘涂抹干血浆，在断口内侧用深色的血浆。

7. 可在血浆上加点乳胶，做出层次感，若想表现断指后露出的白骨茬，可在断口凹陷处填上少许白纱布或白纸等物，再在其上不规则地涂抹血浆。

8. 做好后，在肤蜡与皮肤衔接处涂上保护膜剂，以免脱落开裂。

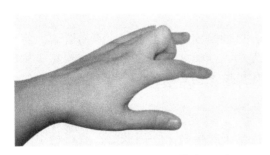

a 将所要塑型的手指用透明胶带缠住固定，
突出手指的骨节

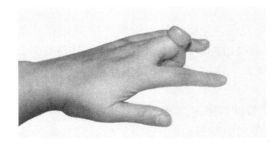

b 取少许肤蜡贴在骨节上，用万能刀将衔接处
和皮肤接平

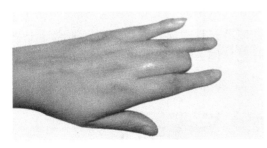

c 用万能刀进行细部的刻画和调整，注意手指
断口处要表现出凹凸不平的效果

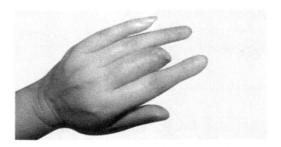

d 在肤蜡与皮肤衔接部位涂上深红色，表现
肿胀感，涂色要有深浅和块面的变化

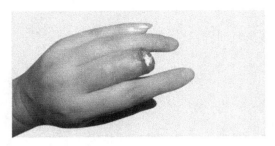

e 在血浆上加点乳胶，做出层次感，若想表现断接
后露出的白骨茬，可在断口凹陷处填上少许白纱布
或白纸等物

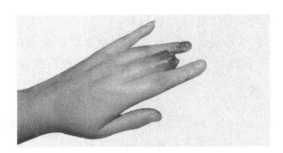

f 断口边缘涂抹干血浆，在断口内侧用深色的血浆

图 8-7　断指的化妆技法

三、伤疤

伤疤有很多种，伤势也有轻重，不同伤疤的制作方法也有所不同，因此要根据需要进行创作。隆起的疤痕可以用乳胶或塑型材料来制作，或使用临时性的塑型肤蜡，火棉胶可以表现凹陷或即将痊愈的疤痕。以下介绍几种制作伤痕的不同方法。

（一）火棉胶做伤疤的方法

火棉胶也叫"伤疤水"，它涂在皮肤上有收缩皮肤的作用，可以表现受伤以后很久形成的略有凹陷的伤疤。

化妆技法表现：先将酒精胶涂抹在需要做伤疤的部位，目的是使疤痕更牢固，不易脱落。将火棉胶根据疤痕的形状涂在皮肤上，可以加入少量丙酮，使火棉胶发白，疤痕效果更真实。反复涂抹火棉胶，直到达到想要的效果。用手将疤痕两边的皮肤向内一起挤捏，使皮肤上的凹陷加深，变干后疤痕起皱的效果会更加明显。

（二）肤蜡做刀伤的方法

先将需要做伤疤的部位涂抹酒精胶，防止肤蜡脱落，待半干时再敷上一层肤蜡，肤蜡的中间要有一定的厚度，周围用万能刀与皮肤接平并在肤蜡的中间划出一道口子，并向两边微微撑开，使伤口变宽。用塑型油彩接色，注意与皮肤衔接处应是红肿的颜色，伤口的边缘处可用红棕色表现氧化的效果，伤口内侧可用肉红色油彩再现嫩肉色。用粗棉条蘸血浆放入伤口裂缝处，也可直接用调刀在伤口边缘上干血浆，再用血浆涂在伤口内。如果是刚刚受伤，则可用血浆滴在伤口下的边缘，并使其顺着伤口的走向流淌。

（三）乳胶做伤疤的方法

将乳胶涂在所需部位，待干后，用调刀从中间割开，内侧填充脱脂棉。在伤口表面薄薄涂上一层乳胶，上血浆，就完成了。伤口的内侧表现肉红色，外侧表现红棕色（图 8-8，彩图见文后彩插图 8-8）。

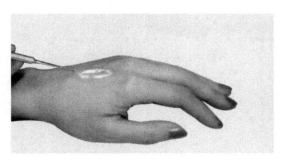

a 将乳胶涂在所需部位，待干后，用调刀从中间割开

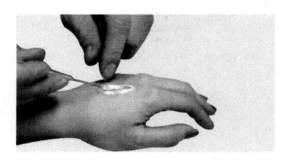

b 在割开的伤口内侧填充脱脂棉

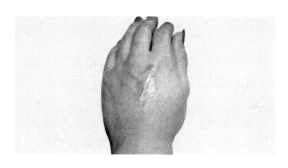

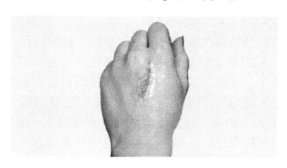

c 在伤口表面薄薄涂上一层乳胶

d 伤口内侧表现肉红色

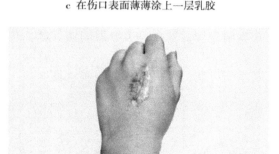

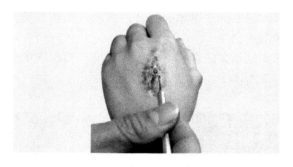

e 伤口外侧表现红棕色

f 在伤口处上血浆

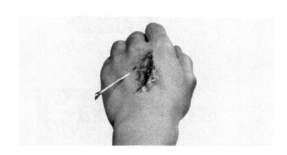

g 伤疤效果完成

图8-8　伤疤的化妆技法

（四）成型塑模零件表现化学试剂烧伤方法

在表现伤疤的边缘处用透明胶带将皮肤牵引变形，将成型的塑胶零件用胶水粘贴在需要的部位，零件的边缘盖住胶带。注意零件的摆放要根据面部的起伏，形成不规则的状态。用较稠的乳胶涂抹在零件和皮肤的衔接处，顺势做出粘连的疤痕状，目的是使零件的边缘消失，并且让伤疤看上去更真实。用吹风机将乳胶吹干，并用塑型油彩上色，使接上去的乳胶颜色和零件色相同。用调刀进行局部调整，并调整伤疤与皮肤间的颜色，直到满意为止。

四、瘀青与挫伤

当身体遭受猛烈碰撞或摔倒后，软组织受到钝性或锐性暴力损伤时，可以引起局部软组织的挫伤或（和）裂伤，伴随疼痛、肿胀、功能障碍等症状。皮肤在没有破损的情况下，一般会呈现出瘀青的受伤效果，严重的可以有不同深度的伤口或皮肤擦伤等。

瘀青的效果从受伤到痊愈的过程一般分为四个阶段，每一个阶段皮肤表面所呈现的颜色都各不相同。因此化妆师要准确把握不同阶段的受伤效果，力求真实，平时要善于观察，可将生活中真实的瘀青效果用拍照的形式将其记录下来。

化妆表现如下。

1. 第一阶段　刚刚碰撞之后，皮肤内部渗出血色，皮肤表面泛红，但面积不大，可用偏冷的粉红色调和嫩肉红色刷在皮肤上，再用手指将颜色涂抹开。

2. 第二阶段　皮肤泛红的面积扩大，中间部位开始发紫，可用手指蘸取粉红加少许大红或玫红色点涂在皮肤上，并扩大其范围。中间部位用粉红调少许深蓝色，可采取点按式调色法调色，化妆刷上的颜色不要调得太过均匀，同样点涂在皮肤上，注意越靠中心的颜色越花。

3. 第三阶段　皮肤泛红的面积逐渐缩小，但中间部位开始乌青色，此时也是受伤处颜色最深、最花的阶段。可将深红色、绿色、蓝紫色点涂在皮肤上，中间部位颜色最深，边缘处可不规则地点涂少许黄色，并逐渐向外扩散消失。

4. 第四阶段　瘀青伤即将痊愈阶段，皮肤大面积泛黄，范围较前一个阶段大，但颜色不深。可以按照第三阶段的形状用绿色和深红色点涂，中间深色范围缩小并加调少许蓝紫色，边缘处加调黄色，并逐渐向外扩散消失。

挫伤就是在瘀青的效果上表现出不同深度的伤口，可以用伤口贴，也可以简单描画（图8-9，彩图见文后彩插图8-9）。

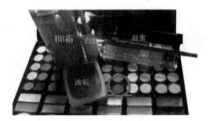

a　这里是需要的东西：BB霜，乳白胶，油彩，唇蜜，化妆刷，眼影盘

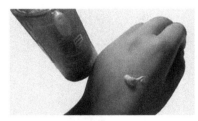

b　将BB霜均匀地涂抹在做伤效处

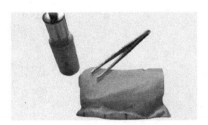

c　选择乳白胶、修眉钳、一层卫生纸巾

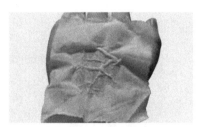

d　先涂上乳白胶，再盖上卫生纸巾

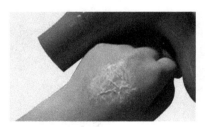

e　用吹风机将其吹干

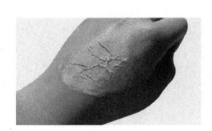

f　再涂上一层BB霜

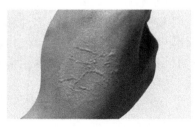

g　涂抹均匀

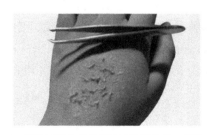

h　用修眉钳夹起粘好的卫生纸巾的一部分

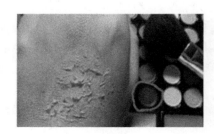

i　用紫色进行上色

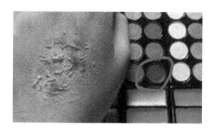

j　还是同样的紫色进行加深

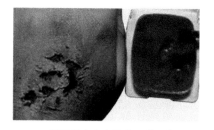

k　用油彩在夹出的伤口处上色

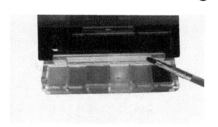

l　蘸取唇冻

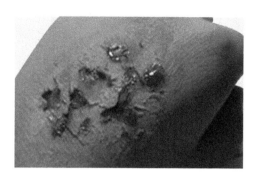

m　涂在油彩涂过的地方

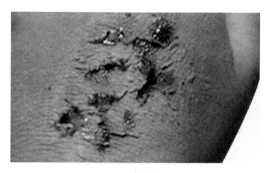

n　完成

图 8-9　瘀青和挫伤的化妆技法

五、血效果

(一) 口吐鲜血

将血浆（必须是无毒无害的）装在小塑料袋里含在口内，当需要吐血时，标准化伤员可以咬破塑料袋将血浆挤出，也可以事先在口里含住浸满血浆的海绵，需要时，标准化伤员通过挤压海绵使血浆流出。还有一种血浆胶囊的效果也不错，专业商店有售，也可以去药店买来空胶囊自己制作。

(二) 枪弹射击的爆破出血

在戏剧表演中，这种出血效果通常要和特技烟火部位配合采用微型雷管爆破的方法来表现。标准化伤员的弹道伤化妆不用这么复杂，先做好弹道的痕迹再加上血浆就可以了。

(三) 血肉模糊的效果

做血肉模糊或者溃烂的效果常用以下几种方法。

1. 用假的伤口贴。

2. 肤蜡方法（图 8-10，彩图见文后彩插图 8-10）　用一块肤蜡贴在皮肤上，边缘与皮肤接平，表面先用针挑烂，然后刷上一层酒精胶，撒上颗粒较粗的白砂糖，再薄薄地刷上一层乳胶，待乳胶干后，将表面不规则地挑破，再用油彩上色，也可直接将较干稠的血浆涂抹在表面上，在局部还可以滴上几滴新鲜血浆。

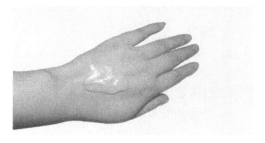

a　用一块肤蜡贴在皮肤上

3. 脱脂棉方法　先在皮肤上刷上一层酒精胶，稍干后，不均匀地铺上脱脂棉，再薄薄地刷上一层乳胶，棉花与皮肤的交接处要平缓地衔接，待乳胶干后再上血浆做血效果，注意血浆效果也要层次丰富，有快结痂的，有化脓的，有凝固的，也有新鲜的。化脓的血效果可以在较黏稠的血浆上挤上少许眼药膏，也可以用食用黄色素、水、食用红色素（少许）调和制成。

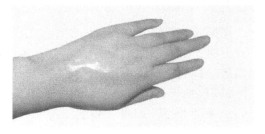

b　边缘与皮肤接平，表面先用针挑烂

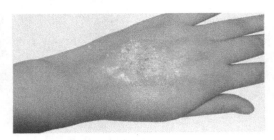

c 刷上一层酒精胶后再撒上颗粒较粗的白砂糖，
再薄薄地刷上一层乳胶

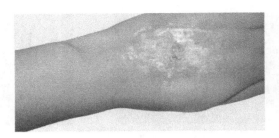

d 待乳胶干后，将表面不规则地挑破

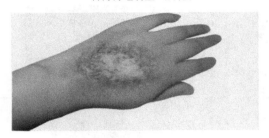

e 用油彩上色

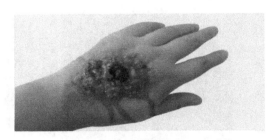

f 将较干稠的血浆涂抹在表面上，在局部
还可以滴上几滴新鲜血浆

图 8-10　血肉模糊的化妆技法

六、骨折

闭合性骨折，皮肤不破，就是表现骨折部位局部肿胀、瘀血、疼痛；开放性骨折可以用创伤模型中的骨折模块或自制 PVC 管材，涂上血浆，绑缚在受伤肢体上。

第 5 节　常用化妆道具

一、常规道具

1. 纱布、绷带。
2. 三角巾。
3. 夹板。
4. 红色墨水或油彩。
5. 带血的脏衣服，需定期清洗更换。

二、创伤救治护理模拟人（图 8-11）

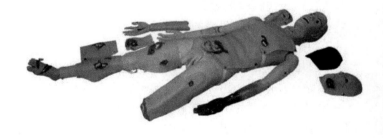

图 8-11　创伤救治护理模拟人

（一）功能

模拟人骨组织暴露；身体各部位的创伤、烧伤皮肤更换；模拟创伤部位的清洗、消毒、止血、包扎、固定、搬运；模拟人身体各个部位的开放性骨折、断裂处理；创伤模块具有模拟出血等功能，增加了现场创伤处理及护理培训的真实感。

（二）创伤评估模块主要配置（图 8-12）

1. 面部烧伤 Ⅰ、Ⅱ、Ⅲ 度。
2. 前额撕裂伤口。

3. 颌骨创伤。

4. 锁骨开放性骨折与胸壁挫伤。

5. 腹部创伤伴有小肠突露。

6. 右上臂肱骨开放性骨折。

7. 右手开放性骨折、软组织撕裂伤口。

8. 骨组织暴露。

9. 右手掌枪弹伤口。

10. 右大腿股骨开放性骨折。

11. 左大腿复合型股骨骨折。

12. 右大腿金属异物刺激。

13. 右小腿胫骨开放性骨折。

14. 右足开放性骨折右小趾截断创伤。

15. 左前臂烧伤Ⅰ、Ⅱ、Ⅲ度。

16. 左大腿截断创伤。

17. 左小腿胫骨闭合性骨折及踝关节和足挫伤。

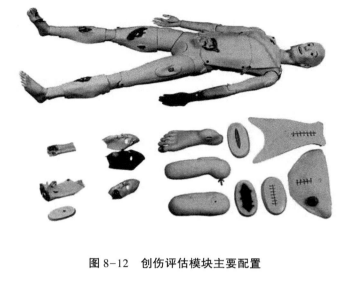

图 8-12　创伤评估模块主要配置

三、伤口贴

一次性伤口贴（图 8-13，彩图见文后彩插图 8-13）、假伤疤，网上即可购买，操作简单，伤口、疤痕种类齐全，方便经济。使用方法见图 8-14（彩图见文后彩插图 8-14）。

贴完后注意事项如下。

1. 贴上后 2 h 内不能碰水。

2. 贴后当天洗澡，尽量不要用力搓贴的部位。

3. 泡浴时间不能过长，温度过高会影响贴纸牢固。

4. 贴好后，请尽量避免摩擦。

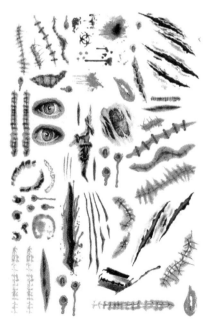

a　种类 1

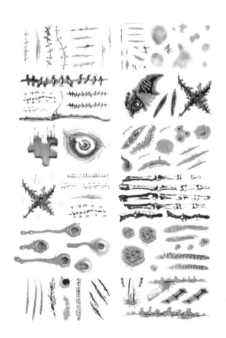

b　种类 2

图 8-13　一次性伤口贴

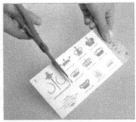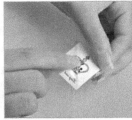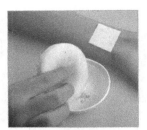

a 把选择的图案剪下来　　　　b 撕去表面的透明膜　　　　c 把贴纸上面（有图案的面）
　　　　　　　　　　　　　　　　　　　　　　　　　　　　放在皮肤上

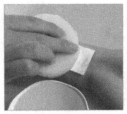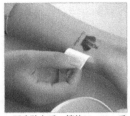

d 用湿布或海绵轻拍贴纸　　　　e 正确贴上后，等待35～50 s后，
　　直至完全湿透　　　　　　　　　　自然风干，撕下即可

图 8-14　使用方法

四、模型制作

一般在做特效化妆之前首先要先帮标准化伤员做设计。设计是最重要的，一个好的设计能决定作品的成败。

（一）做水泡的方法

1. 可在桌子或其他平面上用塑型泥做出几个大小不一的泡状。
2. 在做好的泡状零件上涂抹少许凡士林。
3. 用刷子蘸取乳胶在零件上，要涂得薄且均匀。
4. 用电吹风的冷风档将乳胶吹干。
5. 反复涂抹几次乳胶，并吹干。
6. 在零件与桌面衔接处涂透明胶，使其与桌面分离。

（二）倒模

倒模可以让表演更加真实，让旁观者有身临其境的感觉，根据训练时的具体要求，可以提前帮标准化伤员做头部倒模、手部倒模等。但因制作方法烦琐，技术要求高而不易为之，更多时候我们使用的是创伤护理人附带的创伤模块。

模具分为两块，能复合，能分开，复合时做产品，分开时拿出产品，通常都是一个能动，一个静止，动的叫阳模，不动的叫阴模。其制作方法较为专业，下面介绍一下供大家了解。

1. 标准化伤员身上可罩一件塑料披肩并用保鲜膜将伤员的头发包好，用凡士林涂在眉毛、睫毛和胡须上，防止石膏粘住毛发。

2. 往塑料盆里倒入医用石膏粉，调入适量冷水（冷水会使石膏凝固得慢一些）。加水时用手振荡搅拌均匀，以不结块、不起泡为宜。

3. 将搅拌好的石膏从头顶开始涂抹，在涂抹的过程中石膏材料会一定程度地往下流，鼻子与鼻尖部位可留在最后，注意在鼻子的周围操作时一定要小心，留出鼻孔以便呼吸。在石膏材料没有干透时上湿的石膏绷带，从周围往中间一片片地叠压，可起到增加石膏阴模强度的作用。

4. 待石膏干后（一般 3~4 min 后即干），伤员可夸张地活动一下面部，使石膏与面部脱离，此时可整个拿下石膏阴模。用塑型泥将鼻孔堵住，喷水在阴模内保湿以备用。

5. 用海绵块将阴模内的水吸干，并涂上凡士林进行隔离。在塑料盆内将生石膏粉与水调和均匀，先用刷子快速地薄薄地刷一层石膏，使表面不要起泡，然后再倒入更多的石膏液体，并用软刮刀刮平表面。

6. 将粗麻布片用石膏液体浸透，贴平在内侧表面，内部不能有气泡，再倒入一层石膏，并用刮刀刮平，成型时厚度为 2.5~3 cm。

7. 等石膏完全干透，用手拔下石膏阴模，石膏阳模即可脱出，用无水酒精清洗阳模，并调整表面。

8. 在阳模表面上涂少许凡士林，便于粘贴塑型油泥，用较硬的塑型油泥在脸上所需部位塑型，塑型部位的边缘要逐渐变薄至消失，可用金属圆头小刻刀点出毛孔。

9. 用软一些的塑型油泥轻轻覆盖在塑型部位的边缘石膏，厚度约在 2 mm，并留出 4~5 个圆孔，留圆孔是为了复制塑型零件时，阴模与阳模能准确地吻合。

10. 阳模脸部一圈要用塑型泥或水性陶土围成围子，围子要围得高一些，可略微超过鼻尖的水平面。再用肥皂水刷在塑型部位及其边缘位置，可起到隔离作用。

11. 用生石膏粉调水搅拌均匀，先用大刷子刷薄薄的一层石膏水在零件部位，不要使表面起泡，再将更多的石膏液体倒进围子里，同时可一层层地加粗麻布片，并用刮刀将表面刮平。

12. 待石膏表面发热时，就可以将周围的围子拿掉，待石膏表面再变凉时，则可以把新翻制的阴模整个取下了，将阳模上的塑型零件取下，并用无水酒精清洗备用。

13. 在新翻制的阴模内浇入乳胶或其他合成材料，轻轻地合上阳模，找准位置后用力压住阳模，（用力施压可使零件边缘比较薄），保持施压 30 s 后松手，待乳胶完全凝固后，用小刷子蘸透明粉慢慢将零件揭开取出，即可使用了。注意制作泡沫乳胶零件时还要将阴阳模捆牢后放入烘箱烘干，温度控制在 50℃ 左右。

五、如何制作假血浆？

制作血浆一般都会用到食用红色素，我们可以选择胭脂红或苋菜红的颜色。如果要制作流动的、透明的鲜血，可以用食用红色素、水、蜂蜜（或麦芽糖精）进行调和，这种血浆无毒无害，是可以放在嘴里的；如果是不需要放在嘴里或者需要大面积用血的，就可以用化学糨糊、食用红色素、水进行调和，这样成本也不会太高。还有一种血粉，呈现白色的粉末状，只要一遇到水就会变成血液状；如果是要做在衣服上的血效果，则可以考虑用食用红色素、水、洗涤精进行调和，这样清洗起来也比较容易。

当制作较为黏稠的血浆时，可用枇杷膏调和食用红色素，这也是可以放在嘴里的，或者将巧克力加热溶解到一定程度，再调和色素和水。调和啫喱状的牙膏也有凝固的血浆效果，有些专业商店还有现成的软管装的固态血出售。当然添加少许黏稠剂同样可以达到理想的效果。

当制作不新鲜的或是中毒后的血效果时，血的颜色要调得深一些，有时甚至需要发黑的效果，可用食用红色素、水、黏稠剂、食用绿色素（少许）进行调和，另外，调和酱油、咖啡等材料也可以达到效果。

人造血浆中的红色素较难清洗，如果是弄到皮肤上的红色，卸妆时不要直接擦洗，可先用水喷，再用纸巾吸。另外，将男用刮胡泡里的泡沫挤在染色部位，停留 3 min 后再清洗，也是比较好的办法。

不同的方法和材料调制成的血浆效果各不相同，其用处也不一样，我们可以多做，多作总结。如果善于观察，生活中还有许多材料可以用来制作血浆和其他特殊的效果，可以不必拘泥于教条，有时自己总结出来的经验可能更为实用。

第 6 节　标准化伤员的化妆

一、化妆要求

（一）面部化妆
面部化妆是反映伤员受伤后全身反应在面部的表现。

1. 休克伤员　面色苍白。

2. 呼吸困难（气胸、窒息）　面色青紫，尤其鼻尖、口唇、面颊为甚。

3. 急性放射性损伤　面色潮红。

（二）伤部化妆

1. 枪伤　伤口较小，局部边缘整齐，伤口内有凝血块；贯通伤则入口小出口大（图8-15，彩图见文后彩插图8-15）。

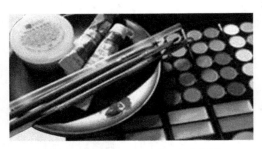

a　这里是需要的东西：肤蜡，红色颜料，
吸管，化妆刷，美工刀

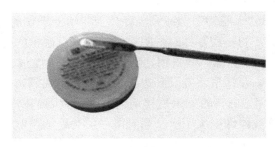

b　蘸取肤蜡

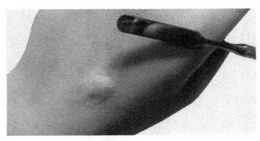

c　在做伤效处，做出一个凸起的部分

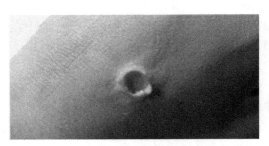

d　再用美工刀在凸起的中间打一个孔

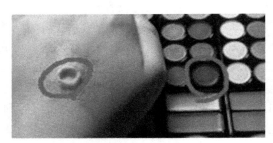

e　选择紫色的皮肤周围画出瘀青

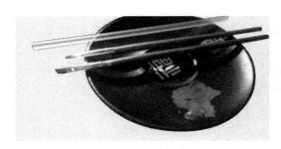

f　再用红色颜料上色

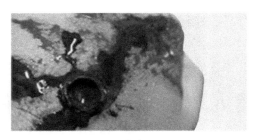

g　完成
（这里看到血溅出来的效果是用吸管吹出来的）

图8-15　枪伤的化妆技法

2. 炸伤　伤口较大，形状不定，边缘不整齐、伤口内有凝血块及异物（图 8-16，彩图见文后彩插图 8-16）。

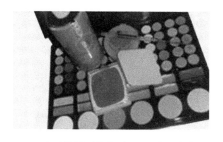

a　这里是需要的东西：BB 霜，肤蜡，美工刀，粉扑，油彩，眼影盘

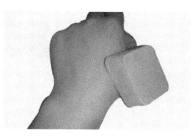

b　将 BB 霜均匀地涂抹在做伤效处

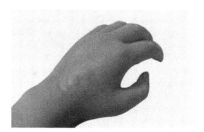

c　这次肤蜡要用得较厚

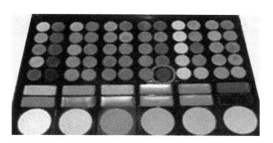

d　这里选择的是深紫色

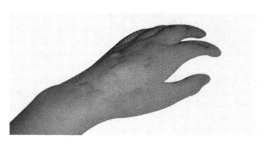

e　用紫色在伤效周围涂出瘀青的效果

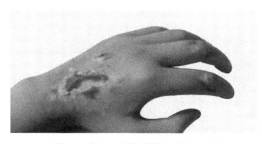

f　用美工刀尖的一头将肤蜡从中间开始撬开

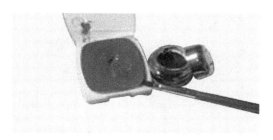

g　选用红色油彩和黑色眼线膏上色

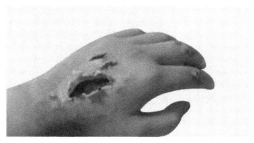

h　先用黑色眼线膏上色

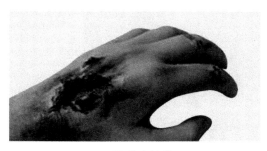

i　再用红色油彩

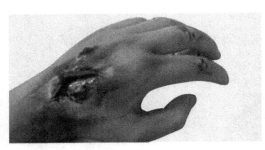

j 上完颜色,再用紫色进行强调

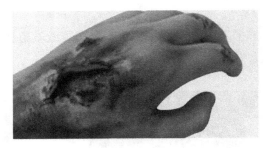

k 完成

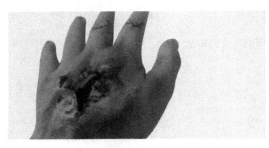

l 效果图1

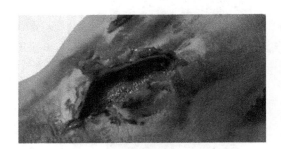

m 效果图2

图8-16 炸伤的化妆技法

3. 烧伤　Ⅰ度红斑,Ⅱ度水泡,Ⅲ度焦痂。

4. 打扑伤　皮下出血及瘀斑。

5. 刀刃伤　伤口条状,边缘整齐红肿,严重的伤口内有凝血块(图8-17,彩图见文后彩插图8-17)。

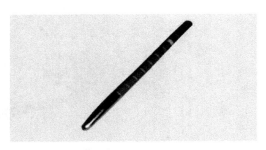

a 这里是需要使用的东西:棕色眼线笔、红色眼线笔

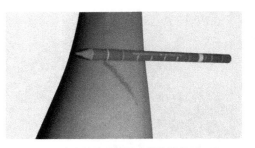

b 用红色眼线笔随意地在做伤效处画一条
比较粗的线

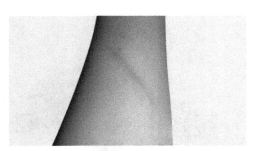

c 用手指将其涂抹均匀

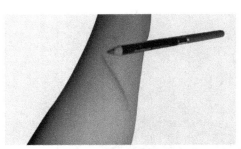

d 再用棕色眼线笔流畅地画出一条线,
注意要用两头细中间粗的眼线笔

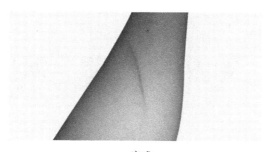

e 完成

图 8-17 刀伤的化妆技法

二、化妆技法

1. 打底　先用凡士林或化妆油在皮肤上均匀涂抹一层。

2. 着色　根据所需颜色涂上化妆油彩，并根据伤病员化妆卡片的要求调整色彩的浓淡、层次和厚薄。

3. 卸妆　先涂卸妆油，再用卸妆棉（纸）轻轻擦去油彩，用肥皂及清水冲洗。

4. 常用特殊伤情化妆

（1）烧伤（Ⅱ度）水泡：先用红色彩油在皮肤上渲染出红斑状底色，然后用淡黄色彩油和凡士林混合调成糊状，点缀在红斑底色上。注意正常皮肤与烧伤部位之间的过渡色及淡黄色水泡的形状要与真实烧伤相似。

（2）烧伤（Ⅲ度）焦痂：在烧伤部位的红斑底色上用深棕色及黑色油彩进行块状覆盖，注意留有部分红斑状底色。

（3）盲管枪伤：红色油彩做出出血伤口，边缘整齐，较小；红色中略带黑色点状物。

（4）盲管炸伤：红色油彩做出出血伤口，边缘不整齐，略大；红色中略带黑色点状物。

（5）贯通枪伤：入口同盲管枪伤，出口同盲管炸伤。注意弹道方向及入口与出口位置准确。

（6）出血、渗血：在包扎伤口的敷料上涂人造血。

第9章 表演

所谓表演，就是在戏剧、舞蹈、杂技、影视剧等的演出中，把其中的各个细节或人物特性表现出来。表演艺术的最高境界，是对角色塑造的完美化及性格意义上的出色刻画。这从表演本体的创作上讲，

无疑是需要标准化伤员具有良好的表演素质和全面的表演技巧。

而标准化伤员的出现就是由普通人扮演伤员，在学生面前表演伤情的艺术。标准化伤员通过自己的表演直接与学生交流，其表演是学生接受的最后形象，这就要求标准化作员的表演要真切、自然、生活化，同时还要保持单个形象表演的持续性和恒一性。这时，标准化伤员就成了特殊的演员。

表演训练的培养要求：具有基本的表演基础理论和专业技能，能够掌握表演创作基本理论，熟练进行表演技术创作，具有一定的理解力、表现力、应变能力、创造能力和善于协同合作能力，能胜任多种伤情角色的表演的人才。

1. 观察　多看有关的剧本、电影、电视剧，看各种情境下伤员的反应；到急诊室体验生活，现场观察各类伤员的表现和反应。

2. 分析　分析为什么他们会在那样的情况下有那样的反映，如何做到那样的表演境界。

3. 总结　自己表演后要多做总结，看自己哪方面不是很好，自己如何能把那部分表演的淋漓尽致，以后碰到类似的情况应该怎样表演。

4. 表达　也就是演出来，多做练习。

第1节　表演技巧基础训练

一、消除紧张与松弛肌体

标准化伤员在开始表演训练之前，必须使肌肉处于适当状态，一种松弛状态才能产生正常的思维，逐步获得正确的体验，做到鲜明地表达出对角色内心生活的体现，使内在的情感自由地流露到外面来。也就是说，多余的紧张不可能获得创作的自由。为了消除紧张、放松肌体、恢复本能、解放天性，可以组织标准化伤员进行以下一些练习和游戏。

1. 抢椅子游戏——4个人抢3把椅子。

2. 猜领袖游戏——让一人离开，其余的人推举一名领袖，他做什么动作，大家就跟着做什么动作，然后让出去的人进来猜谁是领袖。

3. 木偶练习——全身放松两脚分开平行站立，两手自然下垂，自我感觉是一个木偶，被上面用线操作各个部位，把双手向上提起，手指慢慢张开，尽量往上举，然后线断了，手一段段往下还原，从头—颈—肩背—臀部—大腿—小腿全部松弛，最后倒在地上，像一只猫躺在沙滩上，全身非常松弛。

4. 放大练习——两脚分开站立，自己控制从脚趾头开始使劲，慢慢往上到小腿直至头部、脸上身体的各个部分，手指到手掌即整个全身都紧张起来，脸部也紧起来，眼睛也睁大了，假设自己是一个很高傲、很了不起的人，模仿一头雄狮非常厉害的状态。

5. 缩小练习——与放大练习相反，从头到脚一步一步地慢慢放松直到在地上缩成一团，像一只蚂蚁恨不得钻进地缝去，找到此时这种缩小身体的感觉，如又冷、又饿、又黑等。

二、无实物练习

初学表演的人容易出现紧张过火、缺乏信念、注意力不集中、想象力不丰富等问题，纠正这些问题可以进行无实物练习和简单动作练习。为什么要做无实物练习？作实物练习时许多行动都是本能的，根据生活的机械性自然而然一晃而过。无实物行动的练习就是另一种情况，你得把注意力集中在大的行动中，每一个最小的组成部分上，没有实物就会促使你更加细致、更加深入地注意形体行动的性质。无实物练习要求做到注意力高度集中、展开丰富的想象、运用敏锐的观察，特别要强调的是从小的真实入手，从微妙的细节入手。做无实物动作，也可以说是一种感觉记忆，叫作想象行动，是一种在脑海里重现现实生活形象的能力。

无实物练习第一阶段：日常生活行为。包括：打扫卫生、包饺子、洗衣服、炒菜、杀鸡（鸭）、杀鱼、修台灯、擦玻璃、熨衣服、给自行车打气、生炉子、擦皮鞋等。

第二阶段：户外运动。包括：远足、钓鱼、野餐、打球、放风筝、散步、划船等。

第三阶段：各种灾难景象。包括：地震、交通事故、战争、各种意外场景等。

第四阶段：想象自己身临其境，受伤、疼痛、流血、肢体活动受限、寒冷、恐惧等并感受到细节。

第五阶段：根据伤情在获得救治时需要表达出来的感觉和表现。

三、为了某种目的的简单动作练习

动作是表演诸元素的核心，也是表演艺术的核心。初学者可以从简单动作入手，逐步深化，因为动作是离不开规定情境的。

动作是由"做什么——任务""为什么——目的""怎么做——适应"三要素组成。

做什么：指动作的任务，即此时此刻要做什么。人们的动作总是在一定任务的推动下完成的。任务是动作的依据，同时又推动着动作。例如，任务是准备标准化伤员的表演考试，于是就产生了布置场景、看剧本、准备表演服装、创造造型、化妆等动作。标准化伤员为完成任务需精心准确地去动作，任务是激发标准化伤员积极行动的动力，不同的任务将产生各自不同的动作。善于准确而富于想象地抓住剧本提供的任务，是正确表演、正确行动的前提。生活中人们做什么是天性，然而标准化伤员要将角色做什么化为标准化伤员的第二天性却要难得多。标准化伤员要通过艺术想象与信念等元素，将角色的艺术转化为标准化伤员的艺术，将角色的行为动机转化为标准化伤员内心的行为动机。将角色的动作转化为"标准化伤员——角色"的动作，将剧本文字描述或蕴含于其中的动作转化为活生生的表演。

为什么：指动作要达到的目的。任何动作都包含着特定的目的。动作的目的不同，动作的具体内容与方式也相应不同。标准化伤员在处理动作时必须弄清任务与目的的关系。例如，任务是标准化伤员的表演考试，目的可能有多种：①清醒伤员，能够叙述伤情，在体格检查时能表现相应的体征；②昏迷伤员，完全意识丧失，随意运动消失，对外界的刺激的反应迟钝或丧失，还有呼吸和心跳；③植物人状态，亦称醒状昏迷、睁眼昏迷或去皮质状态，主要表现为睁眼闭眼自如，眼球处在无目的的漫游状态，容易使人误解为患者的意识存在，但患者的思维、判断、言语、记忆等及对周围事物的反应能力完全丧失，不能理解任何问题，不能执行任何指令，对任何刺激做出主动反应。所以，表演目的不同，动作不同，动作时的心情、心理状态及动作的节奏、进行方式也就不一样了。

怎么做：指动作完成的主要内容及方式。为了完成任务（做什么），必须采取具体的动作与方式，而这又必须根据动作的目的（为什么）。"怎么做"还必须依据具体的规定情境，不同的情境、不同的人物关系将导致不同的动作内容和方式。"怎么做"还必须依据人物的性格，不同的人物完成同样的任务将出现不同的形态。一个人物的性格不仅表现在他做什么，而且表现在他怎么做。实际上，展示在观众面前最直观、最细微、最具体的是"怎么做"的方案，从而体现出"做什么""为什么"。

表演动作的三要素，如果仅仅只是"做什么（任务）"，为动作本身而动作，不可能成为艺术，也不符合生活的真实性。如坐着、进门、向大家问好等。如果带有目的（即"为什么"）而动作，就会真实而行动起来，有任务、有目的的"动"才是戏剧中需要的艺术的动作，也合乎生活的真实性。

1. 坐着 ①为了休息一会儿；②在候车室等车；③看电影；④为了守护患者或睡着的婴儿；⑤为了看书、读报或剪指甲；⑥为了思考问题；⑦为了观察周围的情况；⑧为了寻求救助；⑨强迫体位；⑩下肢受伤，活动受限。

2. 进门 ①为了看望朋友；②为了送患者到急诊室；③为了参加会议；④为了打扫卫生。

3. 向大家问候 ①为了表示欢迎；②为了表现自己的优越感；③为了表示亲近、亲密、亲切；④为了博得欢心。

4. 举起手臂 ①为了提起注意；②有话要说；③为了止血；④为了抖掉手臂上的虫子。

5. 大声喊 ①生气；②宣泄；③呼救；④我的地盘我做主，我想怎样就怎样。

四、简单动作+规定情境+动作三要素

在以下的"假设"中合乎逻辑地引申出来的规定情境里，做规定的动作。

1. 什么时候？

（1）假使事情发生在白天（晴天、阴天）、夜间（黑夜、月夜）、拂晓、黄昏。

（2）假使事情发生在冬天（严寒、中度寒冷）、春天（寒冷、暖和）、夏天（晴朗、雷阵雨）、秋天（晴朗、有雨）。

（3）假使事情发生在现在、过去两年、过去十年等。

2. 什么地方？

（1）假使发生在海上、湖上、河上（北方、南方）。船上，甲板上、舱内、客轮、货船上。

（2）假使发生在空中客机上。

（3）假使发生在陆地上，城乡的街道上、各种房屋里。

（4）假使发生在野外，丛林、沙漠、山地等。

3. 为了什么？

吓唬人、叫人怜惜、引诱人、生气、勃然大怒、引起同情、获得友谊、引起谈话、使对方注意、教训人、安慰人、叫人开心、叫人难堪、使人害羞等。

简单动作练习的要求：

1. 动作要组织得真实、准确、细腻，并有生活的依据。

2. 要逐步发展、丰富规定情境及事件、冲突。

3. 要展开艺术想象，有一定生活情趣及可看性。

例题：捅马蜂窝、逮耗子、走错门、归来、捉蝴蝶、寻找、夜读、过独木桥。

五、感觉表演练习

感觉表演练习包括人的听觉、味觉、嗅觉、肤觉等，表演创作中有没有感觉是表演优劣、深浅的重要标志。只有掌握好了外部的感觉，才能逐步深入地掌握内部的生理感觉、心理感觉、微妙的情绪感觉和情感感觉。

外部感觉练习：吃水果（酸、甜、苦、涩、辣）；等汽车（风、雨、雪、春、夏、秋、冬）；炎热的夏天在荒山上找人（热，渴，饿，恐惧，皮肤的痒、痛、灼）。

要求：表演要真实，感觉要准确、细腻、生动，富于形象感、生活感和细节。要有简单的规定情境，展开艺术想象，运用情绪记忆。

六、命题即兴表演

命题即兴表演练习是培养标准化伤员表演的理解力、想象力、表现力的重要手段。学员在指定时间即兴创作构思时，要调动自己对生活的理解力和生活的积累，发挥艺术想象力；表演时，调动自己的情绪记忆、信念感、感受力、情感与表现力，是综合训练表演元素及将生活转化成艺术的好方法。

1. 环境命题练习 车站、码头、候车（船）室、火车或轮船上、饭店、电影院、公园、树林、山洞、

医院、超市、海滨、野外。

2. 道具命题练习　夹板、三角巾、绷带、大碗、毛巾、树枝……

3. 规定情境命题练习　腹部外伤、骨折、脑震荡、休克、上肢炸伤、下肢刀伤……

一句话命题练习："雨夜的高速公路上因交通事故导致骨折""地震现场下肢砸伤""路遇歹徒腹部外伤""工厂爆炸事故导致冲击伤"……

七、动物及人物模拟练习

初学表演的人除了过火、虚假的毛病外，还有就是放不开、不自信，因此，必须帮助他们克服不应有的自尊心、腼腆、羞怯，解放天性，恢复本能。让学生做模仿动物练习，对培养标准化伤员创作自由、勇敢、坚决和天真有很大的帮助。进行动物模仿练习采用拟人化的手法，抓住动物在各种情况下活动的最主要特点，不光做得像、形态对，还要把神态表现出来，达到进行形体表现力、想象力与信念的训练。这种练习能培养细致的观察力、逼真的模仿力、丰富的想象力、形体的表现力、心理的神似力，还能培养幽默感。

在模仿动物表演活动中通过眼看（观察）、耳听（倾听）、脑想（想象）、学一学、说一说（尝试）、做一做（练习）等多种方法来获得知识体验。重点是引导他们注意倾听，大胆表现和表达。

模仿人物的练习可以从身边熟悉的人开始，逐步过渡到模仿名人、伟人、领袖人物等，也可以模仿别的标准化伤员演出的片断。这种模仿可以培养标准化伤员的外部表现力、捕捉性格特征的能力。

下面举几个进行动物模拟练习的例子。

1. 小动物走路　小兔走路蹦蹦跳；小鸭走路摇啊摇；小乌龟走路慢吞吞；小花猫走路静悄悄。

2. 表现有关动物的成语故事　如龟兔赛跑、狐假虎威等。

3. 自主命题　表演现实生活中自己与动物相处的故事。

这一类动物模拟的练习还有许多，这里就不一一介绍了。

八、激情表演练习

激情表演分为两种：一是标准化伤员的创造激情，指标准化伤员怀着怎样的心理状态进入创作。另一种是角色，即人物的激情。标准化伤员通过内外部技巧创造出人物的情感和情绪的高点——激情。激情是人生情感与情绪的爆发点，往往具有强烈的艺术感染力和冲击力，也是展示人物性格及性格的发展，展示剧情主题的有效手段。创造激情是表演艺术的重要技巧之一。激情不是靠硬挤情感或外部的强烈动作。激情必须靠对人物规定情境，特别是内部、心灵规定情境的丰富与开掘，靠对生活、对人生的情绪记忆，靠积极动作的刺激与带动，靠与对手真实地、投入地交流，靠情境、情绪、情感地逐步积累。而这一切又必须通过各种练习来锤炼。

1. 死亡威胁引起的激情　灾难中无人救助的恐惧；流血不止感觉生命逐渐逝去；看到同伴不断死去……

2. 巨大的喜悦引起的激情　劫后余生的喜悦；结婚前夕幸福的喜悦；实现愿望、接到录取通知书后激起的喜悦；贫穷中中彩票巨奖激起的狂喜；事业成功后带来的巨大喜悦。

3. 绝望的激情　得知自己或亲人得了绝症或死亡消息后；运动员或舞蹈演员双腿锯断后；绝望后在悬崖边或长江边……

九、对话表演练习

对话练习不是简单的对白练习，而是要组织规定情境、组织人物动作，特别是内心动作，开掘潜台词、内心独白的交流表演练习，依据特定的人物关系及台词与台词之间内含的深层意思，展开丰富的艺术想象力，丰富挖掘规定情境，组织一系列的动作与冲突。标准化伤员的对话表演区别于影视标准化伤员，与学生的对话一定要精炼、准确，对症状体征的描述不能更改和自由发挥。

第 2 节 表演小品与观察生活练习

一、表演小品练习

小品是在表演基础训练的基础上，又发展、加工或重新组织题材的形式，是对所有的表演元素进行综合性的训练。小品是学员集编、导、演于一体的习作。一个小品，一定要说清楚在什么样的规定情境中（特别是人物关系的设置）做什么事情，中间产生了什么矛盾、冲突，也就是细节和事件，通过什么办法来解决，要有积极的动作来展现人物的内心情感，在中间碰上了障碍，也就有了矛盾、冲突，它改变了人的行动，最后有收尾。整个小品构思是完整的，有开头、有发展、有结尾。在事件中一定要把人物的情感，紧张的、痛苦的、高兴的、十分不平静的心情，用动作体现出来。

二、观察生活练习

表演艺术是表现人的艺术，要把社会上各个阶层、各种人物表现出来，创造出生动的、鲜明的、活生生的人物形象，如果不去观察他们、熟悉他们、理解他们的生活、体验他们内心复杂的情感，是不可能表现好的。观察生活练习的要求有以下几方面。

1. 必须来自对生活的直接观察和直接积累。

2. 观察生活后必须组织表演练习，注意展开艺术想象，对生活进行选择、提炼加工，将生活的现实转化为艺术的现实，使其具有艺术魅力。

3. 侧重于想象与表演，但必须有标准化伤员的构思，独特的性格、独特的生活及细腻的情感与细节。

第 3 节 标准化伤员的表演

一、标准化伤员的表演特点

标准化伤员的表演与普通标准化伤员用语言和情感的表演不同。他主要是根据伤员化妆卡片所规定的伤因、伤部、伤势、伤情，模拟真正伤员的症状、体征及心理状况进行的确切而逼真的表演。通过其表演，可以加强化妆效果，准确反映出不同伤情伤员的真实情况；能够增加救治工作的真实感，使救治工作更加形象、直观、逼真、生动，增加演习的实战气氛，加强医务人员分类、救治和后送的准确性，从而提高训练质量。

二、标准化伤员的表演要求

1. 表演动作和姿势　一定要与伤因、伤部、伤势、伤情及伤员的症状、体征相符。例如，下肢伤应有不同程度的跛行；腰部伤应两腿弯曲，不敢伸直；一侧腰部伤是健侧卧位；胸部贯通伤时半卧位；桡神经损伤者手腕下垂等。

2. 表情和反应　一定要与诊断、治疗相配合。例如，搬动、检查伤肢时应有疼痛反应，经治疗处置后疼痛反应有一定程度减轻或消失；演技较高者尚可表演出接受检查时的部分生理或病理反射。

3. 主诉和体征　一定要与伤员化妆卡片上的受伤史、症状、体征一致。军医询问时应准确回答，切忌随心所欲，以免影响诊断的准确性和治疗措施的实施。此外，标准化伤员在回答施救者询问时不得使用医学术语，以免失去表演的真实性。

三、标准化伤员的表演方法与技巧

1. 休克伤员　神志清楚，表情淡漠。表演时眼睛半睁半闭，眼球凝视不动，面部表情呆板，呼吸浅快。回答施救者询问时只能含糊呻吟或有气无力地回答。

2. 重度颅脑损伤伤员　昏迷和舌后缩。表演时眼睛紧闭，呼吸深快而不规则，并发出粗糙鼾声，呼之不应。

3. 开放性及张力性气胸伤员　突出特点为呼吸困难。表演时呼吸快而不规则，健侧呼吸动度明显增大，两肩及口角随呼吸而上下抽动，并发出较大呼吸声。

4. 恶心呕吐症状　恶心干呕，将食物预先含在口中，当施救者询问和检查时呕吐出口中食物。

5. 脉搏及血压　根据伤员化妆卡片要求预先用胶布写好，分别贴在右侧（或健侧）手腕及肘窝上。

6. 病理反射　根据伤员化妆卡片要求预先用胶布写好"××病理反射阳性"，贴在施救者需要检查的部位。

7. 腹部损伤伤员　身体屈曲、侧卧，双手保护腹部，面部表情痛苦。持续性疼痛应随腹部检查及翻动身体而加重。

四、标准化伤员的情绪控制

发生灾害事件时，突发灾害事件的强烈刺激可使部分人精神难以适应，据统计约有3/4的人出现轻重不同的所谓恐怖综合征。有时失去常态，表现有恐惧感，很容易轻信谣言等，突发灾害事件给伤员造成的精神创伤是明显的。这是一种发生较急的精神运动性兴奋，同时有情绪激动或淡漠可伴有口头或躯体攻击行为，这种情感和行为可起源于内部感受或外部影响。此时伤员自控力降低，严重者可有情感爆发，甚至导致自伤或伤人的暴力行为。标准化伤员在表演的过程中，需要注意多方面的情绪控制，以此来防止过多的情绪冲动。一般情况下，情绪冲动主要体现为语言语调、表演动作和表情等方面。标准化伤员既要确保表演的效果，同时又需要适当控制自身的情绪，不应当表现出过于强烈的情绪冲动。在深刻了解剧本主旨的基础上，才能适当控制自身的情绪冲动，从而阻止过于强烈的情绪出现。这是因为，表演者在表演过程中的饱满情绪有助于提高表演效果，但是如果无法妥善处理自身的情绪冲动，那么反而会降低整体的表演效果。

第4节　场景设置和道具的准备

一、场景设置

1. 场景的概念　"场景"往往被简单误解为"背景"，其实两者有本质的区别，背景指图画上衬托的景物，场景是指戏剧，影视中的场面。

场景包括人类的活动的各种空间场所，有生活场所、工作场所、社会环境和自然环境及历史环境。

2. 场景设计的基本概念　场景设计就是按设定的整体美术风格并依据故事情节的需要，给每一个镜头的角色提供表演活动的特定场地。概括来说，它包含全片场景的所有构成要素的具体造型，色彩及色调配合的设定。场景设计包括除了人物角色造型之外的一切事物的造型设计，具体来说就是有空间层次感的场面构图。

3. 场景设计的基本作用　场景设计就是为了交代故事发生的时间、地点，以及位置环境。而且场景随着故事情节的发展而变化的，通过镜头的推拉摇移具体而充分地表现主题内容，起到交代时空关系、营造情绪氛围、辅助角色刻画和隐喻的作用。

4. 场景设计的基本要求　首先要熟读并且理解剧本，明确主题背景、时代特征，明确地域民族特点，分析人物，明确表演类型，深入生活，搜集素材。做到场景造型风格与剧本内容和谐统一。

在日常的培训中，通常将选好的主题（爆炸、地震、交通事故、矿难等）做成喷涂幕布悬挂，并选择相应的背景音乐烘托气氛。也可使用投影，播放做好的文件，配合适当的声、光效果，更让人有身临其境的感觉。

灾难救援工作具有突发性、不确定性等特征，这也就为灾难救援人员的技能素质提出了更高的要求，各种模拟演练应运而生。

（一）灾难体验馆

1. 地震救援体验馆，也称地震平台、地震小屋 2008 年汶川 5·12 大地震，造成了巨大的人员伤亡和财产损失，无数人的家园被地震无情地摧毁，给人类留下了不可磨灭的伤痛记忆。为了减少地震带来的人员伤亡和财产损失，工程师们发明的一款名为"地震平台"的产品。市场化后，"地震平台"被众多工程师们进行了若干改进。随着"地震平台"技术的成熟，"地震小屋"也正在变得越来越真实、丰富、精彩。这是一款以地震平台为载体，用于地震体验、民防安全宣传、地震科普教育的互动展品。该展品通过一个带地震平台的小屋，真实模拟室内震前、震中及震后的整个过程，以达到让观众体验地震、认识地震、如何在地震中实施自救互救的一款科普教育展品。

2. 海啸体验馆 海啸到底有多可怕？海啸来了怎么样自救？全国首个灾难旅游体验项目芜湖大浦"海啸体验馆"，是中国农业自然灾害教育体验主题公园的三大游乐区之一，外观是一个直径约 100 m、高约 40 m 的圆形球体。馆内运用国际第 3 代真空造浪技术，实际造浪 4 m，但在视觉效果上可达到 6 m。人工造浪通过闸口瞬间倾泻而出，一两秒时间内，就能席卷整个"海滩"。游客会直接面临惊涛骇浪的考验，并在现场救生员的指导下，学习如何自我保护，了解自救常识。在"灾害科普馆"则集中展示旱灾、水灾、龙卷风、地震等自然灾害，通过科学普及、休闲体验和灾难教育相结合的形式，提高游客的防灾减灾和环境保护意识。

3. 台风体验馆 某科技公司新型台风体验平台面世，采用最先进的多媒体和实景结合技术，在真实的空间里模拟 12 级台风，体验者穿上雨衣，进入台风体验中心区域后，体验室的灯渐渐熄灭，多媒体演示 12 级台风正在酝酿形成，风力逐渐加大，5 级、6 级、7 级，电闪雷鸣，耳边夹杂着嗖嗖的风声和隆隆的雷声。大家紧握扶手，相互搀扶，从 8 级攀升到 12 级，人无法独立站立，东倒西歪，台风卷起的巨浪直扑过来，势如破竹，轮船、汽车、防洪堤、楼房瞬间被冲垮，巨大的风力混合着滂沱大雨，让人对台风敬生畏惧，震撼的音响效果，实景式的视觉、听觉、触觉使体验者得到全方位的感受。

（二）救援虚拟演练系统

在现实生活中，搭建灾难救援现场的成本很高，并且不能完全还原灾难现场实况，各种救援虚拟演练系统的诞生很好地解决了这个问题。

1. 地震救援虚拟演练系统 地震救援虚拟演练系统，是在虚拟现实技术基础上，利用物理引擎系统（如 VRP-PHYSICS 物理模拟系统） 通过对地震强度的调节达到弱震、中震、强震 3 个不同等级的地震效果。地震救援虚拟演练系统与动画不同，是通过对建筑模型赋予物理属性后时实计算得到的建筑倒塌结果。用户可以根据不同的倒塌结果来进行应急救援的演练，结合鼠标键盘更可以对整个废墟现场进行清理，实施救援方案。

2. 互动模拟训练系统 互动模拟训练系统对卫勤模拟训练系统的结构、功能进行了设计，通过与专业开发团队合作，构建了卫勤模拟训练数据库，实现了伤员生成器，开发了学习、训练演习、自测及评估等功能模块，实现了系统教学训练、综合演练及考核评估功能。模拟系统利用虚拟现实技术，真实再现战斗一线的情景，综合设置并三维模拟伤员的受伤情况、治疗过程，通过人机互动达到训练的目的。操作者可以更加直观地体会战伤救护的过程，提高救治伤员的应急能力。

3. 救援游戏 普通人群平时可能不太了解救援工作的艰巨性，而"救援模拟 2014"这款游戏可以让他们更深入地了解这项工作。

这款游戏是在救护站领域进行模拟，游戏真实地展现了一个救护站中的一切。游戏中，你在一个现代化的救护站开始职业生涯，协调和指挥车辆和人员，同时监督你的救护站的发展；在你工作的一天里，你会遇到令人兴奋的和现实的操作场景，包括道路交通事故、应急救援、自然灾害、救护运行及简单的救护车调度。在详细的城市地图的帮助下，你可以跟踪你的紧急救援队伍。一旦一个团队达到一个急救现场，游戏会自动切换到战术视图，它允许你控制你的单位在地面上的行动。由于采用了集成的救援服务指南，你可以准确地检查和治疗的伤亡——这要求高度集中和准确的直觉。救护站平时的管理、医疗设备的保养、救助伤员的方法等每项工作都被真实地还原。在这里，任何一个人都可以成为一个合格的救援人员。

二、道具的准备

（一）道具的概念

道具是演出中所用的家具、器皿及其他一切用具的通称。

道具在戏剧演出中往往和标准化伤员的表演直接相关，起着帮助标准化伤员表演的作用，是标准化伤员活动的支点、虚拟动作必不可少的凭借，有些道具则起着开展剧情的作用。

（二）道具的分类

按其体积，道具分为大道具与小道具。前者如桌椅、沙发、柜子、屏风等，后者如电话、瓶、杯、食物、小工具等。按照道具的使用性质，又可分为装饰道具（如门帘、屏风、吊灯及各种摆设等）、手执道具（如挎包、皮箱、手枪、手杖等）、消耗道具（如食物、香烟、需要在舞台上当众摔碎的碗及盘等）、实用道具（如桌、椅等需要负重的道具）等。舞台道具的设计风格和布景、灯光、服装的风格是一致的。因此，在现代的一些具有较大变形或是抽象的舞台设计中，大小道具的形式也和它取得一致。在某些抽象的布景中，甚至以标准化伤员的虚拟动作取代了实体的大小道具。

（三）表演道具的设计与制作要求

1. 取材方便　简单、易做、廉价。
2. 简洁实用　加工制作方便。
3. 材料多样　有丰富的艺术效果。

标准化伤员表演时需要的道具并不复杂，基本上可以自己制作，既经济又实用。例如，聚苯乙烯泡沫塑料在道具的制作中发挥了重要的作用，几块包装箱里作为填充物的聚苯乙烯泡沫塑料用胶粘在一起，刷上涂料就变成了石块、水泥板；用小刀子刻出造型，画上几笔或者贴上打印的图片，就变成了暴露的肠管。市场上常见的 PVC 管材，可以表现折断的骨骼，废弃的轮胎可以表现事故现场的惨烈。刀刃可伸缩的刀子，带血的树枝、钢筋可以让受伤的场景变得更加真实可信。

个别工序烦琐、价格不是很贵的道具也可以从网上订购。

（四）道具的保管

表演道具要有专人保管，分门别类做好登记，每次取用和交回要有记录，定期做好保养和清洁工作。

第10章 病例剧本

剧本是一种文学体裁，是标准化伤员化妆和表演的依据，所以一次表演和训练成功与否，病例剧本至关重要。

第1节 剧 本

1. 剧本的概念 剧本是戏剧艺术创作的文本基础，是舞台表演或拍戏的必要工具之一，是剧中人物进行对话的参考语言，是一门为舞台表演服务的艺术样式，区别于戏剧和其他文学样式。主要分为文学剧本与摄影剧本。

2. 剧本的内容 剧本主要由台词和舞台指示组成。对话、独白、旁白都采用代言体，在戏曲、歌剧中则常用唱词来表现。剧本中的舞台指示是以剧作者的口气来写的叙述性的文字说明。包括对剧情发生的时间、地点的交代，对剧中人物的形象特征、形体动作及内心活动的描述，对场景、气氛的说明，以及对布景、灯光、音响效果等方面的要求。

剧本的写作，文本的完成只能说完成了一半，直到舞台演出之后（即"演出文本"）才是最终艺术的呈现。

3. 剧本的结构 一部较长的剧本，往往会由许多不同的段落所组成，而在不同种类的戏剧中，会使用不同的单位区分段落。在西方的戏剧中，普遍使用"幕"（act）作为大的单位，在"幕"之下再区分成许多小的"景"（scene）。中国的元杂剧以"折"为单位，南戏则是以"出"为单位，代表的是演员的出入场顺序，而在明代文人的创造后，将"出"改为较为复杂的"出"。剧本的结构一般可分为"开端、发展、转折、高潮、再高潮结局"。当然根据编剧技巧的不同，结构还会变化。

4. 剧本创作的注意点

（1）勿变成小说的创作：剧本写作和小说写作是基本不一样的，剧本的创作主要是用文字来表达一连串的画面，所以要让看剧本的人见到文字能够即时联想到一幅画面，将他们带到动画的世界里。小说不同，它除了写出画面外，更包括抒情句子、修辞手法和角色心理描述。这些修辞在剧本里是不应有的。

（2）勿缺乏动作的安排：若非剧情需要，剧本里不宜有过多的对话，否则整个故事会变得不连贯，使得缺乏动作，在观众看起来就似在听有声读物一样，好闷，导致这剧也就成了"肥皂剧"。所以，一部优秀的剧本，对白越少，画面感就越强，冲击力就越大。

（3）勿生成过多的枝节：剧情在主线外，不宜安排过多的副线，也不宜安排超过3个主线，当主线不止一个时，就要减少相对应的副线。

第2节 标准化伤员病例剧本的创作要点

标准化伤员病例剧本，是用来记录伤病员受伤的背景、伤情，指导化妆、表演和救治措施的文学剧本。其作用除了指导 SWS 化妆及表演，还可以辅助受训人员的分类、救治及后送训练。

一、病例剧本的设计要求

（一）明确单个剧本的创作意义（图 10-1）

（二）符合培训科目及训练内容要求

1. 确定受伤现场背景。

2. 提出伤情、伤类、伤部的基本构想。

3. 根据基础医学、临床医学、创伤学及军事医学相关理论，完善剧本内容，标准化伤员不可任意发挥，以确保其科学性和严密性。

（三）符合伤员伤情变化的实际要求

剧本记载的是伤病员从受伤至到达救治机构之前，伤情动态变化的一个完整过程，在"简要伤病史"一栏中要有详细叙述。在设计受伤史、症状、体征及表演内容时要注意动态变化。

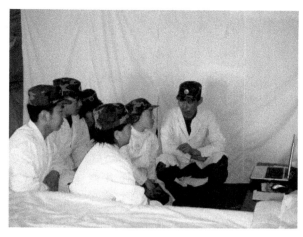

图 10-1 讨论完善剧本

（四）符合救治机构的医疗救治范围

在抢救过程中，伤员的医疗救护工作是依赖于分布在医疗后送线上的各级救治机构完成的，在设计病例剧本的诊断、处置项目时，要与现场医疗救护范围、装备、技术水平相适应，不可任意扩大或缩小（图 10-2）。

（五）化妆与表演的设计应与伤情一致

病例剧本的化妆方法和表演栏目，是指导 SWS 化妆和表演的依据，SWS 的外部形象和内在表演都是由 SWS 的伤部、伤类、伤情所决定，不应夸张或不足（图 10-3、图 10-4，彩图见文后彩插图 10-3、图 10-4）。

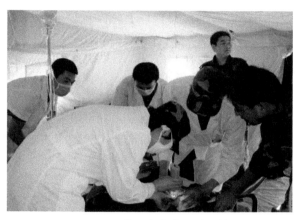

图 10-2 按现有条件设计剧情

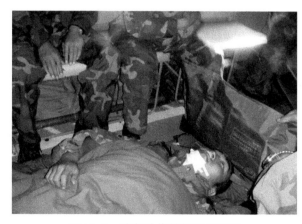

图 10-3 胸部外伤的标准化伤员

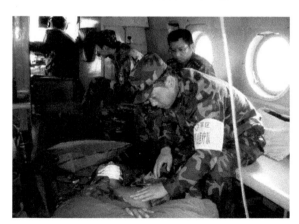

图 10-4 军医在直升机上给伤员查体

二、病例剧本的内容

（一）简要伤史（背景）

1. 受伤时间、地点，致伤原因、主要感觉。

2. 症状及其变化。

3. 伤情及其变化。

（二）化妆方法

化妆的结果必须准确反映伤员的现状，所以在化妆和道具准备的过程中要特别注意以下几点（图10-5，彩图见文后彩插图10-5）。

1. 局部伤口大小、形状、有无异物及碎骨片。

2. 面部颜色。

3. 血压及脉搏用胶布写上具体数值贴在肘窝、手腕等处。

4. 瞳孔大小用胶布写上具体数值贴在右眼下睑处。如两侧瞳孔不等大，则分别在左右眼睑下方贴上标注胶布。

5. 异常反射在相应检查部位用胶布注字标示。

（三）表演要求（图10-6，彩图见文后彩插图10-6）

1. 伤员的面部表情。

2. 伤员的动作及注意点（如下肢轻伤的跛行）。

3. 伤员的姿势（如腹部伤的双腿屈曲、健侧卧位）。

4. 有无主动性语言（如要求喝水、呻吟等）。

5. 有无恶心、呕吐等症状。

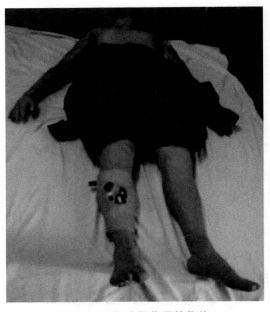

图10-5 标准化伤员的化妆

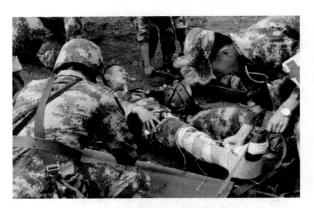

图10-6 下肢骨折的标准化伤员

第3节　标准化伤员病例剧本示例

剧本一、头皮血肿的救护

地点：乡镇公路边车祸现场。

SWS：男性，23岁，于2h前撞车，右侧颞顶部撞于车中立柱上，右颞部肿胀，触痛，有波动感。头痛，恶心。四肢活动自如。

SWS化妆：普通服装，意识清楚，表情痛苦，自动体位。服装外无血迹，无大小便失禁。

"第一目击者"：普通服装。跑步迅速到场。

急救过程：

"第一目击者"大声说："我是救护员，来帮助你！你叫什么名字？怎么受的伤？哪里疼？"

SWS：痛苦表情，回答："李伟。右侧头疼，起了个大包，有点恶心！"

"第一目击者"：边问病史边快速查体：观察神智清楚、呼吸平稳、瞳孔正常。右侧颞顶部肿胀，主要以顶部为主，压痛，波动感。检查颈部、胸部、腹部、四肢有无复合伤。

SWS：当按到右侧颞顶部时表情尤为痛苦、蹙眉、咧嘴，大声喊"疼！"，同时用手推挡、阻止"第一目击者"检查。

"第一目击者"：迅速做出初步诊断：右侧颞顶部骨膜下血肿、颅骨骨折待除外。并告知 SWS "保持安静，身体不要动"。而后立即求助于周围人（需两人），陪同后送。嘱其观察病情变化，有无意识改变、恶心呕吐加重、肢体活动受限等情况。到医疗机构行进一步检查，如头颅拍片、CT 扫描等。

注：训练时 SWS 可以提醒受训者，考核时则在检查完成后，按评分标准评分。

剧本二、严重颅脑伤的现场救护

意义：严重颅脑损伤大多数伴有不同程度的意识障碍，失去了自救能力。及时正确的急救关系着颅脑伤患者的预后。伤后 15 min 是创伤急救的"铂金时间"，伤后 30 min 是创伤急救的"黄金时间"，这些创伤急救的时间概念已成为广大医务工作者的普遍共识。因此，对颅脑伤的现场急救和转运必须争分夺秒。到达现场的急救人员要力争在几分钟内大致评估伤员的伤情，包括呼吸、血压、脉搏、意识状况、瞳孔改变、肢体活动等，采取必要的措施进行初步处理，使呼吸系统和循环系统等基本生命体征得到有效的维持。

地点：工地。

SWS：男性，20 岁，于 20 min 前头部外伤，开放性损伤，创口有活动性出血。伤员意识丧失。时而抽搐，四肢无自主运动。呕吐，头部侧方有大量呕吐物。

SWS 化妆：穿着布满灰土的服装，服装上有血迹。头顶部创口不规则、活动性出血较汹涌。可见骨外露。意识丧失，面色苍白，口角有呕吐物残留。时而抽搐，四肢无自主运动。

急诊医生：外罩白衣，随身携带听诊器、手电等。跑步迅速到场。

急救过程：

急诊医生大声说："我是医生，来帮助你！你叫什么名字？受伤多长时间了？怎么受的伤？"

SWS：无反应。

急诊医生：迅速查看伤口。创口不规则，损伤累及头皮全层，出血较多。颅骨外露，可见到粉碎性骨折，右脑组织外溢。给予加压包扎。然后快速查体：可按照 ABCDE 的模式进行。A（气道 airway）：判断气道是否通畅，防止气道阻塞。B（呼吸 breathing）：了解呼吸是否正常，有无张力性气胸、连枷胸存在。C（循环 circulation）：检测血压、脉搏，有无休克或出血。D（神经系统功能障碍 disability）：观察意识状况、瞳孔对光反射、GCS 评分，有无偏瘫、病理征等。E（充分暴露 exposure）：快速充分暴露伤员的各个部位，查看有无合并其他重要外伤。

转运：转运不是简单的运送伤员，而是现场急救的延续，为院内救治提供必要的准备。转运前必须进行初步检查并加以记录，及时向转网的医院急诊科、ICU 或神经外科病房联系，并简要告知伤情及将要进行的抢救措施。在伤员呼吸道已通畅、通气充分，低血压或休克得到有效纠正后才能转运。运送工具要求平稳、快捷，配备必要的抢救器材和药品，有急救技术熟练的医生和护士随车护送。直升机转运开放性颅脑损伤伤员时，飞行高度不宜超过海拔 3000 m，以免发生脑疝。伤员转运到医院后，应主动向接诊的医护人员详细交代受伤情况、病情变化、急救措施及抢救效果等。

剧本三、脊柱骨折伤员的搬运

地点：模拟训练场。

SWS：男性，23 岁，于 2 h 前演习中不慎由约 3 m 高处坠落，双足及臀部着地后感觉腰痛，活动受限，伴双下肢麻木。

SWS 化妆：穿着布满灰土的军装，意识清楚，表情痛苦，呻吟，仰卧，不能站立及翻身，腰部以下活动受限，军装外无血迹，无大小便失禁。

"第一目击者"：迷彩服。跑步迅速到场。

急救过程：

"第一目击者" 大声说："我是一中队的王刚，来帮助你！你叫什么名字？怎么受的伤？哪里疼？"

SWS：痛苦表情，回答："李伟。后背疼，两腿麻，没劲儿！"

"第一目击者"：边问病史边快速查体：观察神智清楚、呼吸平稳，触及颈动脉搏动良好，而后自上而下按压脊柱，边压边问："疼吗？"

SWS：当按到胸腰段时表情尤为痛苦、蹙眉、咧嘴，大声喊"疼！"，同时用手推挡、阻止"第一目击者"检查。

"第一目击者"：查体发现伤员胸12及腰1部位椎体后凸畸形。而后用指甲刺激伤者上、下肢，边查边问："感觉一样吗？"

SWS："上肢疼的明显，下肢麻木。"

"第一目击者"：迅速做出初步诊断：SWS胸腰段骨折合并脊髓损伤。并告知SWS"保持安静，身体不要动，尤其不能翻身！"而后立即求助于周围人（需两人），并找来硬木板，衣裤等。三人蹲在SWS的同一侧，一人托肩背，一人托腰臀，一人托下肢，协同动作，保持脊柱同轴运动将SWS仰卧位放在硬板担架上，腰部用衣裤垫起。身体两侧用衣物塞紧，固定脊柱为正直位。

后送："第一目击者"需将SWS两下肢靠拢，两上肢贴于身体两侧，并保持SWS的脊柱为直线。与他人协同将SWS抬至救护车，后送。

剧本四、骨盆骨折的急救

地点：模拟训练场。

场景：地震导致建筑物坍塌，将伤者腰部以下埋于废墟中。

SWS：男性，30岁，因建筑物坍塌腰部以下被重物挤压2 h。由战士用担架紧急抬送至场地。

医生：迷彩服外罩白衣，随身携带听诊器、手电等。

护士：迷彩服外罩白衣，身背急救包，手拿氧气袋。

演示：

1. SWS 表情淡漠，眼睛半睁半闭，眼球凝视不动，面部表情呆板，呼吸浅快。面色苍白（需要提前化妆），痛苦面容，四肢厥冷，呻吟，无力，头部及双上肢可自主活动但无力，双下肢屈曲。预先将血压（80/50 mmHg）、脉搏（96 次/min）写在胶布上，贴于右手腕及右臂肘窝上；预先将胸骨剑突至两侧髂前上棘之间距离分别写在胶布上贴于被检查部位（右侧较左侧短）。髋部及会阴部涂抹大量青紫色化妆油彩。

2. 医生及护士 跑步迅速到场。

急救过程：

医生：（蹲下，贴近SWS耳边呼唤）"我们是来帮助你的，你叫什么名字？伤到哪里了？"同时右手触及SWS右侧颈动脉或桡动脉，计熟脉率（96 次/min）。

SWS：痛苦表情，声音微弱，回答："我叫张伟。胯骨疼，腿不能动。"

医生：快速观察SWS瞳孔情况，并用听诊器听心音及呼吸音情况。问："胸闷、憋气吗？"

SWS 答："有点儿。"

护士：报告血压（80/50 mmHg）、脉搏（96 次/min）。

医生：迅速根据休克指数（脉率/收缩压）作出判断，（指数为1.2，SWS已经出现休克）。同时检查骨盆及双下肢情况，双侧髋部及会阴部可见瘀斑，有触痛，可闻及骨擦音、触及骨擦感。双下肢活动受限，被动活动双下肢时髋部疼痛加重，（SWS表情痛苦、喊"哎呀，疼！"同时试图用手阻止医生检查）。医生做骨盆分离挤压试验，SWS叫"啊疼"，医生问"哪侧重"，SWS答"右边"，医生测量胸骨剑突至两侧髂前上棘之间距离不等（右侧较左侧短）。

SWS：观察医生问诊、查体及诊断情况，并将结果牢记在心。

诊断：（医生根据病史及查体所得阳性结果做出初步判断）SWS为骨盆骨折合并失血性休克。

救治措施：

1. 保持呼吸道通畅、吸氧。

2. 用 3 条三角巾制成简易骨盆兜，简单固定骨盆。

3. 迅速建立 2 条以上静脉通路，补液。

4. 将 SWS 按照头和躯干抬高 20°~30°、下肢抬高 15°~20° 的抗休克体位固定于担架上，准备后送到有条件的医疗点。

5. 护士每 10~15 min 监测血压及脉率，记录并向医生报告。

6. 按照检伤分类标准选用合适的标识，后送至医院。

剧本五、右胫腓骨开放性骨折合并脾破裂

模拟场景：地震自然灾害场景。

受伤经过：SWS，男性，53 岁，因建筑物坍塌被重物挤压 2 h 后获救。

出场：

SWS：由战士用担架紧急抬送至场地。

医生：迷彩服外罩白衣，随身携带听诊器、手电等，跑步迅速到场。

护士：身背急救包，并携带氧气袋跑步迅速到场。

救治过程：

护士：迅速给予吸氧及生命体征测量。报告血压 80/50 mmHg、脉搏 96 次/min。

医生：（大声问话）"你叫什么名字？怎么受的伤？现在感觉哪里不舒服？"

SWS：痛苦表情，声音微弱地回答："张立国。被砸的，右腿疼、肚子疼。"

医生问："肚子疼向别处串吗？"边询问边迅速按标准化流程进行全身查体。

SWS 答："向左肩膀串着疼。"

SWS 表演要求：预先将写有血压（80/50 mmHg）、脉搏（96 次/min）的胶布贴于右臂肘窝及右手腕上；将写有"移动性浊音阳性"的胶布贴于腹部。面色苍白（化妆），意识清楚，表情淡漠，眼睛半睁半闭，眼球凝视不动，面部表情呆板，呼吸浅快（表现休克抑制期）。医生进行胸廓挤压试验时回答"不疼"。腹部膨隆（军装内进行衬垫），腹壁皮肤涂抹暗紫色化妆油彩显示瘀斑，双手保护腹部。在检查腹部触诊时，配合医生检查，当触到左上腹时伤员表现疼痛加重（喊"疼"并用手阻止医生检查），当医生将按压腹部的手迅速抬离腹壁时痛苦表情加重表现反跳痛阳性。右小腿预先用石膏及乳胶膜制作出肿胀、畸形、前外侧 3 cm 左右伤口，并涂抹大量模拟血液显示有活动性出血，医生按压及做纵向叩击时表情痛苦、喊"疼"表现有压痛及纵向叩击痛，预先将写有"骨擦音、骨擦感及异常活动"的胶布贴于右腿伤部模拟骨折，右下肢活动障碍。

医生：报告查体结果。患者面色苍白，表情淡漠，呼吸浅快，脉搏快、细弱，血压 80/50 mmHg，提示伤员存在休克。腹部膨隆，腹壁皮肤瘀斑，左上腹压痛，伴有反跳痛及肌紧张，叩诊有移动性浊音，结合患者腹痛向左肩放射考虑患者为脾破裂。右小腿肿胀，畸形，前外侧可见 3 cm 伤口，有活动性出血，可闻及骨擦音、触及骨擦感及异常活动，考虑患者为右胫腓骨开放性骨折。心、肺检查未见异常。

（SWS 观察医生问诊及查体情况，并把结果牢记在心。）

医生根据病史及查体所得阳性结果初步诊断：

1. 右胫腓骨开放性骨折。

2. 脾破裂。

3. 休克（抑制期）。

下达口头医嘱：

1. 迅速建立静脉通路，补液纠正休克。

2. 消毒用三角巾包扎右小腿伤口。

3. 右下肢行夹板固定。

4. 腹腔穿刺。

（1）腹腔穿刺点位于移动性浊音处，上下左右不限。

（2）穿刺针选用 10 mL 注射器。

（3）穿刺后缓慢抽取，且可以转动方向。

5. 经初步诊断后，选用合适的标识，后送至医院。

剧本六、喉和颈段气管损伤的现场救护

意义：喉和颈段气管闭合性损伤常见于地震中颈部及前上胸部钝器伤、摔伤、压伤、挤压伤、勒伤和自缢伤等，由于其隐蔽性有时被忽视，并延误治疗。若只简单地行气管切开术解除喉梗阻，而未及时进一步处理，常可造成喉、颈段气管创伤性狭窄，后果严重。

地点：地震现场。

SWS：女性，43 岁，于 20 min 前颈部挫伤，逐渐出现颈部和喉部疼痛、声音嘶哑、咳嗽、咯血、吸入性喉喘鸣、呼吸困难和发绀。

SWS 化妆：睡衣，上有灰尘污渍。可见颈部肿胀、粗大、颈前部皮肤有擦伤痕迹和瘀斑、皮下气肿、喉和气管移位、变形。局部压痛及喉部不能正常活动。

救援人员：身背急救包，跑步迅速到场。

急救过程：

救援人员大声说："我是救援人员，来帮助你！你叫什么名字？受伤多长时间了？怎么受的伤？"

SWS（表情痛苦，声音嘶哑近失音）："我叫白玉。我喘不上气来。救救我。"

救援人员：迅速查看伤情。口鼻及咽部有血迹。局部见颈部肿胀、粗大、颈前部皮肤有擦伤痕迹和瘀斑、皮下气肿、喉和气管移位、变形。局部压痛及喉部不能正常活动。颈部和喉部疼痛、声音嘶哑或失音、咳嗽、咯血、吸入性喉喘鸣、呼吸困难和发绀。考虑有黏膜或软骨环撕裂、血液流入气管，引起刺激性咳嗽。疼痛、呼吸困难与发绀说明有气管创伤甚至严重的气管破裂。综合以上考虑，诊断为喉和颈段气管闭合性损伤。

救援人员："白玉，你不要紧张，仔细地听我说的话，不要挣扎乱动，配合我，我可以让你的呼吸通畅。"

SWS：点头，表示同意。

处置：

1. 首先吸痰清理呼吸道，吸氧，保持呼吸道通畅。

2. 请周围群众帮忙联系救护车后送。

3. 处置过程中出现呼吸困难加重，皮下气肿呈进行性加重，有喉、气管软骨骨折体征，喉腔内见软骨片或大块软组织撕裂，喉外有假道形成，立即行环甲膜穿刺。

4. 救护车到来后，应主动向接诊的医护人员详细交代受伤情况、病情变化、急救措施及抢救效果等。

剧本七、颈部动脉损伤的现场救护

意义：颈部开放性损伤引起大动脉损伤，出血迅猛，往往来不及救治，伤员即在短时间内死亡，伤死率约 50%。如果皮肤伤口小或闭合性损伤，则血液流入筋膜间隙内形成巨大血肿，引起呼吸道梗阻，同时脑缺氧、偏瘫等，尤其是老年人。弹片伤、枪伤、刀伤及钝性挫伤均能损伤颈部动脉，一般多见于颈部穿入伤。颈部大动脉伤中以颈总动脉最为常见。

地点：中心广场。

SWS：男性，28 岁，于 20 min 前颈部外伤，开放性损伤，创口有活动性出血，呈喷射状出血。创口边

缘不规则，较深。伤员意识丧失，面色苍白。四肢无自主运动。

SWS 化妆：普通服装，上有大量血迹。颈部创口不规则、活动性出血较汹涌，呈喷射状。创口深。意识丧失，面色苍白，四肢无自主运动。

警察：跑步迅速到场。

急救过程：

警察大声说："我是警察，你能听到我说话吗？"

SWS：无反应。

警察："如果能听到我说话，你就眨眨眼睛。"

SWS：无反应。

警察：迅速查看伤口。创口不规则，出血较多，估计可能伤到了颈动脉，立即用手指在伤侧将颈动脉压向第 6 颈椎止血。用手绢或衣物填塞止血。

请周围群众拨打 120，同时用对讲机向上级汇报，说明情况，申请支援。

注意：

1. 在没有准备好手术之前，切不可停止按压及轻易去除填塞纱布检查伤口，以免再次出血。

2. 保持呼吸道通畅，严密监测生命体征。

3. 救援人员到达后立即给予吸氧，建立两条静脉通路输液或输血，补充失血量。有酸中毒者同时予以纠正。

4. 转运至医疗机构后进行全面系统地检查。

5. 相关专科协作与喉科、颌面外科、胸外科、神经外科和血管外科取得联系，多专科会诊后进行进一步救治。

剧本八、右侧胸部枪弹伤

地点：模拟训练场。

场景：战场或厂矿爆炸后场景。

标准化伤员（SWS）：男性，36 岁，1 h 前被弹片击中右侧胸部。

SWS 化妆：着炸破的军装，胸部三角巾包扎，模拟血液浸透，面部及全身布满灰土。

医生：迷彩服外罩白衣，随身携带听诊器、手电等。

护士：身背急救包，并携带氧气袋。

出场：

SWS：由战士用担架紧急抬送至场地。

医生及护士：跑步迅速到场。

急救过程：

护士：立即给予吸氧及生命体征测量。呼吸 28 次/min、血压 80/50 mmHg、脉搏 96 次/min。

医生（大声问话）："你叫什么名字？怎么受的伤？现在感觉哪里不舒服？"边询问边迅速按标准化流程进行全身查体。

SWS：痛苦表情，微弱的声音回答："李强。被弹片击中右胸部，现在喘不过气。"

SWS 表演要求：意识清楚，表情淡漠，痛苦面容，面色青紫以口周为重（化妆油彩着色），呻吟，呼吸困难、呼吸急促（28 次/min）。预先将写有"血压 80/50 mmHg、脉搏 96 次/min"的胶布贴于右侧肘窝及腕部。预先将写有"气管偏向左侧"的胶布贴于颈部。右侧胸部于 3、4 肋间处用乳胶膜做出 3.0 cm 左右不规则伤口，红色油彩做出出血伤口，边缘不整齐，略大；红色中略带黑色点状物。医生做胸廓挤压试验时表情痛苦，喊"疼！"，预先将写有"叩诊鼓音，听诊呼吸音消失，呼吸时可闻及吹风声"胶布贴于伤口附近胸壁上。预先将写有"心脏偏向左侧"的胶布贴于心前区。腹部检查无异常，脊柱四肢正常。

医生：报告查体结果，根据血压（80/50 mmHg）、脉搏（96 次/min）判断伤员存在休克；根据右侧胸部于3、4肋处可见一3.0 cm不规则伤口，胸廓挤压试验阳性，可闻及骨擦音，右肺部叩诊呈鼓音，听诊未闻及呼吸音，呼吸时可闻及吹风声，左肺部呼吸音减弱，气管、心脏明显向健侧偏移考虑伤员为右侧胸部枪弹伤合并开放性气胸。腹部及脊柱四肢正常。

（SWS：观察医生问诊及查体情况，并把结果牢记在心。）

医生根据病史及查体所得阳性结果初步诊断：

1. 右侧胸部枪弹伤。

2. 开放性气胸。

3. 肋骨骨折。

4. 休克。

下达口头医嘱：

1. 清理呼吸道，保持呼吸道畅通，吸氧。

2. 迅速建立静脉通路，快速补液纠正休克。

3. 用无菌的凡士林纱布加棉垫封盖伤口，再用胶布固定。

4. 必要时可行闭式胸膜腔引流。

5. 经初步诊断后，选用合适的标识，紧急后送至医院。

第11章 培训工具示例

第1节 教案示例

××医学院教案（首页）

课程：泌尿外科　授课教师：×××　职称：副主任医师　|　学期：2014 年第 2 期

教学周次	第 2 周	时间	2014 年 5 月 8 日　第 2 单元	标准化伤员（专科） 2014 级 2 期	
授课章节	泌尿系损伤	课程 类型	理论课（√）实验课（） 实习课（）社会实践课（）	教学时数	2 学时
教学目的任务	**掌握**：泌尿系损伤的主要临床表现、常用检查和治疗原则；**熟悉**：泌尿系损伤的病理生理过程；**了解**：泌尿系损伤的其他特殊检查				
教学课程	**复习上单元课程及讲解作业，并导入新课（3 min）（采用提问和讲解相结合的方式）** **讲授新课（共 80 min）** 一、肾损伤（32 min） 　　掌握泌尿系损伤的临床表现 二、输尿管损伤（8 min） 　　重点为处理原则 三、膀胱损伤（18 min） 　　诊断方法 四、尿道损伤（22 min） 　　前后尿道损伤的鉴别和处理 **归纳总结（4 min）** **推荐参考资料及布置作业（3 min）**				
教学重点	泌尿系损伤的主要临床表现、常用检查和治疗原则				
教学难点	泌尿系损伤的处理				
教学方法	讲授法				
教学场地	多媒体教室				
英语单词	Renal Trauma；Ureteral Trauma；Bladder Trauma；Urethral Trauma				

学科前沿	微创手术的应用
参考资料	1. 徐文坚. 泌尿系统影像诊断学. 北京：人民卫生出版社，2003. 2. 那彦群，叶章群，孙光. 中国泌尿外科疾病诊断治疗指南. 北京：人民卫生出版社，2011. 3. 吴阶平. 吴阶平泌尿外科学. 济南：山东科学出版社，2005.
课外作业	病案分析： 33 岁男性 车祸伤后右腰、下腹痛 2 h 入院。 2 h 前骑自行车时，被小轿车撞倒在车道旁的花台上，神志清楚，感右腰、下腹部胀痛。有尿意，不能自解小便。由救护车送到急诊室。请做出急诊处理原则
教学过程中存在的主要问题	学习泌尿系的临床表现内容较为枯燥，学生容易不集中精力。故采用图片和临床实际病例影像学资料和手术图片结合的教学方法

第××章　泌尿系损伤

【复习上单元课程及讲解作业，并导入新课（3 min）】

(采用提问和讲解相结合的方式)

讲解作业：

1. 血尿的临床意义？

2. 尿失禁的分类？

3. 正常前列腺液是怎么描述的？ 导入新课：

泌尿系损伤大约占全部急症损伤患者的 10%。

随着工业和交通的发展，泌尿系损伤有逐年增加的趋势，且常与胸、腹、腰部或骨盆的损伤合并存在。发生损伤的部位多见于男性尿道。发达地区或战时，则以肾损伤多见。

【教学目标】

了解泌尿系损伤的致伤原因

熟悉肾损伤的病理类型

掌握泌尿系损伤的临床表现

熟悉泌尿系损伤的诊断措施

掌握泌尿系损伤的紧急处理

熟悉泌尿系损伤的治疗原则

【讲授新课】（80 min）

第 A 节　肾损伤（32 min）

一、肾损伤的致伤原因

肾脏解剖位置深而隐蔽，正常情况下有一定的活动度；肾质地脆，包膜薄，一旦受暴力打击，可以引起肾损伤；周围的骨质结构如肋骨的骨折，其断端可穿入肾实质造成损伤。

肾损伤常是严重多发性损伤的一部分。合并内脏损伤发病率，国外资料为 60%～80%，国内约为 33%；合并骨折伤发生率为 56%。

二、肾损伤的病理类型肾实质损伤

肾脏挫伤、部分裂伤、全层裂伤、肾脏碎裂、肾盂裂伤、肾蒂伤。

三、肾损伤的病理及病理生理改变

四、肾损伤的临床表现

1. 休克。

2. 血尿。

3. 局限性疼痛。

4. 腰部瘀斑及肿块。

5. 感染发热。

五、肾损伤的诊断

六、肾损伤的治疗

1. 紧急治疗。

2. 保守治疗。

3. 手术治疗。

第 B 节　输尿管损伤（8 min）

一、原因：医源性损伤

手术损伤：直肠、妇产科或其他盆腔手术误伤或感染。

器械损伤：逆行输尿管导管套石等腔内操作致伤。

放射损伤：放射治疗，局部缺血、炎变坏。

二、诊断及处理原则：凡怀疑有输尿管损伤者应高度重视

静脉肾盂造影：90%以上患者可得到诊断。

伤口流液者：静脉注入印度蓝 5 mg+12.5 mL 甘露醇有蓝色液体流出，诊断准确性高。

逆行肾盂造影：帮助确定损伤范围和部位。

同位素肾图、B 超：对梗阻病例有帮助。

盆腔手术：术前作逆行插入输尿管导管，术中作为输尿管标志，可防止其损伤。

第 C 节　膀胱损伤（18 min）

膀胱损伤的发生

膀胱充盈时，外力打击易发生膀胱损伤，大约 80% 为钝性伤。

钝性伤患者 70% 合并骨盆骨折，但仅 10%~15% 骨盆骨折患者有明显的膀胱损伤。

膀胱破裂是需要急诊处理的外科疾病，否则有可能发生严重的并发症。

手术或器械检查也可引起膀胱损伤膀胱破裂。

分型

腹膜内型：常发生在膀胱充盈时可引起尿性腹膜炎。

腹膜外型：常伴骨盆骨折，膀胱周围血肿及尿外渗，可引起盆腔组织炎。

腹膜内外联合伤。

一、膀胱损伤的临床类型

（一）开放性损伤

锐器或子弹贯通伤，易形成尿瘘。

（二）闭合性损伤

直接暴力引起挫伤，局部出血引起血肿，严重者可发生破裂。根据破裂部位与腹膜的关系又分为两种类型。

1. 膀胱腹膜外破裂　多见于骨盆挤压伤时骨片刺破膀胱所致。尿外渗到腹膜外间隙，继发感染后形成脓肿。

2. 膀胱腹膜内破裂　多见于膀胱充盈时下腹部受暴力打击所致，损伤部位多在膀胱顶部和后壁。尿液流入腹腔引起急性腹膜炎。

（三）自发性破裂

有病变的膀胱（如结核、憩室）过度膨胀发生破裂。

二、膀胱损伤的诊断

三、膀胱损伤的治疗

四、膀胱损伤的并发症

第 D 节 尿道损伤（22 min）

一、尿道损伤的致伤原因、病理和分期

1. 尿道外暴力闭合伤。

2. 尿道外暴力开放伤。

3. 尿道内暴力伤。

4. 非暴力性尿道损伤。

二、前后尿道损伤的比较前尿道损伤特点

尿道球部固定在耻骨联合下，不活动，当过猛骑于硬物时，尿道球部受硬物及耻骨支钳夹造成"骑跨伤"。血尿外渗范围广，沿浅会阴筋膜（Colles 筋膜）蔓延，处理不当易感染。尿道位置浅，损伤范围小，体征严重，易于处理，预后较好。

后尿道特点

穿行尿生殖膈的膜部较固定，前列腺尿道及膀胱在盆腔内，有一定活动范围，膀胱充盈时，减速运动可导致膜部与前列腺尿道部交接处断裂。骨盆骨折时，由于剪力作用引起膜部尿道损伤及骨片刺伤膜部尿道。膜部尿道断裂后，前列腺向前移位，中间空隙被外渗的尿、血肿占据，复位对合困难。损伤部位深，手术入路、显露都困难，预后差。

鉴别要点

尿道出血

疼痛

排尿困难

尿潴留

血肿瘀斑

尿外渗

感染坏死

三、前后尿道损伤的处理原则

【归纳总结】（4 min）

重申讲课重点和难点。

【课后作业】（3 min）

病案分析：

1. 33 岁男性。

2. 车祸伤后右腰、下腹痛 2 h 入院。

3. 2 h 前骑自行车时，被小轿车撞倒在车道旁的花台上，神志清楚，感右腰、下腹部胀痛。有尿意，不能自解小便。由救护车送到急诊室。

请写出伤员的表现要点及急诊处理原则。

第 2 节　教学大纲示例

【编写说明】

一、课程概述

该课程是标准化伤员表演专业主干课程之一。首先是对学员的基本素质进行训练，包括创作注意力，创作想象力，生活观察与感知力、模拟力，节奏感和信念感等。主要让学员学会在自己创作的规定情境中真实有机地行动，建立正确的创作自我感觉。接着要对学员组织行动的能力进行训练，了解组织行动的规律，把握行动创作的主要环节，学员能够通过行动揭示出时间、地点、做什么、为什么做和怎么做，并以小品为主要教材形式，在创作实践中寻找正确的创作方法，建立正确的创作自我感觉。本课程的中心环节是"行动与相互行动"。

1. 课程名称　表演基础训练。

2. 总学时　初级学员课时安排为 16 学时，中级学员 28 学时，高级学员 48 学时。

3. 理论教授学时/实践学时　理论讲授占 25%，实践指导占 75%。

4. 预修课程　无。

5. 适用对象　标准化伤员学员。

6. 课程教材　根据标准化伤员表演的特点，本环节教学基本是以学员表演课基础、观察生活作业、根据剧本进行角色适应的形式为课程教材。

二、课程性质和任务

本课程是培养标准化伤员的专业必修主课之一。

通过本课程的学习，使学员的基本素质得以训练和提高，学会在自己创造的规定情景中真实有效的行动，建立正确的创作自我感觉。

表演艺术的最高境界，是对角色塑造的完美化及性格意义上的出色刻画。这从表演本体的创作上讲，无疑是需要演员具有良好的表演素质和全面的表演技巧。

而标准化伤员的出现就是由普通人扮演伤员，在学生面前表演伤情的艺术。标准化伤员通过自己的表演直接与学生交流，其表演是学生接受的最后形象，这就要求标准化作员的表演要真切、自然、生活化，同时还要保持单个形象表演的持续性和恒一性。这时，标准化伤员就成了特殊的演员。

表演训练的培养要求：具有基本的表演基础理论和专业技能，能够掌握表演创作基本理论，熟练进行表演技术创作，具有一定的理解力、表现力、应变能力、创造能力和善于协同合作能力，能胜任多种伤情角色的表演的人才。

三、教学内容、目标和要求

1. 表演课教学是要训练学员的信念、想象、感觉、思考判断等心理素质，使学员懂得并掌握"行动"这个表演的基础。

2. 训练学员掌握创造角色的一整套的科学方法。

3. 通过学习和训练，使学员能基本胜任标准化伤员塑造角色的工作。

四、教学模式

1. 课堂教学为主，大课小课结合共同讨论。

2. 教师指导训练，学员实践领会，定时交流、观摩。

3. 课堂与排练演戏结合进行。

五、教学学时分配

初级学员课时安排为 16 学时，其中包括：表演基础知识培训及命题训练 4 学时，角色适应性训练 4 学时，情景模拟现场合练 8 学时。中级学员 28 学时，其中包括：表演基础知识培训及命题训练 8 学时，角色适应性训练 8 学时，情景模拟现场合练 12 学时。高级学员 48 学时，其中包括：表演基础知识培训及命题训练 12 学时，角色适应性训练 16 学时，情景模拟现场合练 20 学时。

六、说明

1. 言语表达、声乐、形体是表演专业的基础课。教师要在教学内容和教学进程方面密切协调。

2. 在表演教学中，由于表演艺术的特性——研究人的学问，使得表演诸元素的训练非常复杂，例如，正确的创作自我感觉的获得，是演员艺术中一项重要的心理技术，因此，学员必须真正"从自我出发"，在教师的指导下，通过大量课堂作业或即兴练习去感悟。表演专业的教学必须是因材施教。

3. 表演课教学需要提供必要的物品和器材，如积木、屏风、服装、大小道具、背景音乐、布景等。还需要摄像机、录音机等全套设备的提供使用。

4. 学员需要有一些实地观摩，希望学院安排好时间和带教老师。

《表演基础训练》教学大纲

表演艺术的教学是一门复杂细致的科学。

训练有不同的学派，不同的方法，又可采取多种手段。我们教学组认为：

1. 我们培养的是标准化伤员，他们的专业任务是塑造角色，是调动自己的潜在素质和能量奉献给角色，只有将自己的呼吸、声音、形体、头脑、心血、神经用在角色上，使角色获得生命，标准化伤员自己才有价值。

2. 教学要从学员切身的实际需要考虑，尽早尽快地进入表演的核心部分。在这个核心部分，多花时间，多下功夫，由简单到复杂，由粗略到精细，由浅显到深厚地多次反复地进行，调动学员的创造实力。

3. 表演教学要简捷明确，便于掌握，让学员多多实践，在实践中自己感悟，自己整理表演的规律。

4. 表演的核心是什么？我们的回答是"行动"。学员有了真正的"行动"才有真实感的表演。引导学员真正懂得"行动"是需要一段教学过程的。只有学员自己领悟了，才是真懂。那时，演技才是属于他（她）自己的。这是别人无法替代的。

5. 懂得"行动"只是获得表演的基础，而标准化伤员的根本任务是塑造角色，教师最重要的是传授塑造角色的方法。

6. 与专业演员不同，我们要求标准化伤员的表演必须完全忠实于剧本，在表演过程中不需要发挥。

第一单元　《表演技巧基础训练》

【教学内容】

调整学员的表演观念和表演状态。重新认识生活，重新认识自我。

1. 消除紧张与松弛肌体

学员来自不同的社会群体、不同的家庭，有着不同的生活经验、不同的性格、不同的心理状态。当他（她）处在虚假情景并面对陌生人的众多双眼睛时，会表现出不正常的状态。例如，紧张，胆怯，害羞，不知所措，没有自信，怕出洋相等。或者，故作放松，故意表现，自我意识，显示优越感等。表演教师要运用各种练习使学员在不知不觉中消除他们的心理障碍，让他们学习放松，引导学员进入正常的表演状态。

以前把这个教学阶段叫"解放天性"或"解放创造天性"。天性是人的自然天成的本性，是生命存在的本真状态。天性是自然而然的，不是人为的。天性是不受人的意志支配的，而是无意识的。表演艺术的创造性就在于通过有意识的创造达到下意识的状态。刚入学的学员只有通过不断的训练和练习才能恢复他（她）感知本能的活力。

2. 训练以假当真的信念感。

3. 训练想象力。

表演的艺术是想象的艺术。没有想象就没有表演。发展学员的想象力，成为教师的重大教学课题。

4. 训练感觉。

5. 有意识的注意观察生活、观察人物。

【教学目的要求】

1. 这些训练都是使学员能在虚假的情境中获得正常的表演状态。

2. 各项训练不是孤立的、割裂的，都是人的有机行动的组成部分，都是行动的元素。每项训练既是技术练习也是创造练习。

【课时安排】

4 学时。

其他章节 （略）

第 3 节 考核项目文字标准示例

一、快速检伤考核标准 （总分 100 分）

标准化伤员须熟练掌握此标准以便对参训人员进行考核、评估及指导。

（一）有效沟通 （5 分）

1. 轻拍重唤 轻拍伤员的肩部，分别在伤员头部两侧大声呼唤"同志！同志！"，判断伤员意识的同时粗略判断伤员两耳听力。

2. 自我介绍 "我是救助员，来救你！"。

（二）快速检测生命体征 （每项 5 分，共计 20 分）

1. 检查患者口腔有无分泌物，呼吸道有无梗阻。

2. 手指触摸患者颈动脉，同时脸颊贴近患者口鼻感觉呼吸气流、眼睛注视患者胸廓有无起伏，判断患者呼吸、循环情况。

3. 检查患者瞳孔大小及对光反射情况。

4. 触摸患者皮肤感觉皮肤温度，同时用触摸法判断血压 （当触及桡动脉搏动时，通常收缩压 > 90 mmHg；当触及股动脉搏动时，通常收缩压 > 80 mmHg；当触及颈动脉搏动时，通常收缩压 > 70 mmHg），估计患者是否存在休克。

（三）快速全身体格检查 （每项 5 分，共计 50 分）

1. 按压头部同时询问伤员 "疼吗?"，判断有无头皮裂伤及露骨骨折。

2. 观察两侧外耳道有无分泌物，判断有无颅底骨折导致脑脊液漏出。

3. 由上向下按压脊柱判断有无脊柱损伤。

4. 胸廓挤压试验判断有无胸部外伤及肋骨骨折。

5. 按压腹部判断有无腹部损伤及腹腔内脏器损伤。

6. 骨盆分离挤压试验判断有无骨盆骨折。

7. 快速触诊两侧上臂、前臂、手，活动肩关节、肘关节及腕关节判断上肢有无损伤。

8. 快速触诊两侧大腿、小腿、足，活动髋关节、膝关节及踝关节判断下肢有无损伤。

9. 经初步体格检查做出初步诊断。

10. 报告检查结果。

（四）紧急处理，填写伤票，准备后送 （每项 5 分，共计 15 分）

1. 对于伤员伤口给予快速有效的包扎、止血、制动处理。

2. 填写伤票包括姓名、年龄、部别、职务、伤部、伤情。

3. 准备后送。

（五）提问（10分）

在紧急情况下，如何估计伤员血压？

答：用触摸法判断血压（当触及桡动脉搏动时，通常收缩压>90 mmHg；当触及股动脉搏动时，通常收缩压>80 mmHg；当触及颈动脉搏动时，通常收缩压>70 mmHg）。

二、心肺复苏操作考核标准（总分100分）

利用心肺复苏模拟人对急救人员进行操作训练及考核。标准化伤员须熟练掌握此标准以便对参训人员进行考核、评估及指导。

（一）心肺复苏的目的（口述5分）

用人工的方法使患者迅速建立有效的循环和呼吸，恢复全身血氧供应，促进脑功能的恢复，防止加重脑缺氧。

（二）判断患者是否心跳、呼吸骤停的方法（每项5分，总计20分）

1. 意识丧失　拍患者肩部，并呼唤"喂！怎么了？"看患者有无反应，（动作要点：轻拍高喊）。

2. 呼吸停止　面部贴近患者口鼻处，眼睛视胸廓无起伏、面颊感觉无气流呼出、耳朵听不到呼吸声音。

3. 心跳停止　判断呼吸的同时用手触摸颈动脉无搏动。

4. 呼救　召集周围人帮助急救。

（三）操作过程（每项5分，共计50分）

1. 患者去枕平卧于硬板床或地上，或在软床上患者背下垫一长木板。

2. 松开患者衣扣、裤带。

3. 清除口腔内分泌物，取下活动性假牙。

4. 通畅呼吸道　确定没有颈部损伤者采用仰头举颏法，术者左手小鱼际置于患者前额用力向后推，同时右手食、中指托患者颏部下颌骨下方，使头后仰。

5. 人工呼吸　按前额的左手拇指、示指捏紧患者鼻孔，深吸一口气，双唇紧贴包严患者口部，用力向患者口内吹气，使患者胸部隆起。吹气完毕，立即松开口、鼻腔，利用胸廓的弹性回缩呼出气体后再重吹气一次。

6. 2次吹气后开始胸外心脏按压。

7. 胸外心脏按压　一手掌根部紧贴胸骨中下1/3交界处，另一手重叠其上，指指交叉，双臂伸直并与患者胸部呈垂直方向，用上半身重量及肩臂肌力量向下用力按压，力量均匀，有节律；按压使胸骨下降幅度为成人4~5 cm。

8. 每次按压后迅速除去压力，使胸骨复原，但手掌不离开胸壁按压点。

9. 按压时间与放松时间相等；按压30次后再次人工呼吸2次。

10. 做5个循环后判断患者心跳、呼吸是否恢复，观察项目：颈动脉搏动是否恢复，散大的瞳孔是否缩小，判断时间为5~10 s。

（四）提问（每题5分，总计25分）

1. 心肺复苏的指征有哪些？

2. 胸外心脏按压注意事项有哪些？

3. 心肺复苏的最终目标是什么？

4. 心肺复苏并发症是什么？

5. 复苏有效的标志是什么？

三、脊柱骨折伤员搬运考核标准（总分100分）

标准化伤员须熟练掌握此标准以便对参训人员进行考核、评估及指导。

（一）脊柱骨折伤员搬运的意义（口述，5 分）

早期诊断及正确的搬运可以避免脊柱及脊髓的二次损伤，为挽救伤者的脊髓功能、降低致残率创造良好的条件。

（二）脊柱骨折快速诊断的方法（每项 5 分，总计 25 分）

1. 沟通　自我介绍、安抚伤员、取得信任和合作。

2. 简要询问受伤史　询问受伤的时间，暴力的性质、方向及作用部位，受伤时的体位、姿势。

3. 体格检查　按照快速检伤流程进行快速体格检查以排除多部位受伤，尤其注意鉴别有无骨盆骨折。

4. 神经系统检查　用针刺或指尖刺激伤员上下肢皮肤粗略判断有无感觉异常，从而快速确定是否存在脊髓或马尾神经损伤。

5. 呼救　召集周围人帮助急救。

（三）搬运过程（每项 10 分，总计 60 分）

1. 若有伤口，应紧急包扎、止血，切勿轻易翻动伤者。

2. 对呼吸困难和昏迷者，要及时清理口腔分泌物，保持呼吸道通畅。

3. 将伤者的双上肢伸直放置于身体两侧，双下肢也伸直，木板放在伤者的一侧（搬运脊柱损伤的伤者必须用硬木板，且不能覆盖棉被、海绵等柔软物品）。

4. 搬运时，至少要有三人同时将伤者水平托起，轻轻放在木板上，整个过程动作要协调统一、轻柔稳妥，保证伤者躯体平起平落，防止躯干扭转。

5. 用沙袋或衣物固定在伤者的躯体两侧，或者用大的宽布将伤者与担架绑在一起妥善固定。

6. 对怀疑有颈椎损伤的伤者，应以颈围、沙袋或衣物放置颈椎两侧固定其颈部，搬运时，要有专人扶住伤者的头部，沿身体纵轴略加用力向外牵引，使其与躯干轴线一致，防止摆动和扭转，搬运中严禁随意强行搬动头部。

（四）提问（10 分）

脊柱、脊髓损伤搬运时注意事项有哪些？

答：①至少要有三人同时将伤者水平托起，轻轻放在木板上，整个过程动作要协调统一、轻柔稳妥，保证伤者躯体平起平落、躯干同轴运动，防止躯干扭转。

②转运过程中伤者仰卧于担架或硬木板上，足在前、头在后，以便运送过程中位于后方的救护人员随时观察伤者。

③脊髓损伤的伤者对温度的感知和调节能力较差，所以冬季要注意保暖，用热水袋时要用厚布包好，防止烫伤皮肤；同样，夏天要注意降温，以防止发生高热，降温的冰袋也应包好。

四、骨盆骨折的急救考核标准（总分 100 分）

（一）骨盆骨折急救的意义（口述 5 分）

骨盆骨折是一种高能量创伤，由于合并伤多，出血量大及感染率高，常导致高死亡率和致残率。早期诊断及及时有效的急救可以为抢救伤者生命赢得时间，从而提高抢救成功率，挽救伤者生命。

（二）快速诊断的方法（每项 10 分，总计 50 分）

1. 有效沟通　简短自我介绍、安抚伤员、取得信任和合作。

2. 询问病史　询问受伤的时间，暴力的性质、方向及作用部位，受伤时的体位、姿势。

3. 快速检伤　按照快速检伤流程进行，尤其注意做骨盆分离挤压试验从而及早诊断骨盆骨折的存在；注意检查受伤局部（尤其是会阴部）有无瘀血，肢体长度是否对称，测量胸骨剑突与两侧髂前上棘之间的距离。

4. 判断休克　通过观察神智表情、皮肤颜色及温度、瞳孔、呼吸、血压、脉率等粗略判断有无休克；并可通过触摸法判断血压（当触及桡动脉搏动时，通常收缩压>90 mmHg；当触及股动脉搏动时，通常收缩压>80 mmHg；当触及颈动脉搏动时，通常收缩压>70 mmHg），并计算休克指数（脉率/收缩压），根据休克指数判断是否有休克存在及其严重程度（<0.5 为无休克，1.0~1.5 为有休克，>2.0 为严重休克）。

5. 判断有无合并症 根据伤者是否出现腹痛、腹胀、腹肌紧张、肠鸣音减弱或急性弥漫性腹膜炎等症状，判断是否合并腹腔内实质性脏器或空腔器损伤；根据伤者的尿液颜色判断是否合并膀胱及尿道损伤；根据伤者的下肢皮肤感觉情况，判断是否合并神经损伤。

（三）操作过程（每项 5 分，总计 25 分）

1. 若有开放性伤口及活动性出血，应紧急包扎、止血；骨盆骨折用三角巾或多头绷带做环形加压包扎、止血并妥善固定。

2. 对呼吸困难和昏迷者，要及时清理口腔分泌物，保持呼吸道通畅。

3. 合并休克者，将伤者按照头和躯干抬高 20°～30°、下肢抬高 15°～20° 的抗休克体位固定于担架上，迅速建立 2 条以上静脉通路，补液抗休克；注意监测血压及脉率的变化，判断休克转归情况。

4. 膀胱、尿道伤有尿潴留，先试用导尿管导尿，将导尿管留置并妥善固定，随伤员后送；不成功时避免反复试探，以免加重损伤和形成假道，应立即改做耻骨上膀胱穿刺术或膀胱造口术。

5. 选用适当的标识后送到有条件的医疗点。

（四）提问（20 分）

骨盆骨折现场抢救时注意事项有哪些？

答：①积极加压包扎、止血，妥善固定；②快速检伤，早期诊断，尤其注意排查合并伤的存在；③快速判断是否存在休克；④对于可能存在休克者按照头和躯干抬高 20°～30°、下肢抬高 15°～20° 的抗休克体位固定伤者体位，并积极补液。

五、骨折合并脾破裂急救考核标准（总分 100 分）

（一）腹部实质性脏器损伤的诊断及治疗目的及意义（口述 5 分）

腹部损伤在战时发生率较高，实质性脏器损伤可因大出血导致死亡，早期、正确的诊断和及时有效处理是降低腹部损伤死亡率的关键。

（二）快速诊断的方法（每项 10 分，总计 50 分）

1. 有效沟通 简短自我介绍、安抚伤员、取得信任和合作。

2. 询问病史 询问受伤的时间，暴力的性质、方向及作用部位，受伤时的体位、姿势。

3. 快速检伤 按照快速检伤流程进行，尤其注意检查受伤局部有无开放性伤口、活动性出血或瘀血，是否有骨折的专有体征（畸形、骨擦音或骨擦感、异常活动）。

4. 判断有无腹腔脏器损伤 根据伤者是否出现腹痛、腹胀、腹肌紧张、肠鸣音减弱或急性弥漫性腹膜炎等症状，判断是否合并腹腔内实质性脏器或空腔器损伤；根据伤者的尿液颜色判断是否合并膀胱及尿道损伤。

5. 判断休克 通过观察神智表情、皮肤颜色及温度、瞳孔、呼吸、血压、脉率等粗略判断有无休克；并可通过触摸法判断血压（当触及桡动脉搏动时，通常收缩压>90 mmHg；当触及股动脉搏动时，通常收缩压>80 mmHg；当触及颈动脉搏动时，通常收缩压>70 mmHg。），并计算休克指数（脉率/收缩压），根据休克指数判断是否有休克存在及其严重程度（<0.5 为无休克，1.0～1.5 为有休克，>2.0 为严重休克）。

（三）救治过程（每项 5 分，总计 25 分）

1. 若有开放性伤口及活动性出血，应紧急包扎、止血，骨折断端妥善固定。

2. 对呼吸困难和昏迷者，要及时清理口腔分泌物，保持呼吸道通畅。

3. 合并休克者，将伤者按照头和躯干抬高 20°～30°、下肢抬高 15°～20° 的抗休克体位固定于担架上，迅速建立 2 条以上静脉通路，补液抗休克；注意监测血压及脉率的变化，判断休克转归情况。

4. 怀疑存在腹腔内脏器损伤者，在积极抗休克的同时准备及早剖腹探查。

5. 选用适当的标识，及早后送到有条件的医疗点。

（四）提问（每项 5 分，总计 20 分）

现场抢救时注意事项有哪些？

答：①活动性出血者应加压包扎、止血，骨折断端妥善固定。②如遇腹部开放性损伤，注意保护肠管但不能还纳入腹腔,伤口加压包扎,可适当给予止痛剂;闭合性腹部损伤、怀疑内脏出血者及早进行诊断性腹膜腔穿刺术。③观察伤情,及早判断是否存在休克。怀疑休克者按照头和躯干抬高 20°~30°、下肢抬高 15°~20°的抗休克体位固定于担架上,并积极补液纠正休克。④积极抗休克治疗的同时准备及早进行剖腹探查术。

六、开放性气胸的急救考核标准 (总分 100 分)

标准化伤员须熟练掌握此标准以便对参训人员进行考核、评估及指导。

(一) 开放性气胸的急救目的及意义 (口述 5 分)

开放性胸部损伤战时多由火器弹片等穿破胸壁造成,如进入胸腔,可导致开放性气胸或(和)血胸,影响呼吸和循环功能,伤情多较重。感染率高,常导致高死亡率。早期诊断及正确的急救可以为抢救伤者生命赢得时间,创造条件,从而提高抢救成功率,挽救伤者生命。

(二) 快速诊断的方法 (边操作边口述,每项 5 分,总计 30 分)

1. 有效沟通　简短自我介绍、安抚伤员、取得信任和合作。

2. 询问病史　询问受伤的时间,暴力的性质、方向及作用部位,受伤时的体位、姿势。

3. 快速检伤　按照快速检伤流程进行,尤其注意伤者是否出现气促、呼吸困难和发绀,胸廓挤压试验判断有无肋骨骨折。

4. 注意检查伤者的气管、心脏是否向健侧移位。

5. 叩诊伤侧胸部是否呈鼓音,听诊呼吸音减弱或消失。

6. 注意检查受伤局部伤口情况,污染程度,是否有吹风声。

(三) 救治过程 (每项 10 分,总计 50 分)

1. 封闭伤口　对伤口应紧急包扎,应用消毒的凡士林纱布加棉垫封盖伤口,再用胶布固定;伴有肋骨骨折者需用胸带固定。

2. 对呼吸困难和昏迷者,要及时清理口腔分泌物,保持呼吸道通畅,吸氧;血气胸引起呼吸困难时,可做胸腔穿刺活闭式引流。

3. 对张力性气胸、气管偏向健侧者,可在伤侧锁骨中线第 2 或第 3 肋间穿刺排气,安放单向排气针头。

4. 合并休克者,将伤者按照头和躯干抬高 20°~30°、下肢抬高 15°~20°的抗休克体位固定于担架上,迅速建立 2 条以上静脉通路,补液、输血纠正休克。

5. 选用适当的标识后送到有条件的医疗点。

(四) 提问 (15 分)

胸部伤的救治重点有哪些?

答:①保持呼吸道通畅和胸壁完整;②恢复呼吸、循环功能;③解除血气胸和心包积液的压迫;④防治胸腔内感染;⑤胸部伤员除胸壁浅表伤外,均应按照重伤员处理。

第4节 技能操作评分表格示例

1. 测量血压考核评分表

单 位：＿＿＿＿＿＿＿＿ 姓 名：＿＿＿＿＿＿＿＿ 计时：＿＿＿＿＿＿＿

身份证号：＿＿＿＿＿＿＿ 评委签名：＿＿＿＿＿＿＿ 得分：＿＿＿＿＿＿＿

项目	内容	得分	扣分	备注
准备质量标准（15分）	1. 仪表端庄，态度和蔼	5	一项不合格扣2分	
	2. 准备汞柱血压计、听诊器、笔、纸	5	缺一项扣1分	
	3. 向受检者作简单说明，休息10 min后检查	5	未作说明扣5分	
操作质量标准（75分）	1. 血压测量		答错一项扣相应分	
	（1）受检者坐位或卧位，暴露右上臂，右上臂伸直并轻度外展，使肱动脉、血压计0点、右心房（坐位第4肋软骨，平卧位腋中线）在同一水平	8		
	（2）打开血压计水银槽开关	2		
	（3）袖带中央位于肱动脉表面，缠于右上臂松紧适度（可插入一指），其下缘距肘窝2~3 cm	6		
	（4）正确戴听诊器，用手指触着肘部肱动脉搏动	6		
	（5）将听诊器胸件按在肘部肱动脉处	6		
	（6）向袖带内充气，边充气边听诊，待肱动脉搏动消失后，再上升20~30 mmHg	6		
	（7）缓慢放气，使汞柱缓慢下降2 mm/s，同时听诊肱动脉搏动声，第一声"咚"音处为收缩压值，"咚"音突然消失处为舒张压值，正确读出测量结果	6		
	（8）将汞柱降至0位，重复测量一次，间隔1~2 min再测量一次	5		
	（9）取两次测量结果平均值为所测得血压数值	6		
	（10）整理好血压计	4		
	2. 说出所测量值是否正常的根据		答错一项扣相应分	
	（1）正常成人血压值：90~139/60~89 mmHg	5		
	（2）高血压：收缩压和舒张压同时或分别≥140/90 mmHg	5		
	（3）低血压：低于90/60 mmHg（通常认为收缩压<90 mmHg、脉压<20 mmHg提示为休克）	5		
	（4）正常脉压：30~40 mmHg	5		
终末质量标准（10分）	1. 操作规范	3		
	2. 所需时间3 min	3	每超1 min扣1分	
	3. 语言流利，准确无误	2		
	4. 工作态度认真	2		

2. 瞳孔检查考核评分表

单　　位：_____　　姓　　名：_____　　计时：_____

身份证号：_____　　评委签名：_____　　得分：_____

项目	内容	得分	扣分	备注
准备质量标准（15分）	1. 仪表端庄，态度和蔼	5	一项不合格扣2分	
	2. 准备好手电筒	5	未准备好物品扣4分	
	3. 向受检者或家属作简单说明，取得合作	5	未作说明扣4分	
操作质量标准（75分）	1. 进行瞳孔对光反射检查：嘱受检者注视正前方		每错一项扣相应分	
	（1）检查直接对光反射			
	①医生站（坐）位得当，用手电光源从侧方移向前方照射瞳孔，观察其动态反应	10		
	②说出该受检者瞳孔直接对光反射情况：灵敏、迟钝、消失	10		
	（2）检查间接对光反射		遮挡时若有漏光酌情扣分	
	①医生或助手用手隔挡于两眼之间，用手电光照射一侧瞳孔时观察对侧瞳孔缩小情况	10		
	②说出该受检者瞳孔直接对光反射情况：灵敏、迟钝、消失	10		
	2. 描述正常瞳孔对光反射情况		每错一项扣相应分	
	（1）直接对光反射：遇光照后，瞳孔立即缩小，移开光源后，瞳孔迅速复位	5		
	（2）间接对光反射：左（或右）一侧眼遇光后右（或左）眼瞳孔立即缩小	5		
	3. 说出瞳孔对光反射迟钝或消失的临床意义		叙述错误扣相应分	
	（1）见于昏迷患者	5		
	（2）直接对光反射消失见于：视网膜感光障碍、视神经（传入）障碍或动眼神经损伤	10		
	（3）间接对光反射消失见于：光照侧视网膜病损、光感传入障碍或对侧动眼神经功能损伤	10		
终末质量标准（10分）	1. 操作规范	4		
	2. 所需时间2 min	2	每超1 min扣1分	
	3. 语言流利	2		
	4. 工作态度认真	2		

3. 气管检查考核评分表

单　位：_____　　　姓　　名：_____　　　计时：_____

身份证号：_____　　　评委签名：_____　　　得分：_____

项目	内容	得分	扣分	备注
准备质量标准（10分）	1. 仪表端庄，态度和蔼	5	一项不合格扣2分	
	2. 做好解释，取得合作	5	未作说明扣4分	
操作质量标准（75分）	1. 检查气管有无移位		每错一项扣相应分	
	（1）嘱受检者取端坐位或仰卧位，两上肢下伸，使颈部处于自然直立状态	10		
	（2）医生站其前（或右）侧，将示指和无名指指端分别固定于两侧胸锁关节上，手掌与受检者胸骨平行，中指远端在胸骨上窝处上下、左右触摸气管后，指端置于气管正中处	10		
	（3）观察中指与示指、无名指指端之间距离	10		
	2. 说出检查结果，联系临床常见疾病		每错一项扣相应分	
	（1）气管居中依据：中指触在气管前正中线上，中指距示指、无名指指端间的距离相等	10		
	（2）气管移位依据：中指触在气管前正中线上，中指距示指、无名指指端之间的距离不相等，气管移位侧距离小	10		
	（3）气管移向健侧见于			
	①一侧大量胸腔积液	5		
	②一侧胸腔积气	5		
	③纵隔肿瘤	5		
	（4）气管移向患侧见于			
	①肺不张	5		
	②广泛胸膜粘连、肥厚	5		
终末质量标准（15分）	1. 操作规范	4		
	2. 所需时间2 min	4	每超1 min扣1分	
	3. 语言流利	4		
	4. 工作态度认真	3		

4. 胸部视诊考核评分表

单　　位：_____　　姓　　名：_____　　计时：_____

身份证号：_____　　评委签名：_____　　得分：_____

项目	内容	得分	扣分	备注
准备质量标准（15分）	1. 仪表端庄，态度和蔼	5	一项不合格扣2分	
	2. 做好解释，取得合作，暴露胸背部	10	一项不合格扣2分	
操作质量标准（75分）	1. 说出肺和胸膜视诊的检查内容		每错一项扣相应分	
	（1）呼吸运动	10		
	（2）呼吸频率	10		
	（3）呼吸节律	10		
	2. 叙述正常值及病理表现的临床意义		每错一项扣相应分	
	（1）呼吸运动：正常男性以腹式呼吸为主；女性以胸式呼吸为主。上呼吸道部分阻塞患者出现"三凹征"常见于气管阻塞；下呼吸道阻塞患者出现肋间隙膨隆，常见于支气管哮喘和阻塞性肺气肿	15		
	（2）呼吸频率：正常人在静息状态下，呼吸为 12～20 次/min，呼吸与脉搏之比为 1：4。呼吸过速指呼吸频率>20 次/min，见于发热、疼痛、贫血、甲亢、心衰等；呼吸过缓指呼吸频率<12 次/min，见于麻醉剂或镇静剂过量和颅高压等	15		
	（3）呼吸节律：正常人在静息状态下，呼吸的节律均匀整齐。潮式呼吸、间停呼吸多发生于中枢神经系统疾病及某些中毒；抑制性呼吸常见于胸廓胸壁病变；叹息样呼吸见于神经衰弱、精神紧张或抑郁症	15		
终末质量标准（10分）	1. 叙述完整。时间 3 min	4		
	2. 回答问题流利、快捷	3		
	3. 工作态度认真	3		

5. 心前区触诊考核评分表

单　位：＿＿＿＿＿＿＿　　姓　名：＿＿＿＿＿＿＿＿＿　计时：＿＿＿＿＿＿＿

身份证号：＿＿＿＿＿＿＿　评委签名：＿＿＿＿＿＿＿＿＿　得分：＿＿＿＿＿＿＿

项目	内容	得分	扣分	备注
准备质量标准（10分）	1. 仪表端庄，态度和蔼	5		
	2. 做好解释，取得合作	5		
操作质量标准（80分）	1. 受检者取仰卧位，检查者站于右侧，以右手全手掌置于心前区，缩小至手掌尺侧缘触诊或示指和中指指腹并拢，同时触诊	20		
	（1）心尖搏动位置	10		
	（2）心前区异常搏动	10		
	（3）心前区是否有震颤	10		
	（4）心包摩擦感	10		
	2. 临床意义			
	（1）视诊与触诊相结合确定心尖搏动位置，是叩诊左心界最远点的基础，于心尖搏动最强点该肋间外2~3 cm进行叩诊	5		
	（2）心尖区抬举性搏动为左室肥厚的体征，胸骨左下缘收缩期抬举性搏动是右心室肥厚的可靠指征	5		
	（3）震颤发生机制与"杂音"相同，多见于先心病或狭窄性瓣膜病变，临床上凡触及震颤均可认为心脏有器质性病变	5		
	（4）心包摩擦感为双相的粗糙摩擦感，以收缩期、前倾体位和呼气末更为明显，多见于心包炎，纤维素渗出导致脏层与壁层心包摩擦产生	5		
终末质量标准（10分）	1. 操作规范	4		
	2. 所需时间 20 min	2		
	3. 回答问题流利、快捷	2		
	4. 工作态度认真	2		

6. 肺、胸膜触诊考核评分表

单　　位：_____　姓　　名：_____　计时：_____

身份证号：_____　评委签名：_____　得分：_____

项目	内容	得分	扣分	备注
准备质量标准（15分）	1. 仪表端庄，态度和蔼	5	一项不合格扣2分	
	2. 做好解释，取坐位或平卧位暴露胸背部	10	一项不合格扣2分	
操作质量标准（75分）	1. 说出肺和胸膜触诊的检查内容		每错一项扣相应分	
	（1）胸廓扩张度	5		
	（2）语音震颤	5		
	（3）胸膜摩擦感	5		
	2. 边说边进行触诊		每错一项扣相应分	
	（1）胸廓扩张度：前胸廓扩张度，检查者两手置于胸廓下面的前侧部，左右拇指分别沿两侧肋缘指向剑突，拇指尖在前正中线两侧对称部位，而手掌和伸展的手指置于前侧胸壁；后胸廓扩张度，将两手平置于患者背部，约于10肋骨水平，拇指与中线平行，并将两侧皮肤向中线轻推。嘱患者做深呼吸运动，观察比较两手的运动是否一致	20	两手放置不对称扣10分，观察方法不正确扣10分	要求检查1处
	（2）语音震颤：将两手掌或手掌尺侧缘，轻轻平放在胸廓两侧的对称部位上，让受检者拉长音重复说"一"，仔细感觉手下颤动是否相等，有无增强或减弱，并在原部位双手交叉对比。检查由上到下、由前胸到后背、从内到外双手交换、左右对比，不少于3处	20	方法不正确扣20分	要求检查3处
	（3）胸膜摩擦感：将手掌平放在胸廓上，嘱受检者深呼吸，仔细感觉有无似皮革摩擦样感觉（侧胸5~7肋间）	20	方法不正确扣20分	要求检查2处
终末质量标准（10分）	1. 操作规范	4		
	2. 所需时间5 min	2	每超1 min扣1分	
	3. 回答问题流利、快捷	2		
	4. 工作态度认真	2		

7. 胸部叩诊考核评分表

单位：_____ 姓　名：_____ 计时：_____

身份证号：_____ 评委签名：_____ 得分：_____

项目	内容	得分	扣分	备注
准备质量标准（10分）	1. 仪表端庄，态度和蔼。准备笔、小尺	5	一项不合格扣2分	
	2. 向受检者或家属作简单说明，取得合作	5	未解释扣4分	
操作质量标准（80分）	1. 正确进行胸部叩诊			要求：从斜方肌前缘中央部叩击肺尖清音带（克氏峡）。在锁骨中线、腋中线、肩胛线叩击平静呼吸时的肺下界。叩诊方法、要领、动作、顺序每错一顶扣5分，不能正确分辨叩诊音每错一项扣2分
	（1）环境安静、温暖	5	环境不合格扣5分	
	（2）嘱患者暴露胸部，取坐位或卧位，医生位置得当	5		
	（3）用间接叩诊法进行叩诊，叩诊要领准确，动作灵巧规范，叩诊顺序自肺尖开始由上而下，逐个肋间进行叩诊，先左后右，先前胸、侧胸，后叩背部。注意对称部位上左右对比	40	叩诊方法、要领、动作、顺序每错一项扣5分	
	（4）正确分辨叩诊音	20	不能正确分辨叩诊音每错一项扣2分	
	2. 说出叩诊音的分布范围	4		
	（1）清音：正常肺泡部位			
	（2）浊音：肺肝、肺心交界之重叠部位		每错一项扣1分	
	（3）实音：心脏、肝脏无肺泡遮盖区			
	（4）鼓音：胃泡区			
	3. 说出病理性叩诊音的应见疾病			
	（1）浊音及实音：肺炎、肺结核、肺水肿、肺不张、胸腔积液、胸膜粘连肥厚、肺肿瘤、肺梗死	3	病理性叩诊音	
	（2）过清音：肺气肿	1		
	（3）鼓音：气胸、肺内大空洞	2		
终末质量标准（10分）	1. 操作规范	4		
	2. 所需时间5 min	2	每超1 min扣1分	
	3. 语言流利	2		
	4. 工作态度认真	2		

8. 心脏叩诊考核评分表

单　　位：_____　　姓　　名：_____　　计时：_____

身份证号：_____　　评委签名：_____　　得分：_____

项目	内容	得分	扣分	备注
准备质量标准（10分）	1. 仪表端庄，态度和蔼	4	一项不合格扣2分	
	2. 做好解释，取得合作	3	未解释扣3分	
	3. 准备笔和测量尺	3	未准备好扣3分	
操作质量标准（80分）	1. 叩诊心浊音界		每错一项扣相应分	1. 通常的叩诊顺序为先左后右，由外向内，自下向上。 2. 要求准确划前正中线。 3. 每错一项扣相应分
	（1）嘱受检者取平卧位（或坐位）	5		
	（2）嘱受检者解开上衣，暴露心前区	5		
	（3）医生站其右侧（坐位时相对而坐），采用间接叩诊法	10		
	（4）叩诊心左界，自心尖搏动外2~3 cm处开始，由外向内，逐个肋间向上，直至第2肋间	10		
	（5）叩诊心右界，从右锁骨中线肝浊音界的上一肋间开始，由外向内，依次按肋间上移至第2肋间	10		
	（6）板指方向：坐位时与肋骨垂直，平卧位时与肋间平行	10		
	（7）仔细辨别每一肋间叩诊音的变化，当清音变为浊音时，用笔做标记	10		
	（8）准确画出前正中线及左侧锁骨中线，用测量尺按顺序准确测量每一肋间所做标记到前正中线的垂直距离厘米数及左锁骨中线前正中线距离	10		
	2. 判断说出该受检者心界是否正常及依据			
	（1）心浊音界正常或不正常	5	判断错误扣5分	
	（2）依据：说出正常心脏相对浊音界（cm） 右　　　肋间　　　左 2~3　　2　　2~3 2~3　　3　　3.5~4.5 3~4　　4　　5~6 　　　5　　7~9 正常人左锁骨中线至前正中线的距离为8~10 cm	5		

项目	内容	得分	扣分	备注
终末质量标准（10分）	1. 操作规范	4		
	2. 所需时间 5 min	2	每超 1 min 扣 1 分	
	3. 语言流利，回答正确	2		
	4. 工作态度认真	2		

9. 肺部听诊考核评分表

单　　位：_____　　姓　　名：_____　　计时：_____

身份证号：_____　　评委签名：_____　　得分：_____

项目	内容	得分	扣分	备注
准备质量标准（15分）	1. 仪表端庄，态度和蔼	5	一项不合格扣 2 分	
	2. 向受检者或家属作简单说明，取得合作	5	未解释扣 4 分	
	3. 准备好听诊器	5	未备听诊器扣 4 分	
操作质量标准（75分）	1. 进行正常呼吸音听诊		每错一项扣相应分	1. 每侧的前胸壁与侧胸壁处可连续听诊，不必转侧位再听。
	（1）听诊环境安静	3		2. 每个前肋间隙听两处以上，每个侧肋间隙可听一处。
	（2）嘱受检查者取坐位，解开上衣暴露胸背部	4		3. 肩胛上区听一处即可。每后肋间隙听两处以上。
	（3）嘱受检查者稍张口作均匀呼吸，必要时进行深呼吸	4		4. 心前区不与对侧对比不减分。
	（4）正确使用听诊器	4		5. 肺部呼吸音听诊不必从甲状软骨处和胸骨上窝开始，但必须指出"支气管呼吸音"的分布范围，会辨别其特征。
	（5）听诊从肺尖开始沿肋间：①自上而下；②前胸；③侧胸；④背部；⑤左右对称部位对比	22	①②③④各 4 分，⑤ 6 分	6. 闭眼辨别正常呼吸音，听出来，说出来。考肺泡呼吸音和支气管呼吸音。
	2. 指出正常呼吸音在体表分布部位，描述正常呼吸音种类、特点			7. （3）和（2）依据本专科教材
	（1）支气管呼吸音		分布答错一项扣 2 分	
	①分布在喉部，胸骨上窝，背部 6、7 颈椎及第 1、第 2 胸椎部附近	7		
	②特点：呼气时相较吸气时相长、呼气音强、调高、声音似将舌抬高，张口呼气时发出"哈"音	7		
	（2）肺泡呼吸音		叙述错误扣相应分	
	①分布在除支气管呼吸音和支气管肺泡呼吸音以外的肺野	8		

续表

项目	内容	得分	扣分	备注
操作质量标准（75分）	②特点：吸气时相较呼气时相长、吸气音强、调高、声音似上齿咬下唇，吸气时发出"呋"音	8	叙述错误扣相应分	
	（3）支气管肺泡呼吸音			
	①分布在胸骨两侧第1、第2肋间隙，肩胛区3、4胸椎水平及肺尖前后部	6	分布答错一项扣2分	
	②特点：吸气音似肺泡呼吸音的吸气音，音略强，调略高；呼气音似支气管呼吸音的呼气音，但音略弱，调略低；吸气和呼气时相响度、音调大致相等	2		
终末质量标准（10分）	1. 操作规范	4		
	2. 所需时间5 min	2	每超1 min扣1分	
	3. 语言流利	2		
	4. 工作态度认真	2		

10. 心脏听诊考核评分表（一）

单　　位：_____　　姓　　名：_____　　计时：_____

身份证号：_____　　评委签名：_____　　得分：_____

项目	内容	得分	扣分	备注
准备质量标准（10分）	1. 仪表端庄，态度和蔼	4	一项不合格扣2分	
	2. 做好解释，取得合作	3	未解释扣3分	
	3. 准备好听诊器	3	未准备好扣3分	
操作质量标准（80分）	1. 按心脏瓣膜区顺序听诊			要　求：（4）附加心音中说出包括收缩早期喷射音、收缩中晚期喀喇音；舒张期奔马律、开瓣音、心包叩击音。若有心律不齐，则要说出是否为期前收缩、心房颤动等
	（1）嘱受检者坐位或仰卧位，解开上衣暴露心前区，医生与其相对而坐或站其右侧	10	每错一项扣相应分	
	（2）按顺序听诊心脏各瓣膜区：二尖瓣区、肺动脉瓣区、主动脉瓣第一听诊区、主动脉瓣第二听诊区、三尖瓣区	20	每错一个扣1分	
	2. 说出心脏听诊的内容			
	（1）心率	5		
	（2）心律	5		
	（3）心音	5		
	（4）附加心音	5		
	（5）心脏杂音	5	叙述错误扣相应分	
	（6）心包摩擦音	5		
	3. 描述该受检者心律、心率		每错一项扣相应分	
	（1）心律：整齐或不齐	5		
	（2）心率：次/分（数够1 min）	5		
	4. 说出是否听到额外心音、心脏杂音（包括心动周期中的时期、杂音强度、是否传导）、心包摩擦音	10	每错一项扣相应分	
终末质量标准（10分）	1. 操作规范	4		
	2. 所需时间5 min	2	每超1 min扣1分	
	3. 语言流利	2		
	4. 工作态度认真	2		

11. 心脏听诊考核评分表（二）

单　　位：＿＿＿＿＿＿＿　姓　　名：＿＿＿＿＿＿＿　计时：＿＿＿＿＿＿

身份证号：＿＿＿＿＿＿＿　评委签名：＿＿＿＿＿＿＿　得分：＿＿＿＿＿＿

项目	内容	得分	扣分	备注
准备质量标准（10分）	1. 仪表端庄，态度和蔼	4	一项不合格扣2分	
	2. 做好解释，取得合作，坐位听诊	3	一项不合格扣2分	
	3. 准备好听诊器	3	未准备好扣2分	
操作质量标准（80分）	1. 在体表指出心瓣膜听诊区			
	（1）二尖瓣听诊区：心尖搏动最强点（一般位于第5肋间锁骨中线内侧0.5~1 cm）	7		
	（2）三尖瓣听诊区：胸骨体下端左缘（胸骨左缘第4、第5肋间）	7		
	（3）主动脉瓣第一听诊区：胸骨右缘第2肋间	7		
	（4）主动脉瓣第二听诊区：胸骨左缘第3、第4肋间	7		
	（5）肺动脉瓣听诊区：胸骨左缘第2肋间	7		
	2. 按顺序听诊		每错一个扣1分	
	（1）二尖瓣区、肺动脉瓣区、主动脉瓣区、主动脉瓣第二听诊区、三尖瓣区	8		
	（2）二尖瓣区、主动脉瓣区、主动脉瓣第二听诊区、肺动脉瓣区、三尖瓣区	7		
	3. 辨别第一心音和第二心音，分别说出其特点		每错一项扣相应分	
	（1）出现时期：第一心音标志收缩期开始、第二心音标志舒张期开始	5	判断错误扣5分	
	（2）音调：低、高	5		
	（3）时间：长、短	5		
	（4）最响部位：心尖部、心底部	5		
	（5）距下一心音间隔：短、长	5		
	（6）与心尖搏动关系：在心尖搏动同时出现、在心尖搏动后出现	5		
终末质量标准（10分）	1. 操作程序规范	4		
	2. 所需时间5 min	2	每超1 min扣1分	
	3. 叙述熟练	2		
	4. 工作态度认真	2		

12. 心脏杂音听诊考核评分表

单　　位：＿＿＿＿＿＿＿＿　姓　　名：＿＿＿＿＿＿＿＿　计时：＿＿＿＿＿＿

身份证号：＿＿＿＿＿＿＿＿　评委签名：＿＿＿＿＿＿＿＿　得分：＿＿＿＿＿＿

项目	内容	得分	扣分	备注
准备质量标准（10分）	1. 仪表端庄，态度和蔼	5	一项不合格扣2分	
	2. 做好解释，取得合作（或准备好录音）	5	未解释扣3分	
操作质量标准（80分）	1. 受检者取坐位或仰卧位，暴露胸部	5	不符合扣5分	
	2. 使用钟型或膜型听诊器，顺序听诊各瓣膜听诊区。（说出钟型体件应轻放，适于听诊低音调声音；膜型体件需紧贴皮肤，适于听诊高音调声音）	10	顺序错误扣10分，只用一种听诊器扣5分	
	3. 变换体位（可叙述）听诊（说出对疑有二尖瓣狭窄者宜取左侧卧位，疑有主动脉瓣关闭不全者宜取坐位且上半身前倾）	10	未进行扣10分	
	4. 说出在何处听到下述何种异常杂音（收缩期杂音请说出级别）及其临床意义		每错一项扣相应分	
	（1）舒张期隆隆样杂音	10		
	（2）舒张期吹风样杂音或叹气样杂音	10		
	（3）收缩期吹风样杂音	10		
	（4）连续性杂音	10		
	5. 叙述杂音产生机制（血流加速、瓣膜口狭窄、瓣膜关闭不全、异常血流通道、心脏结构异常、大血管瘤样扩张）	15	每答错一项扣2.5分	
终末质量标准（10分）	1. 操作规范	4		
	2. 所需时间5 min	2	每超1 min扣1分	
	3. 语言流利	2		
	4. 工作态度认真	2		

13. 腹部视诊考核评分表

单　　位：＿＿＿＿＿＿＿＿　姓　　名：＿＿＿＿＿＿＿＿　计时：＿＿＿＿＿＿

身份证号：＿＿＿＿＿＿＿＿　评委签名：＿＿＿＿＿＿＿＿　得分：＿＿＿＿＿＿

项目	内容	得分	扣分	备注
准备质量标准（10分）	1. 仪表端庄，态度和蔼	4	一项不合格扣2分	
	2. 做好解释，取得合作	2	未解释扣2分	
	3. 光线充足而柔和，温度适宜	4	不符合要求扣3分	
操作质量标准（80分）	1. 嘱受检者取仰卧位，充分暴露全腹，医生站于受检者右侧，自上向下视诊	10	未做好准备扣3分	
	2. 叙述腹部视诊的内容：腹部外形、呼吸运动、腹壁静脉、胃肠型及蠕动波，以及腹部的皮疹、疝和腹纹等	10	缺一项扣1分	
	（1）腹部外形应注意是否对称，有无膨隆或凹陷，以及局部隆起等，有腹水或腹部包块时，还应测量腹围的大小	15		
	全腹膨隆常见于腹腔积液、腹内积气、腹内巨大包块；局部膨隆应注意膨隆的部位、外形，是否随呼吸而移位或随体位而改变，有无搏动等			
	全腹凹陷见于消瘦和脱水者，舟状腹见于恶病质，吸气时出现腹部凹陷见于膈肌麻痹和上呼吸道梗阻。局部凹陷较少见			
	（2）呼吸运动：腹式呼吸减弱常因腹膜炎症、腹水、急性腹痛、腹腔内巨大肿物或妊娠。腹式呼吸消失常见于胃肠穿孔所致急性腹膜炎或膈肌麻痹等，腹式呼吸增强不多见	15		
	（3）腹壁静脉曲张见于门脉高压，要检查其血流的方向	15	操作方法叙述错误扣10分	
	叙述检查血流方向的方法：检查者将手示指和中指并拢压在静脉上，然后一只手指紧压静脉向外滑动，至一定距离放松该手指，另一手指紧压不动，看静脉是否迅速充盈，再同法放松另一手指，即可看出血流方向			
	（4）胃肠型及蠕动波多见于胃肠道梗阻	5		
	（5）其他情况：皮疹、色素、腹纹（紫纹是皮质醇增多症的常见征象）、瘢痕（常提示患者的手术史）、疝、脐部、腹部体毛、上腹部搏动	10	缺一项扣1分	

项目	内容	得分	扣分	备注
终末质量标准（10分）	1. 叙述全面，操作规范	4		
	2. 所需时间 3 min	2	每超 1 min 扣 1 分	
	3. 回答问题流利、快捷	2		
	4. 工作态度认真	2		

14. 腹部叩诊考核评分表

单　　位：＿＿＿＿＿＿＿＿　　姓　　名：＿＿＿＿＿＿＿＿　　计时：＿＿＿＿＿＿＿＿

身份证号：＿＿＿＿＿＿＿＿　　评委签名：＿＿＿＿＿＿＿＿　　得分：＿＿＿＿＿＿＿＿

项目	内容	得分	扣分	备注
准备质量标准（10分）	1. 仪表端庄，态度和蔼	4	一项不合格扣 2 分	
	2. 做好解释，取得合作	2	未解释扣 4 分	
	3. 手温适宜，光线好	2	不符合要求扣 2 分	
	4. 备好测量尺	2	未备软尺扣 2 分	
操作质量标准（75分）	1. 受检者仰卧位，检查者立于受检者右侧	5	位置不正确扣 5 分	
	2. 用指指叩诊法叩诊腹部 9 个区域，正常空腹时肝脾浊音区以外均呈鼓音。如出现其他叩诊音，寻找原因	20	叩诊方法错误扣 10 分；遗漏区域扣 5 分；判断错误扣 5 分	
	3. 叩诊肝区，确定肝脏大小			1. 判断叩诊音是否正常。2. 进行肝脏叩诊检查，测量其上、下界距离是否正常
	（1）肝上界——肺肝相对浊音界：叩诊从胸壁沿右锁骨中线自上向下叩至肝区依次可叩得清音、浊音、实音，叩诊音由清音变为浊音处即肝上界	15	方法不正确扣 10 分，判断错误扣 5 分	
	（2）肝下界：沿右锁骨中线由腹部鼓音区向肋弓下缘方向叩诊，由鼓音转为浊音处即是肝下界	15	方法不正确扣 10 分，判断错误扣 5 分	
	4. 测量肝上下界			
	（1）用测量尺测量右锁骨中线肝上、下界的标点距离，以厘米记录	10	每错一项扣 10 分	
	（2）判断根据：正常成人右锁骨中线处肝上、下界浊音间距为 9~11 cm	10		

续表

项目	内容	得分	扣分	备注
终末质量标准（15分）	1. 操作规范	4		
	2. 所需时间 5 min	4	每超 1 min 扣 1 分	
	3. 操作熟练	4		
	4. 工作态度认真	3		

15. 肝脏触诊考核评分表

单　　位：＿＿＿＿＿＿＿＿＿　　姓　　名：＿＿＿＿＿＿＿＿＿　　计时：＿＿＿＿＿＿＿

身份证号：＿＿＿＿＿＿＿＿＿　　评委签名：＿＿＿＿＿＿＿＿＿　　得分：＿＿＿＿＿＿＿

项目	内容	得分	扣分	备注
准备质量标准（5分）	1. 仪表端庄，备直尺	2	一项不合格扣 1 分	
	2. 做好解释，取得合作	1	未解释扣 1 分	
	3. 手温适宜，环境采光好	2	准备不好扣 1 分	
操作质量标准（80分）	1. 受检者仰卧位，头枕低枕，暴露腹部，膝、髋关节屈曲，下肢自然分开立于检查床上，医生站其右侧	5	受检者未做准备扣 5 分	叙述肝脏触诊的注意事项，用手在腹壁指出右锁骨中线，回答肝脏正常与否，会辨认腹直肌外缘
	2. 医生用左手掌面平托于受检者右后胸壁11~12肋部位，拇指置于季肋部按压右下胸壁，限制其吸气时胸壁扩张。右手掌平放于受检者右下腹腹直肌外缘的腹壁上，腕关节自然伸直，2~5 指并拢，示指与中指指端或指端桡侧缘对向右季肋缘	15	每错一项扣 5 分	
	3. 嘱受检者张口作慢而深的腹式呼吸，随腹壁起伏，呼气时，右手轻压向腹深部；吸气时，右手在继续施压中随腹壁抬起向前上迎触肝下缘。若未触及，于再次呼吸时逐渐向上方滑动触诊直至季肋缘下方	15	触诊法错误扣 10 分	
	4. 按此方法沿正中线处中腹部向剑突下触探肝左叶	5	方法不正确扣 5 分	
	5. 触及肝时应按下述内容辨别是否正常			
	（1）大小：在受检者平静呼吸状态下进行测量。以右锁骨中线和前正中线上肝下缘为准，肝下缘距右肋下缘<0.5 cm。距剑突下<3 cm者为大小正常	10	判断错误扣 5 分	
	（2）质地分 3 种程度：质柔软如触口唇；质韧如触鼻尖；质硬如触前额。正常肝质柔软	10	每错一项扣 3 分	
	（3）表面形态和边缘：正常肝表面光滑无结节，边缘薄而整齐，厚度一致	10	表面、边缘辨别不清各扣 5 分	
	（4）压痛：正常肝无压痛	5	错误扣 5 分	
	（5）搏动：正常肝触不到搏动	5	错误扣 5 分	

续表

项目	内容	得分	扣分	备注
终末质量标准（15分）	1. 操作规范	4		
	2. 所需时间 3 min	4	每超 1 min 扣 1 分	
	3. 操作熟练	4		
	4. 工作态度认真	3		

16. 胆囊触诊考核评分表

单　　位：＿＿＿＿＿＿＿　　姓　　名：＿＿＿＿＿＿＿　　计时：＿＿＿＿＿

身份证号：＿＿＿＿＿＿＿　　评委签名：＿＿＿＿＿＿＿　　得分：＿＿＿＿＿

项目	内容	得分	扣分	备注
准备质量标准（10分）	1. 仪表端庄，态度和蔼	4	一项不合格扣 3 分	
	2. 做好解释，取得合作	2	未解释扣 2 分	
	3. 手温适宜，环境采光好	4	准备不好扣 3 分	
操作质量标准（75分）	1. 嘱受检者仰卧位，下肢屈曲（膝、髋关节屈曲下肢自然分立），医生站其右侧	10	未做好准备扣 3 分	会辨认腹直肌外缘
	2. 以单手滑行触诊法，触诊要领同"肝脏触诊"，自右下腹部沿腹直肌外缘触向右肋缘胆区，若胆囊肿大，此处可触及卵圆形或梨形包块	25	未掌握要领扣 10 分	
	3. Murphy 征检查要领		每错一项扣相应分	
	（1）受检者取仰卧位，医生站其右侧	10		
	（2）医生左手拇指指腹端放于胆囊点（右肋缘与腹直肌右缘交点）用力按压。2～5 指平放右肋缘上方处	10		
	（3）嘱患者深吸气	10		
	（4）观察吸气过程中是否因拇指按压处疼痛而突然屏气，有此现象者为阳性，见于急性胆囊炎	10		
终末质量标准（15分）	1. 操作规范	4		
	2. 所需时间 3 min	4	每超 1 min 扣 1 分	
	3. 操作熟练	4		
	4. 工作态度认真	3		

17. 脾脏触诊考核评分表

单　　位：_____　　姓　　名：_____　　计时：_____

身份证号：_____　　评委签名：_____　　得分：_____

项目	内容	得分	扣分	备注
准备质量标准（10分）	1. 仪表端庄，态度和蔼	2	一项不合格扣1分	
	2. 做好解释，取得合作	4	未解释扣3分	
	3. 备好圆珠笔、直尺、纸等，放置有序	4	缺一项扣1分	
操作质量标准（80分）	1. 仰卧位——单手触脾法：对可疑重度脾大者用单手触脾法。受检者仰卧，下肢屈曲，医生站其右侧。右手用浅部触诊法自左下腹部→下腹部→右下腹部→右侧腹部→脐部→左侧腹部逐渐向上方触探。若有脾肿大，可触及其（肿块）边缘，并应触清轮廓。若未触到肿块又怀疑中度脾肿大者，用仰卧位——双手触脾法触脾	10	未做好准备扣3分	
	2. 仰卧位——双手触脾法：受检者仰卧位，下肢屈曲分立，张口腹式呼吸。医生站其右侧，左手绕过其胸前托于左后胸壁7~10肋（8~11肋）处，右手掌平放于下腹壁，示指、中指指端桡侧缘对向左肋缘，随受检者呼吸时腹壁起伏，从脐部和左下腹部逐渐触至左肋缘处。（手法与"触肝"相同）	10	每错一项扣相应分	
	3. 右侧卧位——双手触脾法：若未触及肿大的脾但又怀疑轻度脾肿大者，应采用右侧卧位——双手触脾法触诊。受检者右侧卧位，右下肢伸直，左下肢屈曲，张口腹式呼吸。医生面向受检者，躬身或稍下蹲位检查，左手托于其左腰后胸壁7~10肋（或8~11肋）处，右手平置于脐部，示指、中指指端桡侧缘对向左肋缘，随受检者呼吸时腹壁起伏，逐次触向左肋弓缘之内下（手法与"触肝"相同）。脾稍有肿大时此法极易触及	15	每错一项扣相应分	
	4. 叙述认定触到的肿块是脾：触到肿块后应触清其周边界线和形态。中重度肿大的脾有3个特征：肿块右缘多能触及1~2个切迹；手指难以从肿块表面和左肋缘下插入其间；结合叩诊发现肿块浊音与脾浊音界相延续	5	每错一项扣相应分	
	5. 叙述可实际操作：触及中、重度脾肿大在平静呼吸状态下，采用三线测量法按厘米计量脾的大小	5	每错一项扣相应分	
	（1）1线：左锁骨中线上肋弓缘至脾下缘距离	10		
	（2）2线：左锁骨中线与左肋弓缘交点至脾尖最远处的距离	10		
	（3）3线：脾右缘极点至前正中线距离，若在正中线以右用"+"号标示；若在正中线左侧以"−"号标示。说出轻度脾肿大者只测量1线	10		
	（4）对患者测量后绘图记录于病历内（在备用纸上绘图）	5		

项目	内容	得分	扣分	备注
终末质量标准（10分）	1. 操作规范	3		
	2. 所需时间 5 min	3	每超 1 min 扣 1 分	
	3. 操作熟练	2		
	4. 工作态度认真	2		

18. 腹部移动性浊音检查考核评分表

单　　位：_____　姓　　名：_____　计时：_____
身份证号：_____　评委签名：_____　得分：_____

项目	内容	得分	扣分	备注
准备质量标准（15分）	1. 仪表端庄，态度和蔼	5	一项不合格扣2分	
	2. 做好解释，取得合作	5	未解释扣4分	
	3. 手温适宜，光线好	5	不符合要求扣2分	
操作质量标准（70分）	1. 受检者先取仰卧位下肢伸直，医生站其右侧	5	错误一项扣5分	
	2. 先叩诊确定腹中部及两侧的音响（中鼓侧浊）区域	25	错误一项扣10分	
	3. 变换体位（左侧卧和右侧卧）叩诊，注意辨别浊音和鼓音区域是否随体位变化而变动，若呈上鼓下浊的变化即为移动性浊音	25	错误一项扣10分	
	4. 临床意义：腹部叩出移动性浊音，可判定腹腔有腹水存在，量在 1000 mL 以上	15	错误一项扣10分	
终末质量标准（15分）	1. 操作规范	4		
	2. 所需时间 3 min	4	每超 1 min 扣 1 分	
	3. 操作熟练	4		
	4. 工作态度认真	3		

19. 肱二头肌反射检查考核评分表

单　位：＿＿＿＿＿＿＿　　　姓　　名：＿＿＿＿＿＿＿　　计时：＿＿＿＿＿

身份证号：＿＿＿＿＿＿＿　　评委签名：＿＿＿＿＿＿＿　　得分：＿＿＿＿＿

项目	内容	得分	扣分	备注
准备质量标准（10分）	1. 仪表端庄，态度和蔼	4	一项不合格扣2分	
	2. 做好解释，取得合作	2	未解释扣2分	
	3. 备好叩诊锤	4	未备好物品扣3分	
操作质量标准（80分）	1. 受检者坐位或仰卧位，医生站其对面或右侧	5	位置不符合要求扣5分	若两侧均用左手托肘部及左拇指按压肱二头肌腱，右手持叩诊锤叩诊者，不扣分
	2. 肱二头肌反射检查			
	（1）方法：左手托受检者左上肢的屈曲肘部，其前臂稍内旋，拇指置于受检查者的左前臂肱二头肌腱，右手持叩诊锤叩击医生左手拇指远端	10		
	（2）观察：正常者前臂快速屈曲	5		
	（3）中枢：位于颈髓5~6节	5		
	（4）临床意义：反射亢进见锥体束损害；反射减弱或消失见器质性病变使反射弧损害，如脊髓灰质炎、脊神经根炎和脊髓休克期及相关的骨关节肌肉损害等	10		
	（5）检查右上肢时按对称的方式进行	10		
	3. 肱三头肌反射检查		每错一项扣相应分	
	（1）方法：左手托受检查者左上肢肘部，使肘屈曲，前臂搭置于检查者前臂上，另手持叩诊锤叩击尺骨鹰嘴突上方肱三头肌腱。检查右上肢时按对称的方式进行	10		
	（2）观察：正常者前臂稍伸展	10		
	（3）中枢：颈髓6~8节	5		
	（4）临床意义：同"肱二头肌"	10		
终末质量标准（10分）	1. 操作规范	3		
	2. 所需时间15 min	2	每超1 min扣1分	
	3. 操作熟练	2		
	4. 工作态度认真	3		

20. 膝、跟腱、腹壁反射考核评分表

单　　位：_____　姓　　名：_____　计时：_____

身份证号：_____　评委签名：_____　得分：_____

项目	内容	得分	扣分	备注
准备质量标准（10分）	1. 仪表端庄，态度和蔼	2	一项不合格扣2分	
	2. 做好解释，取得合作	4	未解释扣2分	
	3. 备好叩诊锤	4	未备好物品扣3分	
操作质量标准（80分）	1. 膝腱反射检查		每错一项扣相应分	
	（1）方法：受检者坐位或仰卧位，坐位时，髋、膝关节屈曲，嘱被检者小腿自然悬垂并完全放松，（未嘱被检者放松者酌情扣分）；卧位时，被检者仰卧，检查者左手自腘窝处托起膝关节，使膝、髋关节稍屈曲，右手用叩诊锤叩击髌骨下方股四头肌肌腱	10		两个体位均做
	（2）观察：小腿前伸的速度与幅度	5		
	（3）中枢：位于腰髓2~4节	5		
	2. 跟腱反射检查		每错一项扣相应分	
	（1）方法：受检查者仰卧屈髋屈膝，下肢外展外旋，检查者站其右侧，左手扶推足跖部使足稍背屈，右手持叩诊锤叩击跟腱	10		
	（2）观察：腓肠肌收缩使足向跖面屈曲的速度与幅度	5		
	（3）中枢：位于骶髓1~2节	5		
	3. 膝腱、跟腱检查的临床意义			
	（1）深反射减弱或消失：见于神经根炎、脊髓前角灰质炎、骨关节肌肉疾患、脑脊髓的急性损伤初期	10	每错一项扣5分	
	（2）深反射亢进：主要见于锥体束损害			
	4. 腹壁反射检查			
	（1）取仰卧双腿屈曲位	5	体位错误扣5分	
	（2）用钝竹签或叩诊锤柄尖端按顺序在肋缘下腹壁、平脐腹壁、腹股沟上内方位腹壁迅速地由外向内划触皮肤，左右两侧分别进行	10	检查方法不正确扣10分	
	（3）观察腹壁反应			
	①正常时，受刺激部位腹壁肌肉收缩	5	叙述错误每项扣3分	
	②中枢位于胸髓：上7~8节段，中9~10节段，下11~12节段	5		
	（4）临床意义			
	①双侧上、中、下腹壁反射均消失见于昏迷者或急腹症	3	叙述错误扣相应分	
	②一侧反射消失见于锥体束病损	2		

项目	内容	得分	扣分	备注
终末质量标准（10分）	1. 操作规范	2		
	2. 所需时间 15 min	2	每超 1 min 扣 1 分	
	3. 操作熟练	3		
	4. 工作态度认真	3		

21. 脑膜刺激征检查考核评分表

单　位：_____　　姓　名：_____　　计时：_____

身份证号：_____　　评委签名：_____　　得分：_____

项目	内容	得分	扣分	备注
准备质量标准（10分）	1. 仪表端庄，态度和蔼	5	一项不合格扣 2 分	
	2. 做好解释，取得合作	5	未解释扣 4 分	
操作质量标准（75分）	1. 颈强直		每错一项扣相应分	1. 说出体征名称、检查方法、阳性表现和临床意义。2. 边说边操作
	（1）检查方法：受检者去枕仰卧两腿伸直，检查者站于右侧，左手托扶受检者枕后，右手平放其胸骨上部，左手适当用力托头屈颈使下颏向胸骨柄方向抵触	10		
	（2）阳性表现：有抵抗或不能前屈并有痛苦表情	5		
	（3）临床意义：见于脑膜炎、蛛网膜下腔出血或颅内高压	5		
	2. Kernig（凯尔尼格）征		每错一项扣相应分	
	（1）检查方法：受检者仰卧，伸直下肢，医生站其右侧，用双手分别扶托患者膝关节上前方和踝后，抬起下肢屈膝、髋关节成直角后，双手反向用力抬高小腿，尽量使膝关节伸直	10		
	（2）阳性表现：被动伸膝关节过程中，在135°以内出现抵抗或沿坐骨神经发生疼痛	5		
	（3）临床意义：同"颈强直"	5		
	3. Brudzinski（布鲁津斯基）征		检查方法每错一种扣 5 分，判断每错一种扣 5 分	
	（1）检查方法：有 3 种			
	①颈征：受检者仰卧，双下肢伸直，医生站其右侧，右手安置其胸前，适当反向用力使头部前屈。阳性表现：双侧膝、髋关节反射性屈曲	10		
	②腿征：体位同上，将受检者一下肢屈曲推向腹部。阳性表现：另一下肢也自动屈曲	10		
	③耻骨征：体位同上，按压或叩击受检者耻骨联合。阳性表现：双下肢屈曲	10		
	（2）临床意义：同"颈强直"	5		

项目	内容	得分	扣分	备注
终末质量标准（15分）	1. 操作规范	4		
	2. 所需时间 20 min	4	每超 1 min 扣 1 分	
	3. 操作熟练	3		
	4. 工作态度认真	4		

22. 病理反射考核评分表

单　　位：＿＿＿＿＿＿　　姓　　名：＿＿＿＿＿＿　　计时：＿＿＿＿＿＿

身份证号：＿＿＿＿＿＿　　评委签名：＿＿＿＿＿＿　　得分：＿＿＿＿＿＿

项目	内容	得分	扣分	备注
准备质量标准（10分）	1. 仪表端庄，态度和蔼	2	一项不合格扣 2 分	
	2. 做好解释，取得合作	4	未解释扣 2 分	
	3. 备好钝竹签	4	未备好物品扣 3 分	
操作质量标准（80分）	1. Babinski（巴宾斯基）征。（1）检查方法：受检者仰卧位，下肢伸直，检查者站于右侧，左手托扶踝部、右手持钝竹签划足底外侧，从足根至第 5 跖趾关节处转向拇趾方向。（2）阳性表现：拇指缓缓背伸，其余四趾扇形外展。（3）临床意义：该征阳性是锥体束损害的重要体征之一	10	检查方法不正确扣 7 分，临床意义错误扣 3 分	
	2. Oppenheim（奥本海姆）征。检查方法：受检者仰卧，下肢可伸直或屈曲分立，医生用拇指、示指沿胫骨嵴前缘两侧用力由上向下捏压推滑	10	检查方法不正确扣 10 分	
	3. Gordon（戈登）征。检查方法。体位同 1，检查者用一手握于腓肠肌部位，拇指和其他四指分开适度用力捏压腓肠肌	10	检查方法不正确扣 10 分	
	4. Chaddock（查多克）征。检查方法：体位同 1，检查者用竹签在外踝下方沿足背外侧从后向前划	10	检查方法不正确扣 10 分	
	2、3、4 征的阳性表现、临床意义与"巴宾斯基征"相同	10	错一项扣 2 分	
	5. Hoffmann（霍夫曼）征。（1）检查方法：医生左手托持受检者受检手腕上方，用右手中指及示指夹持中指节远端稍上提，使腕关节稍背伸，然后用拇指迅速弹刮中指指甲前端。（2）阳性表现：拇指屈曲内收其余三指轻微掌屈反应。（3）临床意义：此征为上肢锥体束征，见于上颈髓第 4 节段以上的锥体束病变	10	检查方法错误扣 7 分，临床意义错误扣 3 分	
	6. 踝阵挛：（1）检查方法。受检者取仰卧位，膝、髋关节稍屈，检查者站其右侧，左手托受检者腘窝部固定下肢，右手托受检者足底前端并急速用力推其踝关节背曲，且维持推力。（2）阳性表现：踝关节出现节律性屈伸动作。（3）临床意义：见于锥体束损害	10	检查方法错误扣 7 分，临床意义错误扣 3 分	
	7. 髌阵挛：（1）检查方法。患者仰卧下肢伸直，检查者站于其侧方，一手用拇指和示指夹住髌骨上缘，用力向远端快速推动数次，并维持适当推力。（2）阳性表现：髌骨出现节律性往复挛缩运动。（3）临床意义：见于锥体束损害	10	检查方法错误扣 7 分，临床意义错误扣 3 分	

项目	内容	得分	扣分	备注
终末质量标准（10 分）	1. 操作规范	2		
	2. 所需时间 20 min	2	每超 1 min 扣 1 分	
	3. 操作熟练	3		
	4. 工作态度认真	3		

23. 无菌术考核评分表

单　　位：_____　　姓　　名：_____　　计时：_____

身份证号：_____　　评委签名：_____　　得分：_____

项目	内容	得分	扣分	备注
准备质量标准（15 分）	1. 着洗手衣裤，最好脱去本人衣衫，如未脱者，衣袖应卷入洗手衣内，不可外露	3		
	2. 戴口罩、帽子，头发、口鼻不外露。轻度上呼吸道感染者戴双层口罩，严重者不可参加手术	3		
	3. 剪短指甲（水平观指腹不露指甲为度），去除饰品，双手及前臂无疖肿和破损	3		
	4. 用物准备：无菌手术衣、无菌手套、无菌持物钳	3		
	5. 用物摆放有序	3		
操作质量标准（70 分）	1. 用普通肥皂按六步洗手法洗手，清洗前臂至肘上 10 cm，清除脏物及油垢	5	每错一项扣相应分	
	2. 用清水冲洗双手、前臂、肘上 10 cm	5		
	3. 双手接取消毒液适量均匀涂抹于双手、前臂至肘上 10 cm，交叉搓洗。时间约 3 min	5		
	4. 用流动水冲去泡沫。冲洗时，双手抬高，让水由手、臂至肘部方向淋下，手不要放在最低处，避免臂部的水流向手部，造成污染	5		
	5. 用无菌毛巾，擦干双手，将毛巾对折成三角形搭在一侧手背面，另一只手握住两角顺势向上至肘上 10 cm 擦干，取另一张毛巾，同法擦干另一侧	5		
	6. 取消毒液适量，用力充分搓揉双手掌、手臂、肘部至干燥，双手合拢，至于胸前肘部抬高外展，远离身体，迅速进入手术间，避免污染	5		
	7. 外科刷手后，取无菌手术衣，选择宽敞处，一手提起手术衣衣领并抖开，手术衣内面朝向操作者，将手术衣向上轻掷的同时顺势将双手和前臂伸入衣袖内，并向前平行伸展	10		
	8. 巡回护士协助穿手术衣时不能触及穿衣者刷过手的手臂，系好手术衣领带子	5		
	9. 双手伸入袖内，手不出袖口	5		
	10. 隔着衣袖左手取出右手的无菌手套，扣于右手袖口上，手套的手指向上，各手指相对	5		

续表

项目	内容	得分	扣分	备注
操作质量标准（70分）	11. 放上手套的手隔着衣袖抓住手套翻折边，另一手隔着衣袖捏住另一侧翻折边，将手套翻套于袖口上，手指迅速伸入手套内	5	每错一项扣相应分	
	12. 再用已戴好手套的右手，同法戴另一只手套	5		
	13、解开腰间衣带的活结，右手捏住腰带，递给巡回护士，巡回护士使用无菌持物钳夹住腰带的尾端，穿衣者原地自转一周，接传递过来的腰带并于腰间系好	5		
终末质量标准（15分）	1. 操作熟练，无菌观念强，全过程无污染	5		
	2. 取无菌衣时应一次整体拿起，传递腰带时，不能与协助穿衣人员相接触	5		
	3. 未戴手套的手，不能触摸手术衣外面的任何部位	5		

24. 换药考核评分表

单　　位：＿＿＿＿＿＿＿＿＿＿　　姓　　名：＿＿＿＿＿＿＿＿＿＿　　计时：＿＿＿＿＿＿＿

身份证号：＿＿＿＿＿＿＿＿＿＿　　评委签名：＿＿＿＿＿＿＿＿＿＿　　得分：＿＿＿＿＿＿＿

项目	内容	得分	扣分	备注
准备质量标准（10分）	1. 个人卫生、衣帽整洁、帽子要盖住全部头发，口罩要盖住鼻孔，换药前后要洗手、剪指甲	2	根据准备情况扣分	
	2. 了解患者情况，根据患者情况准备好换药器械（伤口有污染者需要备弯盘）	2		
	3. 用物：2个换药碗，2把无齿镊子，酒精棉球，盐水棉球，干纱布若干，根据情况准备引流物，血管钳，探针，胶布，绷带，剪刀，棉签。或准备一次性换药包，并检查无菌包标签，核对内容物和有效日期	4		
	4. 严格无菌操作	2		
操作质量标准（80分）	换药三步骤：去除伤口敷料；清理伤口、更换引流；覆盖无菌敷料、包扎固定			
	1. 去除敷料：（1）先用手取下伤口外层胶布或绷带及敷料（用手压住胶布一端，缓慢拉起另一端）；（2）伤口内层敷料与引流物用无菌镊取下，揭下时沿伤口长轴方向进行；（3）取下污染敷料应放在弯盘内，不得随意丢弃以防污染和交叉感染	20		
	2. 创面周围皮肤处理：去除敷料后，用70%的酒精在伤口周围消毒两次，切勿使酒精进入伤口，创面伤口处如脓性液多时，周围可用干棉球或盐水棉球擦拭，切勿用力过大。感染伤口消毒由伤口周边开始向内进行，约5 cm。未感染伤口，则由中心向外擦拭约5 cm	25		

项目	内容	得分	扣分	备注
操作质量标准（80分）	3. 创面和伤口处理：（1）双手执镊子操作时，应注意一只镊子直接接触伤口，而另一只镊子专用于从换药碗内夹取无菌物品，且两镊不能相碰；（2）创面和伤口用生理盐水棉球轻拭不得用力，不得用擦拭创面周围的棉球再拭创面和伤口；（3）过深伤口，注意使用棉球数量"进一出一"；（4）去除异物（线头、死骨及坏死组织）；（5）最后再用酒精棉球消毒创面和伤口周围皮肤；（6）根据伤口情况选择凡士林纱布、药物或盐水纱布覆盖	25		
	4. 包扎与固定：创面与伤口处理完毕后，覆盖无菌纱布，胶布固定	10		
终末质量标准（10分）	1. 操作规范	4	每超 1 min 扣 1 分	
	2. 所需时间 10 min	2		
	3. 语言流利	2		
	4. 工作态度认真	2		

25. 手术区消毒考核评分表

单　　位：＿＿＿＿＿＿＿＿＿　　　姓　　名：＿＿＿＿＿＿＿＿　　　计时：＿＿＿＿＿＿＿

身份证号：＿＿＿＿＿＿＿＿＿　　　评委签名：＿＿＿＿＿＿＿＿　　　得分：＿＿＿＿＿＿＿

项目	内容	得分	扣分	备注
准备质量标准（10分）	外科刷手后，双手拱手，手臂自然干燥，双手不接触任何未消毒物品。双手位置不能高于肩部低于腰部	10		
操作质量标准（80分）	1. 消毒物品：在刷手后穿手术衣前，右手持卵圆钳（消毒钳取头低柄高位）夹住消毒纱布，浸蘸消毒液用消毒液 0.75% 吡咯烷酮碘，消毒纱布或棉球干湿要适中	20		
	2. 消毒范围：至少包括切口周围 15 cm。颈前部手术：上起上唇，下至乳头，两侧至斜方肌前缘。胸部手术：上至下颌及上臂上1/3，下至脐，两侧过腋中线。腹部手术：上至两侧腋前线最高点连线，下至会阴及大腿上1/3，两侧至腋中线；腹部手术应先挤适量消毒液于脐孔内，最后用一纱布或棉球擦净	30		
	3. 消毒顺序：以切口为中心，向四周画圈、画框或画双"L"法消毒，肛门、会阴或感染区域手术方向相反；已涂过外周部位的纱布或棉球，不要再返回中心区域，术野内不留空白点；消毒 2 遍，每遍间隔 1~2 min，后一次消毒范围小于前一次；消毒完成后应将消毒物品置于指定有菌区	30		
终末质量标准（10分）	1. 全过程无污染，动作轻巧、稳重、准确，动作顺序正确。时间 5 min	4		
	2. 取物品时应正确拿起	3		
	3. 用酒精脱碘 2~3 次	3		

26. 铺无菌手术巾考核评分表

单　位：_____　　姓　　名：_____　　计时：_____
身份证号：_____　　评委签名：_____　　得分：_____

项目	评分标准	得分	扣分	备注
准备质量标准（10分）	1. 换鞋，口罩严实，头发无外露	3		
	2. 指甲不过长，无污垢，无首饰	3		
	3. 衣服束于裤子内，内衣领不外露	4		
操作质量标准（80分）	1. 打开无菌包内层，双手不沾染外包布	10		
	2. 第1~第3块治疗巾1/3折叠后正对消毒者，第4块治疗巾1/3折叠后反对自己，双手持治疗巾两端，保护双手，将其递出。布巾钳把手向外，整齐递出。中单双层横铺，切口正对治疗巾边缘。确定大单方向，有带端向头部。大单孔洞对准切口后放置。双侧抖开布单，手不过低。打开大单，先头部再脚部，保护双手不接触非无菌物品	50		
	3. 铺单顺序：下方→对侧→上方→己侧（未穿手术衣时），手术巾一旦铺好不能随便移动，如需调整只能由内向外移动	20		
终末质量标准（10分）	1. 全过程无污染，动作轻巧、稳重、准确	4		
	2. 动作顺序正确	3		
	3. 符合无菌原则	3		

27. 缝合、打结考核评分表

单　位：_____　　姓　　名：_____　　计时：_____
身份证号：_____　　评委签名：_____　　得分：_____

项目	内容	得分	扣分	备注
准备质量标准（15分）	1. 仪表端庄，态度和蔼	5		
	2. 手术者戴好帽子、口罩	5		
	3. 准备好器械，选择大小适当的缝合线	5		
操作质量标准（75分）	1. 缝合材料：可吸收线：肠线；不可吸收线：丝线、棉线、尼龙线、金属丝	10		
	2. 缝合方法			
	（1）纯缝合法：①间断缝合：常用于深筋膜、肌膜、皮下筋膜和皮肤的缝合。②"8"字缝合：常用于腱膜的缝合。③锁边缝合：常用于胃肠吻合时后壁全层缝合或整张游离植皮的边缘固定缝合	10		

项目	内容	得分	扣分	备注
操作质量标准（75分）	（2）翻缝合法：间断垂直褥式外翻缝合：用于血管吻合或松弛的皮肤缝合	10		
	（3）翻缝合法：①浆肌层内翻缝合（Lembert 缝合）：用于胃肠吻合时缝合浆肌层。②连续全层内翻缝合（Connel 缝合）：用于胃肠吻合时的前壁全层缝合。③荷包口内翻缝合：用于埋藏阑尾的残端、小的肠穿孔或用于放置胃、肠、膀胱造口的引流管	15		
	3. 缝合皮肤时应将两皮缘对合好，正确的缝合方法是由切口的一侧垂直进针，从另一侧等距离的垂直穿出，包括切口 2/3 以上的深度，避免过深或过浅。针距 1~1.5 cm，边距 0.5 cm，线结均位于切口一侧	10		
	4. 结扎法			
	常用的结有方结、三重结和外科结。打结的方法有单手打结法、双手打结法和持钳打结法	10		
	5. 打结时注意事项			
	（1）第二结和第一结的方向不能相同否则成为假结，两手用力必须均匀，否则成为滑结	10		
	（2）结扎每一结时，均应把线摆平后再拉紧，禁忌使线成锐角，且两手用力应均匀，深部打结时，可用一手指按压线结处，徐徐拉紧			
终末质量标准（10分）	1. 操作规范	2		
	2. 手术器械使用正确	3		
	3. 无菌观念	3		
	4. 工作态度认真	2		

28. 胸膜腔穿刺术考核评分表

单　位：_____　姓　名：_____　计时：_____

身份证号：_____　评委签名：_____　得分：_____

项目	内容	得分	扣分	备注
准备质量标准（12分）	1. 仪表端庄，衣帽整齐	2	一项不合格扣1分	
	2. 备物：无菌胸膜腔穿刺包、无菌手套、胶布、2%利多卡因、75%酒精、2%碘酒或碘伏、消毒棉签、治疗盘。无菌集液瓶、三通活塞。或准备一次性换药包，并检查无菌包标签，核对内容物和有效日期	6	缺一项扣1分	未备三通活塞可不减分
	3. 向患者做好解释，解除顾虑，术中避免咳嗽。注意保暖	2	未做解释扣2分	
	4. 说出目的：抽取胸腔积液，检查积液性质或注入药物	2	缺一项扣1分	
操作质量标准（75分）	1. 患者取坐位面向椅背，两前臂置于椅背上，前额伏于前臂上，不能下床者可取半坐卧位，暴露后胸背部	8	错一项扣2分	
	2. 选择穿刺部位：在胸部叩诊实音最明显，语颤和呼吸音消失处进行，一般常取肩胛线或腋后线第7~第8肋间	6	选择错误全扣	
	3. 常规消毒皮肤，打开穿刺包、手套包	6	错一项扣2分	
	4. 手术者戴无菌手套，盖消毒洞巾，在下一肋骨上缘的穿刺点以2%利多卡因作局部麻醉。直至壁层胸膜轻轻刺入胸腔试抽吸有积液	6	错一项扣2分	
	5. 检查穿刺针是否通畅，用血管钳夹闭接针座的橡胶管，手术者以左示指与中指固定穿刺部位的皮肤，右手持穿刺针在麻醉处缓缓刺入胸膜腔内	14	错一项扣4分	
	6. 于针座接有橡胶管尾端口接上注射器，手术者用血管钳固定穿刺针，松开血管钳（或调节三通活塞），助手抽取胸膜腔内积液，抽满后再次用血管钳夹闭胶管（或关闭三通活塞接胸腔的通路），取下注射器，将液体注入容器内，计量或送检。积液较多者，可如此反复进行	12	错一项扣3分	未答三通活塞法不扣分
	7. 抽液完毕后，如治疗需要，可以注入药物	4	错一项扣2分	
	8. 拔出穿刺针覆盖无菌纱布，稍用力压迫穿刺部位片刻，用胶布固定后嘱患者静卧。整理用物	4	错一项扣1分	
	9. 说出注意事项：①术中患者有头晕、面色苍白、剧痛、昏厥、心悸、呼吸困难等，应立即停止穿刺，并做相应处理。②诊断性穿刺抽液在50~100 mL，减压抽液首次不超过600 mL，以后每次不超过1000 mL。③严格无菌操作，防止空气进入胸膜腔。④需做细菌培养应用无菌试管留取标本。⑤脓胸每次应尽量抽净	15	答错一项扣3分	

项目	内容	得分	扣分	备注
终末质量标准（13分）	1. 关心体贴患者	2	否则此项全扣	
	2. 时间 20 min（从选择体位至抽出胸液）	3	每超过 1 min 扣 1 分	
	3. 操作熟练，无菌观念强	6	不熟练扣 3 分，污染 1 次扣 6 分，并从污染前重新操作	
	4. 物品整理有序	2	不整理者此项全扣	

29. 腰椎穿刺考核评分表

单　　位：＿＿＿＿＿＿＿　　姓　　名：＿＿＿＿＿＿＿　　计时：＿＿＿＿＿＿＿

身份证号：＿＿＿＿＿＿＿　　评委签名：＿＿＿＿＿＿＿　　得分：＿＿＿＿＿＿＿

项目	内容	得分	扣分	备注
准备质量标准（14分）	1. 仪表端庄，衣帽整齐	2	一项不合格扣1分	
	2. 备物：无菌腰椎穿刺包、无菌手套、胶布、2%利多卡因、75%酒精、2%碘酒或碘伏、消毒棉签、胶布。或准备一次性换药包，并检查无菌包标签，核对内容物和有效日期	6	缺一项扣 1 分	
	3. 向患者做好解释，求得合作	2	未做解释扣2分	
	4. 说出目的：检查脑脊液性质，测定颅内压力，作动力实验，鞘内注射药物	4	答错一项扣 1 分	
操作质量标准（74分）	1. 患者侧卧于硬板床上，背部与床面垂直，头向前屈曲，两手抱膝紧贴腹部，使躯干呈弓形	8	位置错一项扣2分	
	2. 确定穿刺点：以髂嵴连线与后正中线交会处为穿刺点，相当于第3~第4腰椎棘突间隙	6	缺一项扣相应分	
	3. 常规消毒皮肤，打开穿刺包、手套包	6	缺一项扣2分	
	4. 手术者戴无菌手套，盖洞巾，以 2%利多卡因在穿刺处自皮肤到椎间隙韧带行局部麻醉	8	缺一项扣2分	
	5. 手术者用左手拇指、示指固定穿刺点皮肤，右手持穿刺针以垂直背部的方向缓慢刺入，针头稍斜向头侧，成人进针深度4~6 cm，儿童2~4 cm，阻力突然消失后，缓慢拔出针芯，脑脊液即可流出	14	缺一项扣2分	

续表

项目	内容	得分	扣分	备注
操作质量标准（74分）	6. 接上测压管测量压力，正常侧卧脑脊液压力为 70~180 mmH$_2$O	6	缺一项扣相应分	
	7. 动力实验：测初压后，由助手压迫颈静脉，持续压迫 10 s，脑脊液压力迅速升高一倍左右，解除压迫 10~20 s，迅速降至原来水平，表示蛛网膜下腔通畅。若压迫后不能使脑脊液柱升高，表示蛛网膜下腔完全梗死	8	缺一项扣 2 分	
	8. 撤去测压管，留脑脊液 2~5 mL 送检，分置于 3 个无菌试管	4	缺一项扣 2 分	
	9. 术闭插入针芯，拔出穿刺针，覆盖消毒纱布，用胶布固定	4	缺一项扣 2 分	
	10. 去枕俯卧或平卧 4~6 h	2	否则此项全扣	
	11. 说出注意事项：①禁忌证：颅内压明显增高，病情危重，穿刺部位有感染者，颅后窝有占位病变。②鞘内给药时，先放出等量的脑脊液，然后注入药物。③穿刺过程中，患者如出现呼吸、脉搏、血压、面色异常应立即停止操作，并做相应处理	8	少说一项扣 2 分	
终末质量标准（12分）	1. 态度认真，关心体贴患者	2	否则此项全扣	
	2. 时间 20 min（从选择体位至脑脊液流出）	4	每超 1 min 扣 1 分	
	3. 操作熟练，无菌观念强	4	不熟练扣 2 分，污染一次全扣，并从污染前重新操作	
	4. 物品整理有序	2	否则此项全扣	

30. 骨髓穿刺术考核评分表

单　　位：_____　姓　　名：_____　计时：_____

身份证号：_____　评委签名：_____　得分：_____

项目	内容	得分	扣分	备注
准备质量标准（10分）	1. 仪表端庄，衣帽整齐	2	一项不合格扣 1 分	
	2. 备物：无菌骨髓穿刺包、无菌手套、胶布、载玻片、推玻片、75%酒精、2%碘酒或碘伏、2%利多卡因、消毒棉签、治疗盘。或准备一次性换药包，并检查无菌包标签，核对内容物和有效日期	6	缺一项扣 0~1 分	
	3. 向患者做好解释工作，消除顾虑，给予协助	2	未做解释扣 2 分	

项目	内容	得分	扣分	备注
操作质量标准（77 分）	1. 体位：髂前上棘胸骨穿刺取仰卧位，髂后上棘穿刺取侧卧位；棘突穿刺取侧卧位或俯卧位	5	错一项扣相应分	
	2. 选择穿刺部位：①髂前上棘穿刺点：在髂前上棘后1~2 cm。②髂后上棘穿刺点：骶椎两侧，臀部上方突出处。③胸骨穿刺点：胸骨柄或胸骨体相当于1、2 肋间隙处。④腰椎棘突穿刺点：腰椎棘突突出处	12	选择不准确扣相应分	穿刺部位任选一种，其他部位会正确辨认
	3. 常规消毒皮肤，打开穿刺包、手套包	6	缺一项扣2分	
	4. 手术者戴无菌手套，铺无菌洞巾，以2%利多卡因作局部皮肤、皮下及骨膜麻醉	6	错一项扣2分	
	5. 将骨穿针固定在适当长度（髂骨穿刺约1.5 cm，胸骨穿刺约1 cm），左手拇指、示指固定穿刺部位，右手持针向骨面垂直刺入（胸骨穿刺时针体与骨面呈30°~40°），左右旋转钻刺骨质，直至骨髓腔	18	穿刺失败扣相应分，针折断全扣，穿透骨板全扣，未刺入骨腔扣10分	
	6. 拔出针芯，用20 mL 干燥注射器抽吸骨髓液0.1~0.2 mL做细胞学检查。如需作骨髓液细菌培养，再抽吸1~3 mL	8	未抽出骨髓液扣6分，混血扣4分	
	7. 将骨髓液立即滴于载玻片上，用推玻片制成涂片数张，备作形态学与细胞学染色检查	8	未制成涂片扣相应分	
	8. 抽吸完毕，将针芯重新插入，左手取无菌纱布置于针孔处，右手拔针，随即将纱布敷盖针孔，按压1~2 min，用胶布将纱布加压固定后整理用物	6	错误一项扣2分	
	9. 说出注意事项：①注射器与穿刺针要干燥。②穿刺针头进入骨皮质后避免摆动过大。③作细胞形态学检查时抽吸量少于0.2 mL。④骨髓液取出后立即涂片	8	缺一项扣2分	
终末质量标准（13 分）	1. 严肃认真，关心体贴患者	2	否则扣2分	
	2. 时间10 min（从选择体位至涂片结束）	3	每超1 min扣1分	
	3. 操作熟练，无菌观念强	6	不熟练扣2分，污染一次扣6分，并从污染前重新操作	
	4. 物品整理有序	2	否则此项全扣	

31. 腹膜腔穿刺术考核评分表

单　　位：＿＿＿＿＿＿＿＿　　姓　　名：＿＿＿＿＿＿＿＿　　计时：＿＿＿＿＿＿

身份证号：＿＿＿＿＿＿＿＿　　评委签名：＿＿＿＿＿＿＿＿　　得分：＿＿＿＿＿＿

项目	内容	得分	扣分	备注
准备质量标准（15分）	1. 仪表端庄，衣帽整齐	2	一项不合格扣1分	
	2. 备物：无菌腹腔穿刺包、无菌手套、胶布、2%利多卡因、75%酒精、2%碘酒或碘伏、消毒棉签、治疗盘、多头带、皮尺、无菌集液瓶。或准备一次性换药包，并检查无菌包标签，核对内容物和有效日期	6	缺一项扣1分	
	3. 嘱患者排尿，测量腹围	4	缺一项扣2分	
	4. 说出目的：检查积液性质协助确定病因，抽液减轻症状，腹腔内给药治疗	3	错一项扣1分	
操作质量标准（73分）	1. 向患者说明手术的必要性，取得合作，并根据患者病情选坐位、半卧位、平卧位、侧卧位，暴露腹部	6	暴露错误扣4分	
	2. 选择适宜的穿刺点：①诊断性穿刺在侧卧位时，脐水平线与腋前线或腋中线相交处。②左下腹脐与髂前上棘连线中、外1/3交点。③脐与耻骨联合连线中点上方1.0 cm，偏左或偏右1.5 cm。④少量积液或包裹分隔时，须在B超引导下定位穿刺	14	选择错误每项扣3分	
	3. 常规消毒皮肤，打开穿刺包、手套包	6	错一项扣2分	
	4. 戴无菌手套，盖消毒洞巾，在穿刺点自皮肤至腹膜壁层以2%利多卡因作局部麻醉	8	错一项扣3分	
	5. 手术者左手固定穿刺部位皮肤，右手持注射器针头经麻醉处垂直刺入腹壁，待针尖处抵抗感突然消失时即可抽取腹水，留样送检。诊断性穿刺，可直接用20 mL或50 mL注射器及适当针头进行，若大量放液，一般用9号针头，针座接一橡皮管，助手用消毒血管钳固定针头，再用输液夹调整速度，将腹液引入容器中计量并送检	15	错一项扣4分	
	6. 放液完毕，依治疗需要可注入药物	4		
	7. 拔出穿刺针，覆盖消毒纱布，压迫片刻后用胶布固定，大量放液后需束以多头腹带。整理用物	4	缺一项扣2分	
	8. 说出注意事项：①放液不宜过快、过多，肝硬化患者每次放液量一般不超过3000 mL，以免诱发肝性脑病、电解质紊乱。②术中密切观察患者的呼吸、脉搏及面色。如有心悸、气短、脉搏增快、面色苍白等症状，应立即中止放液，并相应予以处理。③放液前后均应测量腹围、脉搏、血压、腹部体征等。④有禁忌证者不宜穿刺	16	答错一项扣4分	

项目	内容	得分	扣分	备注
终末质量标准（12分）	1. 关心体贴患者	2	否则扣2分	
	2. 时间20 min（从选择体位至抽出液体）	3	每超1 min扣1分	
	3. 操作熟练，无菌观念强	5	不熟练扣3分，污染一次全扣，并从污染前重新操作	
	4. 物品整理有序	2	不整理者全扣	

32. 常规心电图检查考核评分表

单　　位：_____　　姓　　名：_____　　计时：_____

身份证号：_____　　评委签名：_____　　得分：_____

项目	内容	得分	扣分	备注
准备质量标准（26分）	1. 仪表端庄	2	否则扣2分	
	2. 向受检者做好解释工作	2	否则此项全扣	
	3. 备物：心电图机、心电图纸、导电液或生理盐水、持物钳、清洁棉球或纱布等	4	缺一项扣2分	
	4. 指认心电图主机、电源线、导联线、地线，并接插电源线、导联线、地线	8	错一项扣2分	
	5. 辨认心电图机上的各按钮：开关、电压、走纸速度、抗干扰、调基线、手动键，并调试到功能状态	10	错一项扣2分	
操作质量标准（62分）	1. 嘱受检者仰卧于检查床上，暴露胸部、腕部、踝部	2	不符合此项全扣	
	2. 在安放探查电极处涂导电液或生理盐水	2	不符合此项全扣	
	3. 正确安放探查电极，按红（或标R字样）、黄（L）、绿（F）、黑（RF）的标志将电极板分别连接于右上、左上、左下、右下肢体的腕踝部；再将白色杯状胸前导联电极板，按$C_1C_2C_3C_4C_5C_6$分别置于：胸骨右缘第四肋间处（C_1），胸骨左缘第四肋间处（C_2），左锁骨中线第五肋间（C_4），C_2和C_4中点（C_3），腋前线平C_4（C_5），腋中线平C_5（C_6）	40	错误一处扣4分	边说边操作
	4. 按准备键、定标电压键，作出定标电压图；按停止键，按I导联键、开始键，出图3个心动周期，按停止键；如此法完成12导联出图操作	10	错一项扣5分	
	5. 再检查心电图定标电压若符合要求，取下记录纸	2	错一项扣2分	
	6. 关闭电源	2	未关电源扣2分	
	7. 取下电极片放置得当，并进行处理	4	未整理扣2分	

续表

项目	内容	得分	扣分	备注
终末质 量标准 （12分）	1. 工作态度认真	2	否则此项全扣	
	2. 程序规范	2	否则此项全扣	
	3. 操作熟练	4	不熟练此项全扣	
	4. 所需时间 55 min（从仰卧床上到撕纸）	4	每超 1 min 扣 1 分	

33. 心肺复苏考核评分表

单　　位：_____　姓　　名：_____　计时：_____

身份证号：_____　评委签名：_____　得分：_____

项目	内容	得分	扣分	备注
准备质 量标准 （25分）	1. 检查患者是否脱离了危险现场	25		
	2. 正确翻身，摆正体位，解开衣扣			
	3. 拍打肩膀，大声呼救："喂！怎么了？"求助：就近拨打电话，呼叫助手支援			
	4. 观察呼吸，呼吸停止或只有微弱呼吸（不正常呼吸：叹气样或抽泣样呼吸）。触摸大动脉（颈动脉或股动脉）搏动消失。即开始心脏按压（5~10 s）			
操作质 量标准 （70分）	C. 胸外心脏按压	45		
	1. 部位：按压手掌的下缘置于剑突上方 2 横指的胸骨正中处（胸骨中下1/3 交界处或两乳头连线中点）			
	2. 成人 CPR，胸外按压与吹气比为 30：2。婴幼儿 CPR，胸外按压与吹气比为15：2			
	3. 按压深度：胸骨下陷 5~6 cm（老年人适当减少）			
	4. 按压频率：每分钟 100~120 次			
	按压方法	5		
	（1）一手掌根部置于按压区，另一手掌根部重叠于前者之上			
	（2）两臂伸直，依靠手术者的体重和肩、背部力量，有节奏和冲击性地向脊柱方向垂直按压，每次使胸骨下陷 5 cm 后突然松开，按压和放松时间大致相等			
	A. 正确的人工呼吸。打开和清理呼吸道：一手置患者前额用力加压，使头后仰，另一手示指、中指抬起下颏，使下颌尖耳垂连线基本与平地垂直。开通呼吸道并清除口腔异物（包括义齿），保持呼吸道通畅。手术者前置于患者前额的手的拇指与示指捏闭患者鼻孔。平静吸一口气后，口对口用力呼气，直至患者胸部上抬；施救者如不愿做人工呼吸可连续按压	10		
	B. 气管内插管是建立人工气道的最好方法。时间或条件不允许时，则实施口对口人工呼吸	5		
	按压 5 个轮回，检查一次颈动脉，看是否恢复正常搏动；同时观察呼吸情况	5		

续表

项目	内容	得分	扣分	备注
终末质量标准（5分）	1. 操作规范，时间 5 min	2		
	2. 表述时语言流利，准确无误	2		
	3. 工作态度认真	1		

34. 除颤考核评分表

单　位：_____　　姓　名：_____　　计时：_____
身份证号：_____　　评委签名：_____　　得分：_____

项目	内容	得分	扣分	备注
准备质量标准（15分）	1. 仪表端庄，衣帽整齐	2		
	2. 叙述除颤的基本原理和适应证，正确选择电量	10		
	3. 向患者做好解释工作，消除顾虑，给予协助	3		
操作质量标准（70分）	（1）通过心电监护确认室颤的存在	10		
	（2）打开除颤器的电源开关，并将选择置于"非同步"的位置	10		
	（3）将电极板表面涂以导电液，分别将电极板置于胸骨右缘第 2 肋间及第 5 肋间，电极板紧贴胸壁，以减少阻抗，有利于除颤的成功	10		
	（4）按下"充电"按钮，将除颤器充电到所需水平	10		
	（5）按紧"放电"按钮，当观察到除颤器放电后再松开按钮	10		
	（6）放电完毕后立即观察患者心电图，观察除颤成功与否，是否需要再次除颤，当进行电除颤时期望一次成功，若失败应分析原因，使再次除颤有希望成功，决不能连续无休止的电除颤	10		
	（7）除颤完毕后，关闭电源，将电极板擦净，收好备用	10		
终末质量标准（15分）	1. 操作规范	5		
	2. 表述时语言流利，准确无误	5		
	3. 工作态度认真	5		

35. 气管插管考核评分表

单   位：_____   姓   名：_____   计时：_____

身份证号：_____   评委签名：_____   得分：_____

项目	内容	得分	扣分	备注
准备质量标准（15分）	1. 仪表端庄，态度和蔼	5	一项不合格扣2分	
	2. 准备好器具：一次性气管插管包，喉镜，导管芯，胶布，软枕	5	未准备好物品扣4分	
	3. 向患者或家属作简单说明，取得合作	5	未作说明扣4分	
操作质量标准（75分）	1. 患者仰卧位，头过度后伸（口、咽、气管在一条直线上），检查者立（坐）于患者头部	10		
	2. 插管前应用简易呼吸器对患者进行人工送气（简易呼吸器的使用方法：单人操作，操作者一手持球体，一手持面罩。将面罩紧贴患者口鼻，尖端面向患者头部，宽度按面向患者脚侧。挤压球囊，挤压时间不超过1 s，挤压强度以看到患者胸廓起伏为宜			
	3. 右手拇指、示指打开患者的口腔，左手持喉镜显露声门（弯喉镜放在会厌与舌根之间；直喉镜直接挑起会厌。用力点在镜片的前端，方向为前上方）	15		
	4. 以右手拇指、示指及中指如持笔式持住导管的中、上段，沿右侧口角插入，进入声门（动作迅速、准确、轻柔），导管插入气管内的深度成人为4~5 cm，导管尖端至门齿的距离18~22 cm	15		
	5. 确认导管位置：挤压呼吸球囊，人工通气，见双肺胸廓对称起伏，听诊器听诊，两肺呼吸音存在并对称	10		
	6. 清除气道内、口腔内的分泌物（一次吸痰持续时间不能超过10 s）	10		
	7. 对插管前端的气囊充气	10		
	8. 插管成功后，将导管与牙垫用胶布一起固定于口角边（标记导管插入的深度）	5		
终末质量标准（10分）	1. 操作规范	4		
	2. 所需时间2 min（插管时间应<30 s）	3	每超1 min扣1分	
	3. 工作态度认真	3		

36. 环甲膜穿刺术考核评分表

单　　位：＿＿＿＿＿＿＿＿＿　　姓　　名：＿＿＿＿＿＿＿＿＿　　计时：＿＿＿＿＿＿＿

身份证号：＿＿＿＿＿＿＿＿＿　　评委签名：＿＿＿＿＿＿＿＿＿　　得分：＿＿＿＿＿＿＿

项目	内容	得分	扣分	备注
准备质量标准（10分）	1. 仪表端庄，衣帽整齐	2	一项不合格扣1分	
	2. 备物：7~9号注射针头或用作通气的粗针头，无菌注射器，1%丁卡因（地卡因）溶液或所需的治疗药物，必要时准备支气管留置给药管（可用输尿管导管代替）	6	缺一项扣1分	
	3. 向患者做好解释工作，消除顾虑，取得合作	2	未做解释扣2分	
操作质量标准（77分）	1. 体位：患者平卧或斜坡卧位，头后仰	3	错一项扣相应分	
	2. 选择穿刺部位	6	选择不准确扣相应分	
	3. 常规消毒皮肤，打开穿刺包、手套包	6	缺一项扣2分	
	4. 手术者戴无菌手套，铺无菌洞巾	6	错一项扣2分	
	5. 左手示指和拇指固定环甲膜处的皮肤，右手持注射器垂直刺入环甲膜，到达喉腔时有落空感，回抽注射器有空气抽出	18	穿刺失败扣相应分，针折断全扣	
	6. 固定注射器于垂直位置，注入1%丁卡因溶液1 mL，然后迅速拔出注射器	8		
	7. 再按照穿刺目的进行其他操作	8		
	8. 穿刺点用消毒干棉球压迫片刻	6	错误一项扣2分	
	9. 说出注意事项：①穿刺时进针不要过深，避免损伤喉后壁黏膜。②必须回抽有空气，确定针尖在喉腔内才能注射药物。③注射药物时嘱患者勿吞咽及咳嗽，注射速度要快，注射完毕后迅速拔出注射器及针头，以消毒干棉球压迫穿刺点片刻。针头拔出以前应防止喉部上下运动，否则容易损伤喉部的黏膜。④注入药物应以等渗盐水配制，pH要适宜，以减少对气管黏膜的刺激。⑤如穿刺点皮肤出血，干棉球压迫的时间可适当延长。⑥术后如患者咳出带血的分泌物，嘱患者勿紧张，一般均在1~2 d内即消失	16	缺一项扣3分	
终末质量标准（13分）	1. 严肃认真，关心体贴患者	2	否则扣2分	
	2. 时间10 min	3	每超1 min扣1分	
	3. 操作熟练，无菌观念强	6	不熟练扣2分，污染一次扣6分，并从污染前重新操作	
	4. 物品整理有序	2	否则全扣	

37. 穿脱隔离衣法考核评分表

单　　位：＿＿＿＿＿＿＿＿＿　　姓　　名：＿＿＿＿＿＿＿＿＿　　计时：＿＿＿＿＿＿＿＿＿

身份证号：＿＿＿＿＿＿＿＿＿　　评委签名：＿＿＿＿＿＿＿＿＿　　得分：＿＿＿＿＿＿＿＿＿

项目	内容	得分	扣分	备注
准备质量标准（10分）	仪表端庄，着装整洁，洗手	2	衣、帽、口罩、鞋不整洁扣 1 分，不洗手扣 1 分	
	操作前评估：隔离种类，隔离衣大小是否合适，挂放是否得当，消毒液配制浓度是否合适	4	未评估扣 4 分，评估不全缺一处扣 1 分	
	准备用物：隔离衣、挂衣架、铁夹、刷手及浸泡消毒双手用物（或手消毒液）	4	少一件或一件不符合要求扣 1 分	
操作质量标准（70分）	取下手表，卷袖过肘，洗手	5	一处不符合要求扣 2 分	
	手持衣领取下隔离衣，两手将衣领的两端向外折，使内面向着操作者，并露出袖子内口	5	污染工作服扣 5 分，一处不符合要求扣 2 分	
	将左臂入袖，举起手臂，使衣袖上抖，用左手持衣领，同法穿右臂衣袖	5	污染一处扣 3 分，一处不符合要求扣 2 分	
	两手持领子中央，沿着领边向后将领扣扣好	5	污染一处扣 3 分，一处不符合要求扣 2 分	
	扣袖扣	4	漏扣一侧扣 2 分	
	解开腰带活结	2	未解腰带扣 2 分	
	将隔离衣的一边渐向前拉，直至触到边缘后用手捏住，同法捏住另一侧，两手在背后将两侧边缘对齐，向一侧折叠，以一手按住，另一手将腰带拉至背后压住折叠处，将腰带在背后交叉，再回到前面打一活结	10	污染一处扣 2 分，隔离衣内面外露扣 3 分，一处不符合要求扣 2 分	
	双手置胸前	2	双手未置胸前扣 2 分	
	解腰带，在前面打一活结	5	不打结扣 3 分，活结脱落、打死结各扣 2 分	
	解开两袖扣，在肘部将部分袖子塞入工作服衣袖下，使两手露出	4	污染一处扣 3 分，一处不符合要求扣 2 分	
	洗手			
	（1）流动水洗手：用消毒液浸泡双手、用手刷蘸肥皂水自前臂向下经手背、手掌、手指、指缝到指尖顺序用旋转的方法刷洗，每只手刷洗 30 s 后用水冲净，腕部应低于肘部，不使污水倒流	10	方法不正确扣 3 分，一处不符合要求扣 1 分	
	（2）无洗手池设备洗手：将双手浸泡在盛有消毒液的盆中，按要求刷洗双手，然后在清水盆内洗净，用毛巾或纸巾擦干			
	解衣领	3	不洗手解衣领或不解衣领扣 3 分	

项目	内容	得分	扣分	备注
操作质量标准（70分）	左手伸入右手袖口内拉下衣袖过手，再用衣袖遮住的右手在衣袖外面拉下左手衣袖过手，双手轮换握住袖子，手臂逐渐退出	4	污染一处扣3分，一处不符合要求扣2分	
	一手自衣内握住肩缝，随即用另一手拉住衣领，使隔离衣外面向外两边对齐，挂在衣架上。不再穿的隔离衣将清洁面向外卷好，投入污衣桶	3	污染一处扣3分，一处不符合要求扣2分	
	清理用物	3	未清理用物扣3分	
观察及注意事项（20分）	操作后评估：脱隔离衣时是否污染面部、颈部、洗手，隔离衣是否被溅湿、污染，洗手、手消毒是否符合规范	4	未评估扣4分，评估不全缺一处扣1分	
	用后物品处置符合消毒技术规范	3	不符合规范酌情扣1~3分	
	终末质量：全过程稳、准、轻、快、美观，符合操作原则	3	顺序颠倒、重复一次扣1分，物品掉地一件扣1分，隔离衣规格不符合要求扣2分，不符合全程要求酌情扣1~3分	
	时间：全程10 min，其中，准备用物2 min，操作流程6 min，回答问题2 min		时间每超过30 s扣1分	
	提问目的、注意事项	10	一项内容回答不全或回答错误扣1分	
	（1）目的：保护患者及工作人员，避免交叉感染及自身感染，防止病原体的传播			
	（2）注意事项			
	①穿隔离衣不得进入其他区域			
	②保持衣领清洁，扣领扣时袖口不可触及衣领、面部和帽子			
	③隔离衣每天更换，如有潮湿或污染，应立即更换			
	④隔离衣长短合适，有破损及时修补			
	⑤隔离衣挂在半污染区，清洁面向外，如挂在污染区，则应污染面向外			
	⑥刷洗时腕部应低于肘部，避免污水倒流			

38. 胃肠减压术考核评分表

单　　位：＿＿＿＿＿＿＿＿＿　　姓　　名：＿＿＿＿＿＿＿＿＿　　计时：＿＿＿＿＿＿＿

身份证号：＿＿＿＿＿＿＿＿＿　　评委签名：＿＿＿＿＿＿＿＿＿　　得分：＿＿＿＿＿＿＿

项目	内容	得分	扣分	备注
准备质量标准（10分）	仪表端庄，着装整洁，洗手	2	衣、帽、口罩、鞋不整洁扣1分，不洗手扣1分	
	操作前评估：患者病情，意识状态，鼻腔情况，是否有人工气道，食道及胃肠梗阻或术后情况	4	未评估扣4分，评估不全缺一处扣1分	
	准备用物：治疗盘、治疗碗内盛生理盐水或凉开水、垫巾、12～14号胃管、镊子、20 mL注射器、纱布、别针、液状石蜡、棉签、胶布、止血钳、弯盘、压舌板、听诊器、胃肠减压器、手套	4	少一件或一件不符合要求扣1分	
操作质量标准（70分）	患者安全与舒适：核对床号、姓名，向患者告知操作目的及配合要点，协助患者取适宜体位	10	一处不符合要求扣2分	
	颌下铺垫巾	2	未铺垫巾扣2分	
	戴手套，清洁鼻腔	5	一处不符合要求扣2分	
	测量插胃管长度（成人为45～55 cm，婴幼儿为14～18 cm），即从鼻尖到耳垂+耳垂到剑突的距离，做好标记	8	未测量插管长度扣5分，一处不符合要求扣2分	
	插入胃管：用石蜡油润滑胃管前端，将胃管前端沿一侧鼻孔轻轻插入，到咽喉部（插入14～15 cm）时，嘱患者做吞咽动作，随后迅速将胃管插入	15	插管前不润滑胃管扣3分，插管方法不正确、插入不畅时未检查、插管过程中患者呛咳仍继续插、插管长度不符合要求各扣5分	
	证实胃管在胃内：可选用其中一种方法：①胃管末端接注射器抽吸，有胃液抽出；②置听诊器于胃部，用注射器从胃管注入10 mL空气，听到气过水声；③当患者呼气时，将胃管末端置于治疗碗的液体中，无气泡逸出	10	未证实胃管是否在胃内扣10分，检查方法不正确扣5分	
	固定胃管	5	不固定扣5分，固定不牢扣1分	
	使胃肠减压器形成负压，连接胃管；注意观察胃肠引流液的颜色、性质、量	10	未形成负压扣5分，一处不符合要求扣2分	
	协助患者取舒适体位，整理床单位；向患者告知注意事项，致谢	5	一处不符合要求扣1分	
	整理用物，脱手套，洗手，记录			

项目	内容	得分	扣分	备注
观察及注意事项（20分）	操作后评估：胃管安置是否正确到位、胃肠减压效果	4	未评估扣4分，评估不全缺一项扣2分	
	用后物品处置符合消毒技术规范	3	不符合规范酌情扣1~3分	
	终末质量：全过程稳、准、轻、快，符合操作原则	3	顺序颠倒一次扣1分，物品掉地一件扣1分，不符合全过程要求酌情扣1~3分	
	时间：全程13 min，其中，准备用物3 min，操作过程8 min，回答问题2 min		时间每超过30 s扣1分	
	提问目的、注意事项	10	一项内容回答不全或回答错误扣1分	
	（1）目的：利用负压作用，将胃肠道中积聚的气体、液体吸出，减轻胃肠道内压力。用于消化道及腹部手术，减轻胃肠胀气，增加手术安全性，通过对胃肠减压吸出物的判断，可观察病情变化，协助诊断			
	（2）注意事项			
	①插管动作要轻稳，以免损伤黏膜			
	②插管过程中若发生呼吸困难、发绀等症状，应立即拔出，休息片刻后重插			
	③胃管不通畅时，遵医嘱用生理盐水冲洗胃管，反复冲洗直至通畅。但食管、胃手术后要在医生指导下进行，少量、低压，以防吻合口瘘或出血			
	④胃肠减压期间，每日给予患者口腔护理			
	⑤胃肠减压期间，观察患者水、电解质情况及胃肠功能恢复情况			
	⑥时间：3 min			

39. 男女患者导尿术考核评分表

单　　位：＿＿＿＿＿＿＿＿　姓　　名：＿＿＿＿＿＿＿＿　计时：＿＿＿＿＿＿＿

身份证号：＿＿＿＿＿＿＿＿　评委签名：＿＿＿＿＿＿＿＿　得分：＿＿＿＿＿＿＿

项目	评分标准	得分	扣分	备注
准备质量标准（10分）	衣帽整齐，规范洗手，戴口罩	2	未洗手或未戴口罩扣2分	
	用物准备：①导尿时备：一次性导尿包、无菌持物钳、无菌生理盐水、消毒溶液、治疗碗一个、小橡胶单和治疗巾（或一次性尿垫）、别针、便盆，必要时备屏风	6	用物缺一件扣2分	
	②拔管时备 10 mL 注射器、弯盘	2		
评估（10分）	①询问、了解患者的身体状况。②向患者解释导尿的目的、注意事项，取得患者的配合。③了解患者膀胱充盈度及局部皮肤情况	10	评估内容缺一项扣2分	
操作质量标准（72分）	1. 携用物至患者床旁，核对患者姓名做好解释，关闭门窗，遮挡屏风，请无关人员回避	2	做不到不得分，少一项扣2分	
	2. 掀开患者床尾盖被，脱去对侧裤腿盖在近侧腿上，用盖被一角遮盖患者对侧大腿	2		
	3. 屈膝仰卧位，两腿略外展（男患者两腿平放略外展）	2		
	4. 铺橡胶单及治疗巾于患者臀下（或一次性尿垫）露出外阴	2		
	5. 初步消毒外阴：在治疗车上打开导尿包的外包布，弯盘置于患者外阴下方，左手戴手套，右手持血管钳夹消毒液棉球，依次消毒擦洗外阴。女性擦洗顺序为：阴阜→大阴唇→小阴唇→尿道口→肛门。自上而下，由外向内。男性擦洗顺序为：自阴茎根部向尿道口擦拭；尿道口由内向外旋转擦拭消毒	10		
	6. 每个棉球只用 1 次，擦洗毕弯盘放于治疗车下层	4		
	7. 打开导尿包，放于患者的两腿中间，按无菌要求打开内包布	2		
	8. 夹取络合碘或其他黏膜消毒剂，棉球放于导尿包内的小药杯中	4		
	9. 规范戴无菌手套	4		
	10. 铺孔巾，使孔巾和导尿包形成一无菌区	2		
	11. 润滑导尿管前段，放于治疗碗内，用注射器测试尿管是否通畅及球囊部是否漏气	10		

项目	评分标准	得分	扣分	备注
操作质量标准（72分）	12. 再次消毒外阴：左手分开并固定小阴唇，右手用血管钳夹棉球自上而下依次消毒尿道口→小阴唇→尿道口，（男性左手固定阴茎，右手用血管钳夹棉球依次消毒尿道口→龟头→冠状沟→尿道口），每个棉球只用一次，消毒毕用右手移开弯盘（拭毕左手仍固定小阴唇）	10	做不到不得分，少一项扣2分	
	13. 将治疗碗移至孔巾旁，右手用血管钳持尿管插入尿道4~6 cm（见尿流出再插入1~2 cm（男性持尿管插入尿道20~22 cm，见尿液流出后再插入4~6 cm）	6		
	14. 松开左手将尿液引入无菌治疗碗内，第一次排出量≤1000 mL	4		
	15. 留取无菌尿标本	2		
	16. 拔出尿管撤去孔巾，擦净外阴，撤下橡胶单，脱去手套，协助患者穿好裤子	2		
	17. 整理床单元，清理用物并记录，送检验标本	4		
	注：需要留置可连接固定：留取无菌尿标本后，向球囊内注入5~10 mL 生理盐水，轻拉导尿管有阻力感即可，撤洞巾，将尿管与集尿袋连接起来，用安全别针将引流管固定于床单上，集尿袋妥善地固定在低于膀胱的高度，开放导尿管。脱下手套，撤除导尿包、治疗巾和小橡胶单	6		
终末质量标准（8分）	1. 态度严谨，符合操作规程	2		
	2. 无菌观念强，全程无污染	2		
	3. 动作轻柔，无组织损伤	2		
	4. 标本采集符合要求	2		

40. 橡皮止血带止血技术考核评分表

单　　位：_____ 姓　　名：_____ 计时：_____

身份证号：_____ 评委签名：_____ 得分：_____

序号	考核内容	基础分值	扣分标准	得分
1	按要求着装	5	着装未按训练考核规定执行扣 5 分	
2	检伤全面、规范	10	无问诊过程扣 2 分	
			未行视诊扣 2 分	
			未行触诊伤臂扣 2 分	
			未探查伤部上下端扣 3 分	
			未按野战救护设置标准完成检伤或判断失误扣 1 分	
3	救治方法选择正确	5	未加垫或未缠绕扣 3 分	
4	操作程序准确、规范	60	未用橡皮止血带止血扣 3 分	
			未扎在要求部位，超过 5 cm 扣 5 分	
			头尾端不清，未绕两圈或未压头端各扣 2 分	
			第一圈与第二圈使用力度不一扣 1 分	
			两圈未并行或有第二圈压第一圈的扣 1 分	
			未拉出环、未插入环内或未拉紧各扣 1 分	
			未止住血（有搏动）扣 10 分，效果不佳扣 5 分	
			2 次操作扣 5 分，3 次以上操作扣 15 分	
			未包扎出血伤口扣 5 分，包扎未加垫扣 1 分，三角巾未覆盖敷料垫扣 2 分	
			未注明扎止血带时间扣 3 分，伤标未挂在醒目处扣 1 分	
5	操作时间	4	操作时间不超过 3 min 为合格，每超过 5 s 扣 1 分，提前完成不加分	
6	其他	16	操作不规范熟练、器材使用不正确、救护不流畅或效果不美观各扣 1 分	
			无菌观念不强扣 4 分	
			受伤观念不强扣 4 分	
			敌情观念不强扣 4 分	
合计		100		
备注	1. 按规定要求着装； 2. 从参考者举手示意"准备完毕"，并处于立正待救护状态，统一下达"开始"口令起计时，至参考者举手报告"操作完毕"或立正姿势止； 3. 待裁判员检查质量后解除整理器材； 4. 若参考者未加止血垫或止血带缠绕错误，则应及时终止其考试，该试题成绩记为零分			

41. 屈肢加垫止血技术考核评分表

单　　位：＿＿＿＿＿＿＿＿＿＿　　姓　　名：＿＿＿＿＿＿＿＿＿＿　　计时：＿＿＿＿＿＿＿＿＿

身份证号：＿＿＿＿＿＿＿＿＿＿　　评委签名：＿＿＿＿＿＿＿＿＿＿　　得分：＿＿＿＿＿＿＿＿＿

序号	质量要求	基础分值	扣分标准	得分
1	按要求着装	5	着装未按训练考核规定执行扣 5 分	
2	检伤全面、规范	10	无问诊过程扣 3 分	
			未行视诊扣 3 分	
			未行触诊伤臂扣 3 分	
			未探查伤部上下端扣 5 分	
			未按野战救护设置标准完成检伤或判断失误扣 2 分	
			四肢膝、肘以下部位出血时，且没有骨折和关节损伤才可应用，否则扣 3 分	
3	救治方法选择正确	5	未用敷料垫扣 3 分	
4	操作程序准确、规范	60	未去掉系带者扣 2 分，随意丢弃系带者扣 1 分	
			三角巾过乱扣 2 分	
			打结位置错误扣 3 分	
			固定位置错误扣 3 分	
			屈曲力度不够扣 5 分	
			绑扎不紧扣 3 分，部位错误扣分	
			未止住血（有搏动）扣 10 分，效果不佳扣 5 分	
			2 次操作扣 8 分，3 次以上操作扣 10 分	
			未注明扎止血带时间扣 3 分，伤标未挂在醒目处扣 1 分	
5	操作时间	4	操作时间不超过 3 min 为合格，每超过 5 s 扣 1 分，提前完成不加分	
6	其他	16	操作不规范熟练、器材使用不正确、救护不流畅或效果不美观各扣 1 分	
			无菌观念不强扣 4 分	
			受伤观念不强扣 4 分	
			敌情观念不强扣 4 分	
合计		100		
备注	1. 按规定要求着装； 2. 从参考者举手示意"准备完毕"，并处于立正待救护状态，统一下达"开始"口令起计时，至参考者举手报告"操作完毕"或立正姿势止； 3. 待裁判员检查质量后解除整理器材； 4. 若参考者扎三角巾部位错误，则应及时终止其考试，该试题成绩记为零分			

42. 小腿骨折木制夹板固定技术考核评分表

单　　位：＿＿＿＿＿＿＿＿　　姓　　名：＿＿＿＿＿＿＿＿　　计时：＿＿＿＿＿＿＿＿

身份证号：＿＿＿＿＿＿＿＿　　评委签名：＿＿＿＿＿＿＿＿　　得分：＿＿＿＿＿＿＿＿

序号	质量要求	基础分值	扣分标准	得分
1	按要求着装	5	着装未按训练考核规定执行扣 3 分	
2	检伤全面、规范	10	无问诊过程扣 3 分	
			未行视诊扣 3 分	
			未行触诊伤臂扣 3 分	
			未探查伤部上下端扣 5 分	
			未按野战救护设置标准完成检伤或判断失误扣 2 分	
3	救治方法选择正确	5	未用敷料垫扣 3 分	
4	操作程序准确、规范	60	未去掉系带者扣 2 分，随意丢弃系带者扣 1 分	
			三角巾过乱扣 2 分	
			打结位置错误扣 3 分	
			夹板长度相当于大腿下 1/3 至足跟长度，不足扣 10 分	
			未加垫一处扣 5 分	
			固定位置错误扣 4 分，打结位置错误扣 1 分	
			未固定足部扣 3 分	
			2 次操作扣 3 分，3 次以上操作扣 5 分	
			伤标未挂扣 4 分	
5	操作时间	4	操作时间不超过 3 min 为合格，每超过 5 s 扣 1 分，提前完成不加分	
6	其他	16	操作不规范熟练、器材使用不正确、救护不流畅或效果不美观各扣 1 分	
			无菌观念不强扣 4 分	
			受伤观念不强扣 4 分	
			敌情观念不强扣 4 分	
合计		100		
备注	1. 按规定要求着装； 2. 从参考者举手示意"准备完毕"，并处于立正待救护状态，统一下达"开始"口令起计时，至参考者举手报告"操作完毕"或立正姿势止； 3. 待裁判员检查质量后解除整理器材； 4. 若参考者行骨折固定时抬高小腿超过 20 cm，则应及时终止其考试，该试题成绩记为零分			

43. 前臂骨折木制夹板固定技术考核评分表

单　　位：＿＿＿＿＿＿＿＿＿　　姓　　名：＿＿＿＿＿＿＿＿＿　　计时：＿＿＿＿＿＿＿＿

身份证号：＿＿＿＿＿＿＿＿＿　　评委签名：＿＿＿＿＿＿＿＿＿　　得分：＿＿＿＿＿＿＿＿

序号	质量要求	基础分值	扣分标准	得分
1	按要求着装	5	着装未按训练考核规定执行扣3分	
2	检伤全面、规范	10	无问诊过程扣3分	
			未行视诊扣3分	
			未行触诊伤臂扣3分	
			未探查伤部上下端扣5分	
			未按野战救护设置标准完成检伤或判断失误扣2分	
3	救治方法选择正确	5	未用敷料垫扣3分	
4	操作程序准确、规范	60	未去掉系带者扣2分，随意丢弃系带者扣1分	
			三角巾过乱扣2分	
			打结位置错误扣3分	
			夹板位置不对扣5分，未过双关节扣10分	
			未加垫一处扣5分	
			固定位置错误扣4分，打结位置错误扣1分，不是功能位扣5分	
			未做大悬臂带扣5分	
			2次操作扣3分，3次以上操作扣5分	
			伤标未挂扣4分	
5	操作时间	4	操作时间不超过3 min为合格，每超过5 s扣1分，提前完成不加分	
6	其他	16	操作不规范熟练、器材使用不正确、救护不流畅或效果不美观各扣1分	
			无菌观念不强扣4分	
			受伤观念不强扣4分	
			敌情观念不强扣4分	
合计		100		
备注	1. 按规定要求着装； 2. 从参考者举手示意"准备完毕"，并处于立正待救护状态，统一下达"开始"口令起计时，至参考者举手报告"操作完毕"或立正姿势止； 3. 待裁判员检查质量后解除整理器材； 4. 若参考者未能将前臂固定于功能位，则应及时终止其考试，该试题成绩记为零分			

44. 股骨骨折健肢固定技术考核评分表

单　　位：_____　姓　　名：_____　计时：_____

身份证号：_____　评委签名：_____　得分：_____

序号	质量要求	基础分值	扣分标准	得分
1	按要求着装	5	着装未按训练考核规定执行扣 3 分	
2	检伤全面、规范	10	无问诊过程扣 3 分	
			未行视诊扣 3 分	
			未行触诊伤臂扣 3 分	
			未探查伤部上下端扣 5 分	
			未按野战救护设置标准完成检伤或判断失误扣 2 分	
3	救治方法选择正确	5	未用敷料垫扣 3 分	
4	操作程序准确、规范	60	未去掉系带者扣 2 分，随意丢弃系带者扣 1 分	
			三角巾过乱扣 2 分	
			打结位置错误扣 6 分	
			两下肢过度外展扣 10 分	
			未加垫一处扣 5 分	
			固定位置错误扣 10 分	
			2 次操作扣 3 分，3 次以上操作扣 5 分	
			伤标未挂扣 4 分	
5	操作时间	4	操作时间不超过 3 min 为合格，每超过 5 s 扣 1 分，提前完成不加分	
6	其他	16	操作不规范熟练、器材使用不正确、救护不流畅或效果不美观各扣 1 分	
			无菌观念不强扣 4 分	
			受伤观念不强扣 4 分	
			敌情观念不强扣 4 分	
合计		100		
备注	1. 按规定要求着装； 2. 从参考者举手示意"准备完毕"，并处于立正待救护状态，统一下达"开始"口令起计时，至参考者举手报告"操作完毕"或立正姿势止； 3. 待裁判员检查质量后解除整理器材； 4. 若参考者未在骨突出部位加垫，则应及时终止其考试，该试题成绩记为零分			

45. 帽式包扎技术考核评分表

单　　位：＿＿＿＿＿＿＿＿　　　姓　　名：＿＿＿＿＿＿＿＿＿＿　　计时：＿＿＿＿＿＿＿

身份证号：＿＿＿＿＿＿＿＿　　　评委签名：＿＿＿＿＿＿＿＿＿＿　　得分：＿＿＿＿＿＿＿

序号	质量要求	基础分值	扣分标准	得分
1	按要求着装	5	着装未按训练考核规定执行扣3分	
2	检伤全面、规范	10	无问诊过程扣3分	
			未行视诊扣3分	
			未行触诊头部扣3分	
			未探查其他部位扣5分	
			未按野战救护设置标准完成检伤或判断失误扣2分	
3	救治方法选择正确	5	未用敷料垫扣2分	
4	操作程序准确、规范	60	未去掉系带者扣2分，随意丢弃系带者扣1分	
			折叠过宽或折叠2层以上各扣1分	
			放置位置过高扣3分	
			未压住顶角扣10分，顶角两侧有外露扣5分	
			底角未拉至枕骨粗隆扣5分，在枕骨粗隆下打结扣10分	
			压住耳朵扣4分，效果不佳扣1分	
			打结位置过高扣3分，顶角未反折扣2分	
			2次操作扣3分，3次以上操作扣5分	
			伤标未挂扣4分	
5	操作时间	4	操作时间不超过3 min为合格，每超过5 s扣1分，提前完成不加分	
6	其他	16	操作不规范熟练、器材使用不正确、救护不流畅或效果不美观各扣1分	
			无菌观念不强扣4分	
			受伤观念不强扣4分	
			敌情观念不强扣4分	
合计		100		
备注	1. 按规定要求着装； 2. 从参考者举手示意"准备完毕"，并处于立正待救护状态，统一下达"开始"口令起计时，至参考者举手报告"操作完毕"或立正姿势止； 3. 待裁判员检查质量后解除整理器材； 4. 若参考者三角巾底边未与眉弓相平，则应及时终止其考试，该试题成绩记为零分			

46. 单肩燕尾式包扎技术考核评分表

单　　位：＿＿＿＿＿＿＿　　姓　　名：＿＿＿＿＿＿＿　　计时：＿＿＿＿＿

身份证号：＿＿＿＿＿＿＿　　评委签名：＿＿＿＿＿＿＿　　得分：＿＿＿＿＿

序号	质量要求	基础分值	扣分标准	得分
1	着装按训练考核规定执行	5	着装未按训练考核规定执行扣 3 分	
2	检伤全面、规范	10	无问诊过程扣 3 分	
			未行视诊扣 3 分	
			未行触诊伤肩扣 3 分	
			未探查其他部位扣 5 分	
			未按野战救护设置标准完成检伤或判断失误扣 2 分	
3	救治方法选择正确	5	未用敷料垫扣 2 分	
4	操作程序准确、规范	60	未去掉系带者扣 2 分，随意丢弃系带者扣 1 分	
			燕尾折叠过宽或过窄均扣 2 分	
			放置位置相反扣 4 分	
			位置错误扣 10 分，打结不紧扣 5 分	
			肩部包绕不牢固扣 10 分，燕尾角未拉紧扣 5 分	
			在颈部打结扣 10 分	
			2 次操作扣 3 分，3 次以上操作扣 5 分	
			伤标未挂扣 4 分	
5	操作时间	4	操作时间不超过 3 min 为合格，每超过 5 s 扣 1 分，提前完成不加分	
6	其他	16	操作不规范熟练、器材使用不正确、救护不流畅或效果不美观各扣 1 分	
			无菌观念不强扣 4 分	
			受伤观念不强扣 4 分	
			敌情观念不强扣 4 分	
合计		100		
备注	1. 按规定要求着装； 2. 从参考者举手示意"准备完毕"，并处于立正待救护状态，统一下达"开始"口令起计时，至参考者举手报告"操作完毕"或立正姿势止； 3. 待裁判员检查质量后解除整理器材； 4. 若参考者燕尾底边未置于上臂上 1/3 处，则应及时终止其考试，该试题成绩记为零分			

47. 单胸部一般包扎技术考核评分表

单　　位：＿＿＿＿＿＿＿＿＿＿　　姓　　名：＿＿＿＿＿＿＿＿＿＿　　计时：＿＿＿＿＿＿＿＿

身份证号：＿＿＿＿＿＿＿＿＿＿　　评委签名：＿＿＿＿＿＿＿＿＿＿　　得分：＿＿＿＿＿＿＿＿

序号	质量要求	基础分值	扣分标准	得分
1	着装按训练考核规定执行	5	着装未按训练考核规定执行扣3分	
2	检伤全面、规范	10	无问诊过程扣3分	
			未行视诊扣3分	
			未行触诊胸部扣3分	
			未探查其他部位扣5分	
			未按野战救护设置标准完成检伤或判断失误扣2分	
3	救治方法选择正确	5	未用敷料垫扣2分，如有开放性气胸，加三角巾包皮封闭气胸，未封闭气胸扣3分	
4	操作程序准确、规范	60	三边方向弄反或伤侧弄错均扣5分	
			敷料垫滑脱扣4分	
			打结位置错误扣10分，打结不紧扣5分	
			背部包扎打结位置错误扣10分	
			2次操作扣3分，3次以上操作扣5分	
			伤标未挂扣4分	
5	操作时间	4	操作时间不超过3 min为合格，每超过5 s扣1分，提前完成不加分	
6	其他	16	操作不规范熟练、器材使用不正确、救护不流畅或效果不美观各扣1分	
			无菌观念不强扣4分	
			受伤观念不强扣4分	
			敌情观念不强扣4分	
合计		100		
备注	1. 按规定要求着装； 2. 从参考者举手示意"准备完毕"，并处于立正待救护状态，统一下达"开始"口令起计时，至参考者举手报告"操作完毕"或立正姿势止； 3. 待裁判员检查质量后解除整理器材； 4. 若参考者开放性气胸未封闭气胸或三角巾三边弄错，则应及时终止其考试，该试题成绩记为零分			

第5节　标准化伤员培训题库与创（战）伤操作技能[①]

第一部分　创（战）伤分类检伤的基本知识

简答题（1~56题）

1. 什么是战伤？
2. 做好战伤救治的重要意义是什么？
3. 战伤救治的五项基本环节是什么？
4. 首次战场急救，宜在人员负伤后多长时间内实施？
5. 紧急救治应该在什么时间内实施？
6. 早期治疗应该在什么时候内实施？
7. 专科治疗应该在什么时间内实施？
8. 战伤分类的常用依据有哪些？
9. 我军2000年版的伤票的分类依据是什么？
10. 什么是伤类？
11. 科学的战伤分类应具备什么特点？
12. 新的战伤分类的依据是什么？
13. 我军2000年版伤票是如何划分伤部的？
14. 目前国内外临床创伤是如何划分伤部的？
15. 新的战伤分类是如何划分伤部的？
16. 新的战伤分类方法是如何进行伤因分类的？
17. 伤型分类有什么作用？
18. 新的战伤分类方法是如何进行伤型分类的？
19. 新的战伤分类方法是如何进行伤势分类的？
20. 何谓战伤计分法？
21. 战伤计分分哪几种？
22. 如何根据战伤计分总积分来判定伤势严重程度？
23. 神志昏迷状况等级判定分哪几种？
24. 伤员伤势按照严重程度分哪几种？
25. 什么是START程序？
26. 国外常用的创伤评分法（RTS）是如何进行伤员分类的？
27. 分类核查登记（triage checklist）是如何进行伤员分类的？
28. 国际红十字会是如何进行伤员分类的？
29. 战场急救技术包括哪几项内容？
30. 野战医疗所的救治任务是什么？
31. 伤员应从何时开始服用抗感染药物？
32. 伤员应从何时开始清创？
33. 分类检伤的意义是什么？
34. 分类检伤的目的是什么？
35. 伤标应从何时开始使用？何时摘除？
36. 伤员分类应遵循什么原则？
37. 伤员分类分为哪几种？
38. 收容分类有什么特点？
39. 收容分类一般分为哪几种形式？
40. 如何进行伤员收容分类？
41. 如何进行伤员救治分类？
42. 救治分类有什么特点？
43. 如何进行伤员后送分类？
44. 后送分类有什么特点？
45. 伤员后送应遵循什么原则？
46. 分类的基本要求是什么？
47. 应如何组织和领导分类检伤工作？
48. 如何根据伤情，抓分类检伤的主要矛盾？
49. 如何提高分类检伤工作效率？
50. 分类检伤应遵循哪些方法？
51. 伤员分类牌使用范围是什么？
52. 战时伤病员登记簿从何时开始使用？
53. 伤票如何使用？
54. 伤票如何填写？
55. 在战场上检查伤员的注意事项应包括什么？
56. 不同伤势的伤员按什么顺序处置？

[①]　因本书篇幅有限，此处仅列出题库简答题和是非题，供大家参考。如有读者需要答案及其他内容，可与作者联系（作者邮箱：lixh0802@163.com）。

第二部分　创（战）伤救护技术

一、选择题（1~25 题）略

二、是非题（1~42 题）

1. 偶然的喘息不同于心跳呼吸骤停，对有偶然喘息的受害者进行救治时不需要进行人工呼吸。 （×）

2. 在心肺复苏中较正常低的潮气量和呼吸频率也能维持恰当的通气血流比值。 （√）

3. 过度通气不必要而且有害，因为其能够增加胸内压力，减少心脏的静脉回流，减少心搏出量，降低生存率。 （√）

4. 心肺复苏每延迟 1 min，室颤引起的呼吸心跳骤停伤员生存率下降 7%~10%。 （√）

5. 心肺复苏延长室颤存在时间，而除颤可以结束室颤，从而使心脏恢复有效节律维持机体灌注。（√）

6. 颈动脉搏动不能正确评价心肺复苏中冠状动脉、心脑血流的恢复情况。 （√）

7. 氧饱和度可以评估组织灌流，因为心脏骤停时它快速下降，而在自主循环建立后即恢复至基线。 （√）

8. 高级生命支持治疗对于生存率的任何改善均小于在社区内成功推广非专业急救者心肺复苏和自动体外除颤项目所取得的成果。 （√）

9. 初级救助者不需要确定正常的呼吸，而医务人员如果不能在 10 s 内确认呼吸是否正常，那么先进行两次人工呼吸。初级救助者如果不愿意或不会进行人工呼吸，那么开始胸外按压。 （√）

10. 初级救助者对于创伤和非创伤的受害者都应该用仰头抬颏手法开放气道。 （√）

11. 2005 心肺复苏指南中非专业急救者开始胸外按压之前要求进行生命体征评估。 （×）

12. 医务人员检查脉搏不应超过 10 s，如果在 10 s 内没有脉搏，那么立即开始胸外按压。 （√）

13. 对成人复苏的胸外按压为 100 次/min，按压的幅度为 4~5 cm，每次压下后胸廓完全弹回，保证松开的时间与压下基本相等。 （√）

14. 救助者胸外按压时应该把手掌放在胸部正中双乳头之间的胸骨上，另一只手平行重叠压在其手背上。 （√）

15. 所有救助者在进行胸外按压时，在检查脉搏、分析心律或进行其他操作时尽量减少按压中断。（√）

16. 成人心肺复苏时，不管单人或双人进行复苏，胸外按压与通气比均为 15∶2。 （×）

17. 当有两个或更多施救者在现场的情况下，急救医疗服务体系的激活和心肺复苏必须同时进行，缺少其中任何一项都会减少心跳呼吸骤停伤员的生存机会。 （√）

18. 旁观者可以在急救医疗服务体系人员到达之前，没检查心脏节律没除颤的情况下，对有目击的院外成人心跳骤停伤员进行一段时间的心肺复苏（如 5 个循环或者大约 2 min）。 （√）

19. 对有目击的院外成人心跳骤停伤员，如果自动除颤仪已经配备并且可用，或院内伤员，或急救医疗服务体系人员目击心跳骤停，救助者应该尽快实施除颤。 （√）

20. 任何施救者在院外目睹心脏骤停并且现场有自动除颤仪可用，那么应该尽可能地使用自动除颤仪。 （√）

21. 当急救医疗服务体系工作人员没有目击院外心脏骤停，则在检查心电图并试图除颤前应该先进行约 5 个循环的心肺复苏。 （√）

22. 急救者除颤后应立即开始胸部按压，尽量避免因节律分析和电击造成胸外按压中断并随时准备重新心肺复苏。 （√）

23. 当出现室颤或无脉室速（室颤）时，急救者应该首先进行胸部按压，然后予以 1 次电击并立即恢复心肺复苏。 （√）

24. 如果一次除颤就终止室颤 但后来又出现室颤，那么以后的电击应该选择比先前成功除颤大的能量值。 （×）

25. 在心脏骤停治疗中，基础心肺复苏和早期除颤为第一位，药物为第二位，没有强烈的证据支持药物的有效性。因此可在心肺复苏和除颤之后再建立静脉通道，药物治疗，高级呼吸通路。（√）

26. 胺碘酮可应用于对电击心肺复苏、血管升压素无反应的室颤和无脉性室颤，首次剂量 300 mg 静脉注射，可追加 150 mg/次。（√）

27. 急救者应有"急救白金 10 分钟"的理念，避免因打电话或呼叫人们帮助而耽搁时间，应边呼叫边实施心肺复苏。（√）

28. 在婴儿伤员，非专业人员和单个复苏者应该用 2 个指头按压胸骨，按在紧贴乳头线的下方。（√）

29. 在婴儿伤员，双手环绕胸部一两个拇指按压的技术是最好的，它产生较高的冠状动脉灌注压、更持久的合适的按压深度和力量，并且可以产生更高的收缩压和舒张压。（√）

30. 儿童复苏时，将一手或双手手掌跟部置于胸骨下段，注意避免压迫剑突和肋骨，胸骨按压的深度是胸廓前后经 1/3~1/2。（√）

31. 成人胸外按压的频率为 60~100 次/min。（×）

32. 单人心肺复苏时按压/通气比为 30∶2，而双人时按压/通气比则为 15∶2。（×）

33. 单人院前心肺复苏的步骤为：激活急救医疗服务体系系统（呼救）—取出自动除颤仪（如果有自动除颤仪）—对伤员进行心肺复苏——除颤（如果可能）。（√）

34. 双人或多人院前心肺复苏的步骤为：一名急救者按步骤进行心肺复苏，另一名启动急救医疗服务体系系统，同时取出自动除颤仪，如果可能对伤员进行除颤。（√）

35. 成人心肺复苏时胸外按压的部位为心前区。（×）

36. 成人心肺复苏中除颤的能量依次为 200 J、300 J、360 J。（×）

37. 成人心肺复苏时电极板的放置位置分别为心尖部（左侧锁骨中线第 5 肋间）和右胸上前壁（锁骨下方）。（√）

38. 对有目击的院外成人心跳骤停伤员开始进行复苏时，必须同时进行人工呼吸。（×）

39. 对心搏暂停伤员不推荐使用起搏治疗，而对有症状心动过缓伤员则考虑起搏治疗。（√）

40. 由于新双向波除颤仪的首次电击高效率，因此推荐单次电击+立即心肺复苏，取代先前在室颤处理上推荐的连续 3 次电击。（×）

41. 对于非专业急救者，如果意识丧失的伤员没有呼吸，就可假定为心脏停搏；对于专业急救者，检查脉搏时间不超过 10 s；如果在 10 s 内不能确定脉搏，就开始胸外按压。（√）

42. 对儿童伤员立即提供心肺复苏的原因是窒息猝死（包括早期呼吸猝死）比儿童突发心脏骤停更常见，而且儿童更可能对早期心肺复苏有反应或获益。（√）

三、简答题（1~99 题）

1. 成人心肺复苏生命链的组成有哪几部分？
2. 儿童心肺复苏生存链的组成有哪几部分？
3. 成人基础生命支持程序有哪些？
4. 卒中伤员到达急诊科救治的目标是什么？
5. 碳酸氢钠的不良反应有哪些？
6. 心脏骤停伤员早期除颤原因是什么？
7. 《2015 AHA 心肺复苏及心血管急救指南更新》中，有关人工呼吸的建议有哪些？
8. 《2015 AHA 心肺复苏及心血管急救指南更新》中，有关 CPR 的重要变化有哪些？
9. 在院外基本生命支持系统终止复苏指征包括哪些？
10. 心脏骤停一旦发生，必须采取的 3 个步骤是什么？
11. 现代除颤仪的类型有哪些？
12. 紧急气管内插管的指征是什么？
13. 导致无脉性心脏骤停的常见心律失常有哪些？
14. 复苏后治疗的最初目的有哪些？
15. 预测死亡或神经系统不良后果的临床体征有哪些？
16. 急性冠脉综合征再灌注的目标是什么？
17. 2005 心肺复苏指南推荐的吹气方式是什么？
18. 心肺复苏时，何时紧急吹气而不行胸外按压（仅限专业急救人员）？
19. 2005 心肺复苏指南心肺复苏使用年龄划分

的共识是什么？

20. 单个复苏者对于无反应的伤员复苏顺序是什么？

21. 复苏者对于无反应的婴儿和儿童应该采取的复苏顺序是什么？

22. 气道阻塞的原因有哪几方面？

23. 气道阻塞可分几种类型？

24. 气道阻塞的主要表现是什么？

25. 如何判定气道阻塞？

26. 通气法分为哪几种？

27. 简易通气法如何操作？

28. 通气法有哪几种？

29. 人工通气有几种方法？

30. 止血带有几种？

31. 如何使用止血带？

32. 使用止血带应遵循什么原则？

33. 包扎的目的是什么？

34. 包扎的具体要求是什么？

35. 如何制作三角巾？

36. 三角巾是如何分类的？

37. 简述三角巾包扎法。

38. 介绍两种三角巾特殊包扎法。

39. 什么是三角巾悬臂带？

40. 绷带的基本包扎法有哪几种？

41. 如何使用绷带包扎头顶部？

42. 如何使用绷带包扎下颌部？

43. 如何使用绷带包扎肘部？

44. 如何使用绷带包扎手部？

45. 如何使用绷带包扎足部？

46. 如何使用绷带包扎残端？

47. 腹部内脏脱出如何使用绷带包扎？

48. 异物刺入体内如何使用绷带？

49. 出血分为几种？

50. 指压止血法的特点和使用范围是什么？

51. 按出血部位说明如何使用指压止血法。

52. 按压迫动脉说明指压止血法。

53. 什么是加压包扎止血法？

54. 什么是填塞止血法？

55. 外伤后如何选择固定材料？

56. 外伤固定有什么注意事项？

57. 上臂外伤如何固定？

58. 前臂外伤如何固定？

59. 大腿外伤如何固定？

60. 小腿外伤如何固定？

61. 脊椎外伤如何固定和搬运？

62. 应用固定材料的适应证有哪些？

63. 前臂骨折如何用夹板固定？

64. 单下肢骨折如何用夹板固定？

65. 双下肢骨折如何用夹板固定？

66. 颈椎骨折如何固定？

67. 胸腰椎骨折如何固定？

68. 骨折固定的注意事项有哪些？

69. 前线搬运原则是什么？

70. 单人搬运法分为哪几种？

71. 双人搬动法分为哪几种？

72. 三人或多人如何搬运伤员？

73. 中止室颤最有效的方法是什么？

74. 决定心肺复苏成功最重要的因素是什么？

75. 何谓多器官功能障碍综合征？

76. 心脏复跳后，首要的处理是什么？

77. CPR 时应用肾上腺素的有效途径有哪些？

78. 成人首次胸外电击除颤的功率是多少？

79. 成人首次胸内电击除颤的功率是多少？

80. 心肺脑复苏（CPCR）可分为哪三个阶段？

81. 心脏停搏可表现为哪三种类型？

82. 何谓弥散性血管内凝血（DIC）？

83. 气管插管的主要目的是什么？

84. 心脏停搏的临床表现有哪些？

85. 复苏失败的原因是什么？

86. 使用呼吸机主要并发症有哪些？

87. 何谓中毒时限？

88. 复苏的有效指征是什么？

89. 何谓心脏猝死？

90. 何谓休克指数？

91. 脑死亡的诊断要点是什么？

92. 何为猝死？

93. 等渗性缺水的主要病因有哪些？

94. 低渗性缺水主要病因有哪些？

95. 低钾血症的诊断要点有哪些？

96. 低钾血症的治疗原则有哪些？

97. 代谢性酸中毒的诊断要点有哪些？

98. 代谢性碱中毒的主要原因有哪些？

99. 代谢性碱中毒的诊断要点是什么？

第三部分　创（战）伤基本救治技术

一、选择题（1~32 题）略

二、是非题（1~30 题）

1. 口服对硫磷中毒时，可用 1∶5000 高锰酸钾溶液洗胃。 （×）

2. 敌百虫中毒时不能用碳酸氢钠液洗胃，因敌百虫在碱性环境下变成毒性更强的敌敌畏。 （√）

3. 清醒伤员，非腐蚀性药物中毒时可先用棉签或压舌板刺激咽喉壁催吐。 （√）

4. 急性有机磷中毒昏迷伤员洗胃完毕，可经胃管注入 50% 硫酸镁导泻。 （×）

5. 抗凝血杀鼠药中毒时可肌注或静滴维生素 K_1。 （√）

6. 三环类抗抑郁药中毒时可致严重心律失常，必要时可用 5% 碳酸氢钠溶液静滴治疗。 （√）

7. 毒蛇咬伤的治疗除创口局部处理外，主要是全身抗蛇毒血清的应用。 （√）

8. 毒蛇咬伤局部伤口较深，经清洁、消毒等处理后，一般不必注射破伤风抗毒素。 （×）

9. 为抢救重症毒蛇咬伤伤员，抗蛇毒血清可不做皮内试验。 （×）

10. 毒蛇咬伤的伤口可行烧灼破坏蛇毒，如火柴等；必要时，可用碘剂、强酸等烧灼伤口。 （×）

11. 对吸入性中毒，如氯气、一氧化碳等中毒，应迅速脱离中毒现场，转移到空气新鲜的地方。 （√）

12. 急性一氧化碳中毒昏迷伤员出现横纹肌溶解症，是由于肢体严重受压所致。 （√）

13. 胆碱酯酶重活化剂可用于氨基甲酸酯类杀虫药中毒的抢救。 （×）

14. 氨基甲酸酯类中毒胆碱酯酶活力恢复迅速，而有机磷中毒胆碱酯酶恢复极慢。 （√）

15. 氯丙嗪中毒发生低血压或休克时，除积极补充血容量外，还可应用多巴胺、肾上腺素等升压药。 （×）

16. 大剂量清水洗胃可造成严重低渗血症，甚至血管内溶血。 （√）

17. 亚硝酸盐或苯胺中毒时，皮肤黏膜呈紫绀；一氧化碳中毒时口唇呈樱桃红色。 （√）

18. 有机磷、吗啡等中毒时瞳孔缩小，而阿托品、可卡因等中毒时瞳孔扩大。 （√）

19. 酸化尿液有利于巴比妥类药物从体内排出。 （×）

20. 急性乙醇中毒，因其水溶性高，选用血液透析疗法可迅速降低血中酒精浓度。 （√）

21. 百草枯中毒致肺损伤并低氧血症，可通过吸入高浓度氧或机械通气纠正。 （×）

22. 有机氟杀鼠剂中毒可用乙酰胺竞争性拮抗。 （√）

23. 毒鼠强中毒的特效解毒剂是二硫丙磺酸钠。 （×）

24. 杀虫脒是有机氯杀虫剂。 （×）

25. 拟除虫菊酯类杀虫剂的毒性作用是其所含氰基影响细胞色素 C 和电子传递系统，并延长神经细胞膜动作电位的除极期，引起肌肉持续收缩所致。 （√）

26. 强碱中毒可服食醋或橘汁中和碱类，也可采用牛奶、豆浆、植物油或蛋清加水约 200 mL 稀释碱类，不宜催吐或洗胃。 （√）

27. 强酸经消化道中毒者，可选氢氧化铝凝胶或镁乳 60 mL 中和强酸。 （√）

28. 硫化氢中毒现场急救可用亚硝酸异戊酯经鼻孔吸入，院内抢救可用 25% 硫代碳酸钠 20 mL 缓慢静注。 （√）

29. 阿托品可以完全缓解吗啡诱导的奥迪氏括约肌痉挛。 （×）

30. 吗啡中毒致死亡的原因几乎均为呼吸骤停。 （√）

三、简答题（1~96 题）

1. 何谓休克？

2. 何谓低血容量性休克？

3. 休克时代谢性酸中毒可产生哪些严重后果？

4. 根据休克的病程演变，休克可分为哪两个阶段？各有何临床表现？

5. 处理休克有哪些紧急措施？

6. 战伤休克的治疗原则是什么？

7. 战（现）场急救时，应采取哪些办法防治休克？

8. 战时对休克伤员早期治疗应采取什么措施？

9. 休克的诊断标准是什么？

10. 休克按病因可分为哪五类？

11. 外科常见的休克有哪几种？

12. 战伤中常见的休克有哪几种？

13. 各种休克的共同点是什么？

14. 失血性休克中补充血容量时，首选晶体液是什么？

15. 休克患者采取何种体位最为合理？

16. 引起感染性休克的疾病主要有哪些？

17. 感染性休克的治疗有哪两个主要目的？

18. 有效循环血量依靠什么维持？

19. 休克时反映生命器官血液灌流最简单、最可靠的指标是什么？

20. 战伤时纠正失血性休克的最有效的措施是什么？

21. 早期休克时尿量通常少于多少？

22. 对休克伤员早期治疗的一般监测及特殊监测项目是什么？

23. 肠梗阻所致的休克属于哪种休克？

24. 肝脏破裂所致的休克属于哪种休克？

25. 多发骨折所致的休克是哪种休克？

26. 何谓毒血症？

27. 何谓菌血症？

28. 何谓败血症？

29. 何谓脓血症？

30. 抢救休克必须采取综合疗法时应注意什么？

31. 对休克或可能存在休克的伤员应进行哪些监测？

32. 成人每 24 小时排尿量不足多少为无尿？

33. 从病理生理角度看，休克的本质是什么？

34. 造成战伤感染的局部因素有哪些？

35. 战伤感染的救治原则有哪些？

36. 什么是火器伤？

37. 火器都包括什么？不同的火器都有什么特点？

38. 火器投射物的致伤机制有哪些？

39. 投射物致伤时的能量传递大致分为哪几种形式？

40. 决定投射物减速阻力的因素包括哪几项？

41. 平时与战时火器伤有什么区别？

42. 火器伤通常有哪几种类型？

43. 火器贯通伤有什么特点？

44. 火器盲管伤有什么特点？

45. 火器切线伤有什么特点？

46. 火器反跳伤有什么特点？

47. 火器伤伤道按病理形态可分为几个区域？

48. 火器伤伤情有什么特点？

49. 局部火器伤伤情有什么特点？

50. 火线抢救有几种搬运方法？

51. 火器伤护理应遵循哪些原则？

52. 什么是冲击波？

53. 什么是冲击伤？

54. 冲击伤的致伤机制都有哪些？

55. 冲击伤通常有哪几个类型？

56. 气体冲击伤伤情有什么特点？

57. 水下冲击伤伤情有什么特点？

58. 固体冲击伤伤情有什么特点？

59. 肺冲击伤有什么临床表现？

60. 肺冲击伤有什么病理改变？

61. 心冲击伤有什么临床表现？

62. 心冲击伤有什么病理改变？

63. 腹腔冲击伤有什么临床表现？

64. 腹腔冲击伤有什么病理改变？

65. 颅脑冲击伤有什么临床表现？

66. 颅脑冲击伤有什么病理改变？

67. 四肢、脊柱冲击伤有什么临床表现？

68. 听器冲击伤有什么临床表现？

69. 眼冲击伤有什么临床表现？

70. 冲击伤分类检伤的要求是什么？

71. 什么是挤压综合征？

72. 挤压伤的局部表现有哪些？

73. 挤压伤的全身表现有哪些？

74. 挤压综合征出现休克有什么表现？

75. 挤压综合征出现肌红蛋白尿有什么表现？

76. 挤压综合征出现高钾血症有什么表现？

77. 挤压综合征出现酸中毒及氮质血症有什么

表现？

78. 挤压综合征是如何分型的？

79. 挤压综合征如何处理？

80. 挤压综合征现场救护要点有哪些？

81. 简述胸外心脏按压的操作过程。

82. 什么是迟发性神经病？

83. 什么是急性一氧化碳中毒迟发脑病？

84. 毒蛇咬伤的伤口处理原则是什么？

85. 何谓肠源性紫绀？

86. 洋地黄中毒的急诊处理措施有哪些？

87. 洗胃的禁忌证有哪些？

88. 毒蕈中毒临床表现分几型？

89. 蛇毒毒素主要分哪几类？

90. 急性中毒的急救原则是什么？

91. 阿片中毒的临床表现分几期？

92. 试述中毒导致心脏骤停的机制。

93. 中毒导致休克的原因有哪些？

94. 试述中毒导致急性肾功能衰竭的机制。

95. 何谓慢性中毒？

96. 催吐的禁忌证有哪些？

第四部分 创（战）伤救治各论

一、选择题（1~119 题）略

二、是非题（1~91 题）

1. 创伤是 45 岁以下成人和未成年人死亡的最大原因。 （√）

2. "黄金一小时"指的是从救护人员开始救治到手术的时间不超过一小时，可以提高伤员的存活率。 （×）

3. 创伤急救时到达现场后首先应该评估现场的安全性。 （√）

   能量交换是造成损伤的根本原因。 （√）

4. 农村交通意外中穿透伤多见，而城市交通意外中钝性伤多见。 （×）

   向前运动时急剧减速造成的损伤绝大多数是钝性伤。 （√）

5. 安全带能够有效减少汽车迎面撞击导致的损伤。 （√）

   汽车仪表板造成的损伤最常见部位是脸部和膝盖。 （√）

6. 方向盘是在事故中汽车可以伤及司机的最致命武器。后面碰撞时颈部损伤最常见。车祸事故中安全气囊也可能造成乘客损伤。 （√）

7. 摩托车驾驶者必须戴安全帽，它可以有效保护头部和颈部。 （×）

   交通意外时被撞飞的伤员死亡率较高。 （√）

8. 高处跌落时跌落的高度越高，受伤就越重；反之，高度越低，受伤也就越轻。 （√）

   刀伤的急救处理中首先要取出刺入体内的刀具。 （×）

9. 颈动脉搏动检查结果与伤员实际情况可能存在差异，新心肺复苏指南删除检查脉搏的内容，仅依据伤员有无反应和基本生命体征就可决定是否行 CPR。 （√）

10. B 超检查可在床旁进行，对腹腔积液、肝脾损伤有较高的识别率，是目前诊断腹部损伤最有实际价值的检查方法。 （√）

11. 受伤早期脑挫伤、颅内小血肿的 CT 表现不明显，应短期复查 MRI。 （×）

12. 处理意识丧失的成人窒息者，救助者开始即行标准 CPR，如胸外按压，无须腹式冲击或盲目用手清除口中异物。 （√）

13. 张力性气胸不会导致休克。 （×）

14. 使用止血带者应记录上止血带时间，并每隔 1.5 h 放松 5~10 min。气管插管的通气方式是复苏的"金标准"。 （×）

15. 手动吸引装置的处理应该是当把吸引管经鼻或经口插入时，此时不开通吸引器。 （√）

16. 选择鼻咽管的尺寸应该是只要能通过伤员的鼻腔，尺寸越大越好。可以参考伤员的无名指。 （×）

17. 选择口咽管的适合尺寸，可以把从伤员嘴角到外耳的距离作为参考。（√）

18. 气管插管后应该立即听诊上腹部和左右腋中线这三个部位以明确插管是否成功。（√）

19. 插管前的准备包括导管必须被事先导入导管中的有弹性的铁丝牵拉成 J 型。（√）

20. 插管前的准备包括导管必须要注入约 15 mL 气体以检查气囊是否正常。鼻插管成人一般选用 7.0 内径的导管。（√）

21. 呼吸道是人鼻孔嘴唇开始止于肺泡膜。（√）

22. 肺泡膜是空气和毛细血管发生氧气交换的场所。（√）

23. 会厌两端各有一个甲状软骨气管插管可能会使其穿孔。（×）

24. 普通体形的成年人门齿到声带的距离为 25 cm。（×）

25. 二氧化碳潴留使脑血管扩张引起颅内压增高。（√）

26. 很多外伤伤员尤其有颈椎制动的伤员都存在较高的气道阻力的危险。（√）

27. 口咽导管是需要辅助通气伤员的首选通气方式。（×）

28. 当有肺受伤时，即使二氧化碳分布正常，也可能存在缺氧。（√）

29. 插管进入左主支气管时，影响通气效果。（√）

30. 囊瓣面罩通气一个最大优点是气体输送量大。（×）

31. 呼吸道处理的常有设备必须遵循两个原则：时刻出院备用状态和随时可以获得。（√）

32. 单向活瓣面罩吸氧，以 12~15 L/min 为氧流量，氧浓度可以达到 60%~90%。（√）

33. 张力性气胸的处理包括气管插管、给氧、辅助通气、快速转运。（×）

34. 肋间动静脉走行于每一肋的上缘，尖针可以引起这些血管出血。（×）

35. 张力性气胸紧急减压部位首选锁骨中线第 2 或第 3 肋间。对于严重创伤伤员，现场处理时间不应该超过 5 min。（√）

36. 初步病情评估的目的是初步了解伤员及发现有生命危险的损伤，以指导首先进行什么处理，是否要立刻送往医院。（√）

37. 病情的监测在危重伤员每隔 10 min 要记录一次症状和体征的改变。（×）

38. 病情的监测在病情稳定伤员每隔 15 min 记录一次症状和体征的改变。（√）

39. 如果伤员不能说话或是意识不清，应该立即评估呼吸道情况。（√）

40. 不是所有的多系统损伤伤员都要使用高流量吸氧。（×）

41. 如果创伤机制明确病情只是局限于机体某个部分，在完成初步病情了解后，要局部检查伤员的受伤部位为主，不必行系统的其他脏器检查。（√）

42. 如果引起外伤的机制复杂而严重，可确定伤员需要优先处理。（√）

43. 老年外伤伤员需要优先处理。（√）

44. 经初步分类检伤发现伤员有骨盆不稳定情况，应立即后送伤员到医院。（√）

45. 经初步分类检伤检查发现伤员腹部明显膨隆且有压痛，应立即后送伤员到医院。（√）

46. 经初步分类检伤发现伤员有双侧股骨骨折，应立即后送伤员到医院。（√）

47. 颈椎的活动范围最大，能够旋转，前后伸屈和左右侧弯。（√）

48. 骨盆骨折应把抢救创伤性出血性休克放在第一位。（√）

49. 止血带压力不足可加重出血，在应用长条复苏带时，常将伤员处于仰卧位。（√）

50. 脊柱损伤、瘫痪后，损伤平面以下运动，感觉完全或部分丧失。（√）

51. 关节活动功能障碍是关节脱位的特有体征。（×）

52. 颈外静脉线性走行于下颌角到锁骨中外 1/3 交界处。（×）

53. 心包填塞的三联症是低血压、心音遥远、颈静脉怒张。（√）

54. 气胸一般可以分为闭合性、开放性、张力性气胸。（√）

55. 胸部外伤一般根据是否穿破壁层胸膜造成胸膜腔与外界相通而分为开放性、闭合性。（√）

56. 多根肋骨多处骨折后，前侧胸壁可因失去支撑而软化出现反常呼吸，即吸气时软化区的胸壁内陷，呼气时则相反，软化区向外鼓出，这类胸廓又称连枷胸。　　　　　　　（√）

57. 张力性气胸的急救处理是立即排气。　　　　　　　　　　　　　　　　　　　　（√）

58. 胸部外伤中，最常见的外伤是单纯肋骨骨折。　　　　　　　　　　　　　　　　（√）

59. 胸部外伤后最常见的两种症状为胸痛、呼吸困难。　　　　　　　　　　　　　　（√）

60. 开放性气胸的急救处理原则是使开放性气胸转变为闭合性气胸。　　　　　　　　（√）

61. 张力性气胸紧急排气的穿刺点一般在患侧锁骨中线第 2 肋间。　　　　　　　　　（√）

62. 胸部外伤合并有膈肌及（或）腹部脏器外伤者统称胸腹联合伤。　　　　　　　　（√）

63. 大脑的活动度顶部大于基底部。　　　　　　　　　　　　　　　　　　　　　　（√）

64. 脑脊液在软脑膜和硬脑膜之间起缓冲保护作用。　　　　　　　　　　　　　　　（×）

65. 继发性脑损害是低氧血症或脑组织灌注降低引起的。　　　　　　　　　　　　　（√）

66. 损伤颅脑的早期反应是肿胀，在早期应尽力维持颅脑灌注压。　　　　　　　　　（√）

67. 在脑外伤伤员中使用过度通气（降低二氧化碳）被认为会降低脑肿胀，促进脑血流，都应早期应用。　　　　　　　　　　　　　　　　　　　　　　　　　　　　　（×）

68. 脑外伤伤员应给予高流量氧气支持。　　　　　　　　　　　　　　　　　　　　（√）

69. 当颅内压升高到 15 mmHg 时危险性明显增高，而脑疝可能出现在 25 mmHg 以上的压力下。　（√）

70. 必须保持脑灌注压至少在 60 mmHg，这个需要保持颅脑创伤伤员收缩压至少 110~120 mmHg。　（√）

71. 脑疝综合征是唯一可以行过度通气治疗的情况。［成人必须每 3 s 通气一次（20 次/min），儿童每 2 s 通气一次（30 次/min），婴儿更快，1.7 s 一次（35 次/min）］。　　　　（√）

72. 严重钝器引起颅脑创伤的最常见的损伤类型是弥散性轴索损伤。大脑长于 4~6 min 缺氧将导致不可逆的脑损伤。　　　　　　　　　　　　　　　　　　　　　　　　　（√）

73. 对于颅脑损伤首先应实施加压包扎或者直接绑带压迫止血，以减少出血，防止低血压低灌注的发生。　　　　　　　　　　　　　　　　　　　　　　　　　　　　　（×）

74. 熊猫眼合并或者不合并从鼻腔液体流出时应行鼻胃管或者鼻气管插管以减少误吸和鼻气道堵塞的可能。　　　　　　　　　　　　　　　　　　　　　　　　　　　　　（×）

75. 颅内压增高的最早征象是单侧瞳孔扩张并对光反射消失。一旦发生颅底骨折肯定有脑脊液耳漏而不一定有脑脊液鼻漏。　　　　　　　　　　　　　　　　　　　　　（×）

76. 如果你能监测二氧化碳，尽量保持二氧化碳在 35~40 mmHg。　　　　　　　　　（√）

77. 不安躁动的伤员在对抗运动限制或者机械通气时会增加他们的颅内压，并引起进一步颈髓损伤的风险，因此应用巴比妥酸盐镇静。　　　　　　　　　　　　　　　　　（×）

78. 颅脑创伤后如果双侧瞳孔扩张，对光反射消失，伤员可能有脑干损伤，预后差。　（√）

79. 如果伤员意识水平正常，扩张的瞳孔不是由于颅脑创伤，更可能是眼窝的损伤或者药物如阿托品等造成的。　　　　　　　　　　　　　　　　　　　　　　　　　（√）

80. 在插管前 1~2 min 静脉输注利多卡因（1 mg/kg）有助于阻止颅内压的升高，在开始插管前，予以高流量氧气通气（不是过度通气）。　　　　　　　　　　　　　　　　（√）

81. 大部分头皮出血能够通过直接压迫被轻易地控制。　　　　　　　　　　　　　　（√）

82. 扎止血带的标准位置在上肢为上臂上 1/3，下肢为股中、下 1/3 交界处。　　　　（√）

83. 上臂中、下 1/3 部扎止血带容易损伤桡神经，应视为禁区。　　　　　　　　　　（√）

84. 上止血带的松紧，应该以出血停止，远端以不能摸到脉搏为度。　　　　　　　　（√）

85. 使用充气止血带，成人上肢需维持在 300 mmHg。使用充气止血带，成人下肢以 500 mmHg 为宜。　（√）

86. 上止血带持续时间，原则上应尽量缩短使用上止血带的时间，通常可允许 1 h 左右，最长不宜超过 3 h。　　　　　　　　　　　　　　　　　　　　　　　　　　　　（√）

87. 止血带可以接缠在皮肤上，上止血带的相应部位要有衬垫，如三面巾、毛巾、衣服等均可。　（√）

88. 骨折后由于骨的连续性中断，局部出现畸形、骨擦音、弹性固定。畸形、骨擦音和异常活动是

骨折的三大特点。 (√)

89. 骨折急救时，及时固定至关重要，可防止骨折的断端活动而造成的损伤，减轻疼痛，防止休克。 (√)

90. 胸椎 11~12 和腰椎的活动范围仅次于颈椎。(√)

91. 不稳定脊柱骨折容易造成脊髓神经损伤。 (√)

三、简答题（1~665 题）

1. 颅高压危象的典型临床表现是什么？

2. 颅脑外伤伤员的院前急救处理应注意哪些方面？

3. 简述 Glasgow 昏迷分级的评分标准。

4. 简述原发脑损害和继发脑损害的区别。

5. 简述烧伤程度的分级。

6. 简述如何用九分法和手掌法估计烧伤面积。

7. 简述断肢（指）的保存方法。

8. 急救止血法有哪些？

9. 常用的止血带有哪些类型？

10. 四肢骨折固定的目的是什么？

11. 脊柱骨折如何移动、搬运才是正确的？

12. 何谓开放性颅脑损伤？

13. 火器伤原则上初期清创均不作一期缝合，但哪些部位除外？

14. 核武器. 重型炸弹爆炸产生的冲击波所致颅脑损伤的途径有哪些？

15. 火器性颅脑伤伤道的病理改变有哪些？

16. 颞区外伤引起急性硬膜外血肿，最常见的出血动脉是哪条？为什么？

17. 何谓颅内压？

18. 何谓穿透性颅脑伤？

19. 何谓颅脑盲管伤？

20. 何谓颅脑贯通伤？

21. 何谓颅脑切线伤？

22. 何谓颅脑反跳伤？

23. 何谓颅脑非穿透伤？

24. 何谓脑疝？

25. 何谓枕骨大孔疝？

26. 诊断颅底骨折最确切的依据是什么？

27. 诊断急性外伤性幕上硬膜外血肿最有价值的临床表现是什么？

28. 一名战士被炸弹炸起的石块击伤右侧颞部昏迷半小时，清醒 5 小时后又转入昏迷，伴右侧瞳孔逐渐散大、左侧肢体瘫痪的生命体征变化，临床诊断首先考虑什么？

29. 某人从高空坠地左枕部着地后进行性意识障碍，右侧瞳孔逐渐散大，诊断上首先考虑什么？

30. 火器性颅脑伤的处理原则是什么？

31. 当大批颅脑伤员到达时手术如何安排？

32. 野战情况下火器伤的特点是什么？

33. 颅内压增高的三主征是什么？

34. 颅脑伤救治的要点有哪些？

35. 颅脑伤战（现）场急救措施有哪些？

36. 颅脑伤紧急救治措施有哪些？

37. 颅内血肿的手术指征有哪些？

38. 急性枕骨大孔疝与小脑幕裂孔疝最主要的区别是什么？

39. 左侧小脑幕裂孔疝的典型临床表现有哪些？

40. 动眼神经直接损伤有哪些特征？

41. 脑疝晚期的眼部特征有哪些？

42. 原发脑干损伤眼部特征有哪些？

43. 视神经直接损害特征有哪些？

44. 小脑幕切迹疝特征有哪些？

45. 开放性颅脑伤如何分类？

46. 说明格拉斯哥昏迷评分（GCS）是怎样将急性脑损伤分为轻、中、重型的？

47. 头部外伤后深昏迷，瞳孔大小多变，多见于哪些颅脑损伤？

48. 头部外伤后鼻腔内流出稀薄血性液体，多见于哪种颅脑损伤？

49. 头部外伤后外耳道流出稀薄血性液体，多见于哪种颅脑损伤？

50. 头部外伤后出现昏迷—清醒—再昏迷的情况，是哪种颅脑损伤的典型表现？

51. 血肿位于颅骨与硬脑膜之间，应诊断为何种血肿？

52. 血肿位于硬脑膜与蛛网膜之间，应诊断为何种血肿？

53. 血肿位于脑内，应诊断为何种血肿？

54. 血肿位于脑室内，应诊断为何种血肿？

55. 治疗急性硬膜外血肿最根本的治疗措施是什么？

56. 小脑幕裂孔疝发生后病情常急转直下，最主要的原因是什么？

57. 急性枕骨大孔疝的临床特点是什么？

58. 脑震荡的诊断标准是什么？
59. 对颅内高压的患者应如何处理？
60. 颅底骨折伴脑脊液耳漏时的近期处理是什么？
61. 从延髓发出的颅神经有哪几对？
62. 影响颅内压的因素有哪些？
63. 颅内压增高的后果是什么？
64. 依据病因及病变范围不同，将颅内压增高分为哪几种类型？
65. 引起颅内压增高的疾病有哪些？
66. 严重颅内压增高时，绝对禁止检查的是什么？
67. 外伤后行开颅手术中颅内压过高时，可采取的降低颅内压的措施有哪些？
68. 前颅窝底骨折最常见的症状是什么？
69. 中颅窝底骨折最常见的症状是什么？
70. 颅骨闭合性凹陷骨折手术复位的指征是什么？
71. 如何确定翼点的位置？
72. 按顺序十二对颅神经分别是什么？
73. 面神经主要由哪几种神经纤维组成？
74. 脑干包括哪三部分？
75. 头皮由外向内可分为哪几层？
76. 脑水肿可分为哪几种？
77. 外伤引起的脑水肿多见于什么类型？
78. 原发脑干损伤最大的特点是什么？
79. 治疗外伤性脑水肿，目前应用最广且疗效较好的药物是什么？
80. 何谓急性颅高压典型的 Cushing 反应？
81. 卧位腰穿成人正常压力是多少？
82. 慢性硬膜下血肿首选手术方案是什么？
83. 较大的头皮血肿应采取何种治疗方案？
84. 慢性硬膜下血肿多发生在外伤后多长时间？
85. 一侧耳蜗神经核受损将导致什么结果？
86. 视觉性语言中枢位于什么部位？
87. 运动性语言中枢位于什么部位？
88. 瞳孔括约肌由什么神经支配？
89. 第一躯体运动区的位置在什么部位？
90. 第一躯体感觉区的位置在什么部位？
91. 视区的位置在什么部位？
92. 听区的位置在什么部位？
93. 何谓去大脑僵直？机制是什么？
94. 小脑的功能有哪些？
95. 脑膜刺激征包括哪些反射？

96. 腰穿的适应证是什么？
97. 腰穿的禁忌证是什么？
98. 腰穿完毕后采取什么体位？多长时间？
99. 如何确定内囊的位置？
100. 外鼻由哪几部分组成？
101. 鼻的生理功能有哪些？
102. 何谓"危险三角区"？
103. 何谓克氏静脉丛？
104. 何谓 Ohnjren 界限？
105. 何谓气管插管术？
106. 何谓气管切开术？
107. 何谓环甲膜切开术？
108. 何谓气管隆嵴？
109. 何谓喉梗塞？
110. 咽淋巴内环由哪些结构组成？
111. 喉阻塞如何分布？
112. 喉阻塞的治疗原则是什么？
113. 鼻骨骨折的处理原则有哪些？
114. 气管切开适应证有哪些？
115. 如何判定听力损失？
116. 鼻骨骨折的临床表现有哪些？
117. 鼻出血的原因有哪些？
118. 鼻出血的治疗方法是什么？
119. 喉梗阻的病因是什么？
120. 喉梗阻的紧急处理方法是什么？
121. 气管切开术的注意事项有哪些？
122. 气管切开术的并发症有哪些？
123. 如何预防呼吸道异物？
124. 鼻中隔偏曲的临床表现是什么？
125. 咽壁从内到外分为哪四层？
126. 喉的解剖毗邻关系有哪些？
127. 气管、支气管的解剖毗邻关系有哪些？
128. 食管异物的临床表现是什么？
129. 食管异物的诊断依据是什么？
130. 食管异物的并发症有哪些？
131. 口腔颌面部损伤致窒息的急救措施有哪些？
132. 头颈颌面部损伤出血的急救止血方法有哪些？
133. 颌面部损伤伤员运送的注意事项有哪些？
134. 颌面部软组织擦伤如何处理？
135. 颌面部软组织挫伤有什么特点？
136. 颌面部软组织挫伤如何处理？
137. 口腔颌面部火器伤如何处理？
138. Le Fort Ⅰ型骨折的特点是什么？

222. 高原适应不全时的眼部表现有哪些？
223. 何谓高空近视？
224. 视神经前段创伤的眼部有何表现？
225. 何谓视路？
226. 创伤性 Argyll Robertson 瞳孔有哪些临床表现？
227. 视束损伤眼部有何表现？
228. 何谓海绵窦综合征？
229. 为什海绵窦瘘会产生继发性青光眼？
230. 硬脑膜外血肿会引起瞳孔的哪些变化？
231. 血管神经性水肿眼部临床表现是什么？如何治疗？
232. 引起失明的常见原因有哪些？
233. 非穿通性眼外伤早期引起继发性青光眼的原因有哪些？
234. 穿通性眼外伤后青光眼如何治疗？
235. 眼前段上皮植入引起青光眼的发病机制是什么？
236. 碱性化学伤早期眼压升高的机制是什么？
237. 恶性青光眼有何临床特征？
238. 外伤性虹膜睫状体炎的临床表现是什么？如何治疗？
239. 何谓眼压？
240. 眼部肌肉分别由哪些神经支配？
241. 视神经萎缩的病因有哪些？
242. 神经萎缩的诊断要点是什么？
243. 闭角性青光眼的治疗原则是什么？
244. 开价性青光眼的治疗原则是什么？
245. 胸腔闭式引流术有何作用？
246. 开胸探查的指征有哪些？
247. 开放性气胸的处理原则包括哪些内容？
248. 胸部伤的救治重点包括什么？
249. 胸部伤战场救治的原则是什么？
250. 胸腔闭式引流术的注意事项包括哪些？
251. 胸部伤后体内因弹片、弹头等异物存留时，手术摘除有哪些指征？
252. 血胸的治疗原则包括哪些？
253. 战场上出现大量血胸时，自体血回输的适应证有哪些？
254. 胸部伤常用的救治技术包括哪些？
255. 食管火器伤的处理原则包括哪些？
256. 高速枪弹所致胸壁切线伤的临床表现包括哪些？
257. 胸部损伤所致血胸，积血多来源于何处？

258. 胸壁反常呼吸运动的局部处理方法包括什么？
259. 半环形胶布固定术的注意事项包括哪些？
260. 张力性气胸的急救措施包括哪些？
261. 何谓成人呼吸窘迫综合征？
262. 何谓外伤性窒息？
263. 何谓气胸？
264. 何谓急性心包填塞综合征？
265. 何谓心包填塞症？
266. 胸部伤紧急救治应采取什么措施？
267. 胸腹联合伤应如何处理？
268. 闭合性多根多处肋骨骨折应如何治疗？
269. 早期胸部损伤发现有血胸，哪些征象提示进行性出血？
270. 心脏破裂的抢救包括哪些？
271. 胸部伤有哪些临床表现？
272. 胸部损伤时引起皮下气肿的空气主要来源于何处？
273. 肋骨骨折可分为哪几类？
274. 在肋骨多处骨折时，使用呼吸机换气的适应证有哪些？
275. 肋骨骨折多发生于哪几根肋骨？
276. 单根单处肋骨骨折的主要表现是什么？
277. 肋骨骨折患者出现咯血常提示该患者合并什么损伤？
278. 外伤后胸壁软化出现反常呼吸是何种原因引起的？
279. 多根多处肋骨骨折的首要紧急处理是什么？
280. 开放性气胸的首要急救措施是什么？
281. 开放性气胸特征性体征是什么？
282. 开放性气胸产生纵隔摆动的主要原因是什么？
283. 损伤性气胸行闭式引流的常用位置是什么？
284. 张力性气胸的主要临床表现是什么？
285. 诊断张力性气胸最充分的依据是什么？
286. 张力性气胸的紧急处理是什么？
287. 最具有闭合性血胸确诊价值的是什么？
288. 进行性血胸的判定标准是什么？
289. 血胸的治疗首先应是什么？
290. 多发性肋骨骨折胸壁软化范围较小者，应采用什么固定法？
291. 开放性气胸及张力性气胸的主要临床表现分别是什么？
292. 大量、中量及小量血胸的判定标准分别是多少？

293. 单纯性血胸、气胸及血气行闭式引流的部位分别是哪里？

294. 胸部火器伤可以引起哪几种情况？其中哪种伤情严重而复杂？

295. 胸部伤员中，除胸壁浅表伤外，均应按什么处理？

296. 在后纵隔发生穿透伤，可以引起哪个部位损伤？

297. 胸腹部同时有开放伤，应优先处理哪个部位损伤？

298. 胸部外伤引起的休克，输入多少毫升血液不见好转可以作为外科手术止血的指征？

299. 张力性气胸伤员，气管偏向健侧，可在什么部位行穿刺排气，安放排气针头？

300. 在战伤中，怀疑存在食管损伤时，首先应进行什么处理？

301. 在作战中，胸部伤急救措施完成后，在后送时应采取什么体位？

302. 在胸部战伤中，发生率较高的并发症是什么？

303. 战时开胸手术切口有哪几种？

304. 何谓肺爆震伤？

305. 多发性肋骨骨折胸壁软化范围大或压迫包扎固定无效者，应采用什么固定法？

306. 感染性血胸的诊断标准是什么？

307. 胸腔闭式引流术的适应证是什么？

308. 穿透性心脏破裂的诊断要点是什么？

309. 多发性肋骨骨折胸壁软化错位较大者，应采用什么方法固定？

310. 重度低渗性缺水，已有休克，抢救时一般最先输给何种液体？

311. 腹部外科疾患中，代谢性酸中毒最常见于何种疾病？

312. 急性腹膜炎合并麻痹性肠梗阻所致的缺水通常为何种缺水？

313. 破伤风患者静脉滴注大量 TAT 的目的是什么？

314. 治疗破伤风的中心环节是什么？

315. 气性坏疽的治疗原则是什么？

316. 判断腹内空腔脏器损伤最有价值的发现是什么？

317. 外伤所致胃、十二指肠、小肠伤的剖腹手术中，手术原则是什么？

318. 男性干部 40 岁战前出现十二指肠溃疡大出血，6 h 内已输血 600 mL，测血压 80/40 mmHg，脉率 112 次/min，肠鸣音活跃，此时应采取的治疗措施是什么？

319. 男性战士，24 岁，战前整理器械时无诱因突发上腹刀割样疼痛，迅速波及全腹，查体：舟状腹，呼吸运动受限，全腹有明显腹膜刺激症状，肝浊音界消失，肠鸣音消失，初步诊断是什么？

320. 男性干部，35 岁，上腹饱胀、嗳气、呕吐、宿食 2 月余。查体：上腹饱胀，未触及包块，无压痛，可见胃型及胃蠕动，且有胃震水音，临床诊断最可能是什么？

321. 急性胆囊炎术中发现胆囊内多发绿豆大小结石，治疗原则是什么？

322. 急性梗阻性化脓性胆管炎最常见的梗阻因素是什么？

323. 胆道感染最常见的致病菌是什么？

324. 重症胰腺炎的近期并发症是什么？

325. 重症胰腺炎的发病机制中有哪四种主要功能酶？

326. 剖腹探查中，发现胰腺损伤如何处置？

327. 剖腹探察中，若分别发现横结肠游离部损伤及直肠损伤，手术治疗最宜选用何种术式？

328. 右上腹、左上腹闭合性脏器损伤，分别最常见于何种脏器损伤？

329. 破伤风、丹毒分别是何种感染？

330. 毒蛇咬伤、高温和冷冻伤、锐器切割伤、芥子气伤分别是何种致伤因子？

331. 中心静脉压对指导输液的意义是什么？

332. 各类伤口缝合的治疗原则分别是什么？

333. 何谓绞窄性疝？

334. 何谓 Littre 疝？

335. 急性胃肠穿孔的全身性病理生理是什么？

336. 腹部伤早期治疗肝损伤的手术治疗原则是什么？

337. 化脓性腹膜炎手术治疗的指征有哪些？

338. 手术前如何进行肠道准备？

339. 重症胰腺炎的诊断要点是什么？

340. 梗阻性化脓性胆管炎的主要临床表现有哪些？

341. 静脉曲张的并发症主要是什么？

342. 闭合性脏器损伤的体征有哪些？

343. 胆道疾病的并发症主要是什么？

344. 腹部损伤患者剖腹探查的指征有哪些？

345. 战时肝破裂的主要特点是什么？

346. 战时预防休克的措施主要有哪些？

347. 破伤风伤病员较常见的主要并发症有哪些？

348. 等渗性缺水常见的病因是什么？

349. 肺部手术后并发症是什么？

350. 治疗水盐代谢和酸碱平衡失调必须明确的原则是什么？

351. 挤压伤的主要并发症及其发病机制是什么？

352. 创伤修复过程分哪几期？

353. 腹部外伤的救治重点是什么？

354. 脾破裂如何分型？

355. 按 ASST 要求，肝破裂如何分级？

356. 腹部外伤早期治疗应采取何措施？

357. 腹部外伤专科治疗应采取何措施？

358. 何谓特异性感染？

359. 何谓非特异性感染？

360. 何谓创伤性多系统器官衰竭？

361. 何谓 Richter 疝？

362. 何谓滑动型疝？

363. 嵌顿性或绞窄性疝的处理原则是什么？

364. 何谓抗菌法？

365. 肝、脾破裂的病理类型有哪些？

366. 脊柱骨折患者在搬运过程中，最正确的体位是什么？

367. 颈椎压缩骨折合并脱位最先选择的治疗方法是什么？

368. 脊柱外伤造成脊髓休克的原因是什么？

369. 脊柱骨折造成脱位并脊髓半横切损伤，其损伤平面以下有何改变？

370. 第 10 胸椎压缩性骨折合并脊髓损伤，损伤的脊髓是哪段？

371. 椎间小关节损伤引起腰腿痛与哪一神经有直接关系？

372. 腰椎间盘突出症绝大多数是在哪个间隙突出？

373. 颈椎 2~3 骨折脱位合并脊髓严重损伤最严重的后果是什么？

374. 颈椎 4~5 骨折脱位合并脊髓损伤最严重的后果是什么？

375. 颈椎 5~6 骨折脱位合并脊髓损伤最严重的后果是什么？

376. 脊髓损伤后的常见的并发症什么？

377. 多发伤的救治重点是什么？

378. 处理多发伤的主要任务是什么？

379. 抢救多发伤目前的 VIPCO 程序中各指什么？

380. 脊柱骨折根据受伤时暴力作用方向可分为什么类型？

381. 脊柱脊髓火器伤为开放性损伤时，按伤道与椎管的关系可分为什么？

382. 何谓多发伤？

383. 何谓脊髓休克？

384. 何谓脊髓震荡？

385. 何谓前脊髓损伤综合征？

386. 何谓脊髓半侧综合征？

387. 何谓脊髓中央综合征？

388. 脊椎损伤患者急救搬运应注意哪些事项？

389. 脊柱、脊髓伤的救治重点有哪些？

390. 多发伤紧急救治应采取哪些重要措施？

391. 多发伤检诊程序如何？

392. 脊柱脊髓火器伤的治疗原则是什么？

393. 骨盆骨折最危险的并发症是什么？

394. 骨盆骨折合并失血性休克患者处理的顺序是什么？

395. 骨盆骨折最重要的体征是什么？

396. 哪种类型骨盆骨折易引起膀胱、直肠破裂？

397. 骨盆火器伤分哪些类型？

398. 骨盆骨折早期死亡的主要原因是什么？

399. 骨盆部伤紧急救治应采取哪些措施？

400. 肾蒂损伤的主要表现有哪些？

401. 导尿时应注意哪些事项？

402. 输尿管损伤的处理原则有哪些？

403. 肾损伤后处理的原则有哪些？

404. 肾损伤的临床表现主要有哪些？

405. 尿道断裂尿液外渗范围如何？

406. 尿道断裂伤的处理原则是什么？

407. 膀胱损伤的主要临床表现有哪些？

408. 尿道损伤的主要症状有哪些？

409. 睾丸损伤的急救措施有哪些？

410. 治疗尿道损伤需注意什么？

411. 肾盂伤的处置原则是什么？

412. 膀胱破裂处理方法有哪些？

413. 肾脏闭合性损伤如何分类？

414. 肾脏火器伤的主要症状有哪些？

415. 肾脏伤紧急诊断的辅助检查方法有哪些？

416. 肾脏和输尿管火器伤如何分类？

417. 膀胱破裂如何紧急处理？
418. 膀胱破裂的手术指征是什么？
419. 膀胱破裂有哪几种类型？
420. 根据膀胱破裂的位置，如何进行手术治疗？
421. 尿道损伤合并尿潴留的首选急救措施是什么？
422. 肾挫伤的主要临床表现是什么？
423. 尿道损伤的类型有哪些？
424. 尿道损伤的临床表现有哪些？
425. 男性前尿道损伤多发生于什么部位？
426. 尿道损伤处理原则是什么？
427. 尿道损伤如何分类？
428. 泌尿系损伤多见于哪个部位？
429. 外伤性输尿管损伤的处理原则是什么？
430. 膀胱破裂的处理原则是什么？
431. 膀胱挫伤的保守治疗应注意哪些事项？
432. 尿道球部损伤的尿外渗范围是什么？
433. 尿道阴茎部断裂（阴茎筋膜完整）的尿外渗范围是什么？
434. 尿道阴茎部断裂（阴茎黏膜破裂）的尿外渗范围是什么？
435. 骨筋膜室综合征的临床表现有哪些？
436. 缺血性肌挛缩的临床表现有哪些？
437. 手外伤的处理原则有哪些？
438. 腓总神经损伤后有哪些感觉和运动体征？
439. 开放性骨折按软组织损伤程度如何分度？
440. 骨折早期有哪些并发症？
441. 如何预防早期并发症？
442. 骨折晚期并发症的预防有哪些？
443. 骨折的治疗原则是什么？
444. 影响骨折愈合的主要因素有哪些？
445. 开放性关节损伤如何分度？
446. 开放性关节损伤的处理原则是什么？
447. 腕管由哪些部分构成？
448. 何谓鼻咽窝？
449. 何谓 Dugas 征？
450. 何谓脂肪栓塞？
451. 脂肪栓塞的诊断标准是什么？
452. 脂肪栓塞的治疗原则是什么？
453. Colles 骨折的临床表现有哪些？
454. Colles 骨折如何确诊？
455. 手部大鱼际肌群由哪几块肌肉组成？
456. 臂丛神经在上肢主要有哪几大分支？
457. 何谓缺血性肌挛缩？

458. 肱骨内、外踝和尺骨鹰嘴的正常位置关系是什么？
459. 外科感染有哪些特点？
460. 气性坏疽的临床表现是什么？
461. 气性坏疽的诊断要点是什么？
462. 引起气性坏疽最常见的致病因子是什么？
463. 战伤固定的原则有哪些？
464. 战场初级救治的基本技术范围包括哪几个方面？
465. 战伤清创术的基本内容和要求有哪些？
466. 四肢伤战（现）场急救应采取哪些措施？
467. 四肢伤紧急救治应采取哪些措施？
468. 常用的战伤止血方法是什么？
469. 战伤所致周围血管伤应如何处理？
470. 四肢关节脱位的指征有哪些？
471. 四肢关节脱位复位成功的标志是什么？
472. 骨折复位主要有哪几种类型？
473. 骨折的特有体征是什么？
474. 伸直型肱骨伤骨折的临床表现有哪些？如何诊断？
475. 骨折开放复位内固定的适应证有哪些？
476. 治疗骨折的治疗原则有哪些？
477. 肘关节包括哪几个关节？
478. 何谓盖氏骨折？
479. 何谓孟氏骨折？
480. 股骨头骨折按骨折部位分类有哪几种？
481. 哪一类骨折最易出现股骨头坏死？
482. 影响股骨胫骨折不愈合的因素主要有哪些？
483. 战伤截肢术的手术适应证有哪些？
484. 战伤截肢时的注意事项有哪些？
485. 战伤中使用止血带的注意事项有哪些？
486. 股骨头坏死结合临床及 X 线表现分为几期？各期表现分别是为什么？
487. 股骨粗隆间骨折按 Evan's 标准分哪几类？
488. 小腿有哪几个筋膜间隙？
489. 筋膜间隙综合征的手术指征是什么？
490. 小腿筋膜室综合征最易发生于哪个间隙？
491. 腕骨共有几块？分别为哪几块？
492. 桡神经损伤发生在肱骨中 1/3 处者，有哪些感觉和运动体征？
493. 试述正中神经在前臂以远所支配的肌肉有哪些？
494. 试述尺神经在手腕部以远的感觉. 运动支分布？

495. 手部屈肌腱根据解剖和生理特点可分为哪几个区？其在手术处理原则上有什么意义？

496. 伸指肌腱止点断裂与深指肌腱中央束断裂分别将出现什么样的畸形？

497. "钮孔"样畸形的形成机制是什么？

498. 何谓手部功能位？

499. 肩袖由哪几部分组成？

500. 肱骨髁上骨折按照损伤机制通常可分为哪几型？

501. 肱骨髁上骨折常见晚期并发症有哪些？

502. 何为提携角？正常提携角为多大？

503. 肱骨外髁骨折按骨折块移位程度可分几度？如何分度？

504. 使前臂能做旋转活动的肌肉有哪几块？

505. 前臂骨间膜分别在前臂处于何位置时最紧张或最松弛？有何临床意义？

506. 前臂双骨折常见的并发症有哪些？

507. 发生前臂肌间隔综合征的常见原因有哪些？

508. 腕部正常的掌倾角与尺倾角分别多大？

509. 何为 Barton 氏骨折？

510. 髋关节脱位常见的合并症有哪些？

511. 股骨头的血液供应有哪些血管？

512. 股骨干指的是股骨哪部分骨干？

513. 股骨干上 1/3 骨折时会产生怎样的骨折移位？

514. 哪种舟状骨骨折最易发生骨不愈合？

515. 股骨干骨折常见的并发症有哪些？

516. 髌骨骨折行张力带钢丝内固定的手术适应证有哪些？

517. 胫骨平台骨折按治疗需要可简化分为哪三类？

518. 膝关节周围主要有哪些韧带？

519. 髋关节脱位可出现哪种畸形？

520. 足部跟骨结节关节角正常大小为多少？

521. 手部休息位时腕关节应处于何种位置？

522. 何谓 Dupuytren 氏骨折？

523. 手部外伤在师级救护所的早期治疗原则有哪些？

524. 足部多发损伤时骨折处理的原则有哪些？

525. 什么叫 Pott's 骨折？

526. 败血症及脓血症发热特点分别是哪种类型？

527. 易发生骨折不愈合或延迟愈合的骨折部位有哪些？

528. 足部由多少块骨组成？

529. 冻伤的病因及防治原则是什么？

530. 简述战壕足的病因及防治方法？

531. 摩擦水疱的处理原则是什么？

532. 何谓日光性皮炎，其临床表现和防治原则是什么？

533. 冻僵伤员急救应采取何措施？

534. 挤压伤的救治应采取何措施？

535. 冲击伤的发生部位和伤情特点是什么？

536. 冲击伤紧急救治应采取何措施？

537. 什么叫挤压综合征？

538. 深 Ⅱ 度烧伤的主要临床表现是什么？

539. 何谓重度烧伤？

540. 烧伤创面采用包扎疗法和暴露疗法的指征是什么？

541. 为什么严重的挤压伤和冲击伤容易并发急性肾功能衰竭？

542. 挤压伤战场急救应采取的措施包括什么？

543. 烧伤时紧急医疗救治系统应包括什么？

544. 我国建立的 4 级烧伤伤员救治系统包括什么？

545. 烧伤患者的治疗原则包括什么？

546. 挤压伤战场急救应采取的措施有哪些？

547. 淹溺的现场急救的措施有哪些？

548. 对于磷烧伤者处理应注意什么？

549. 冻伤者的早期治疗有何措施？

550. 冲击伤战（现）场急救措施有哪些？

551. 烧伤伤员如何分类及后送？

552. 何谓烧伤成人"九分法"？

553. 什么叫吸入性损伤？

554. 吸入性损伤的诊断标准是什么？

555. Ⅲ 度烧伤的临床表现？

556. 冻伤如何分类？

557. 烧伤休克期治疗，调解补液量和补液速度最可靠的指标是什么？

558. 大面积烧伤患者死亡的最主要原因是什么？

559. 烧伤早期休克的主要原因是什么？

560. 大面积烧伤早期最重要的治疗是什么？

561. 决定烧伤严重程度的是什么？

562. 冻伤救治的原则是什么？

563. 什么叫冲击伤？

564. 冲击伤的分类有哪些？

565. 何谓战壕足？

566. 气体冲击伤的特点是什么？

567. 水下冲击伤的特点是什么？

643. 飞行人员跳伞伤有何伤情特点？
644. 飞行人员跳伞伤救治原则有哪些？
645. 飞行人员耳气压损伤有何伤情特点？
646. 飞行人员耳气压损伤救治原则有哪些？
647. 飞行人员鼻窦气压损伤有何伤情特点？
648. 飞行人员窦气压损伤救治要点有哪些？
649. 飞行人员迅速减压性肺损伤有何伤情特点？
650. 飞行人员迅速减压性肺损伤救治要点有哪些？
651. 飞行人员高空减压病有何伤情特点？
652. 何谓伤员空运后送相对禁忌证？
653. 哪些情况应列入空运后送相对禁忌证？

654. 伤病员空运后送分哪三类？
655. 什么是紧急空运？
656. 什么是优先空运？
657. 什么是常规空运？
658. 高原战伤有何伤情特点？
659. 高原战伤救治应采取哪些救治措施？
660. 戈壁沙漠战伤有何伤情特点？
661. 戈壁沙漠战伤应采取哪些救治措施？
662. 寒区战伤有何伤情特点？
663. 寒区战伤应采取哪些救治措施？
664. 温湿环境战伤有何伤情特点？
665. 温湿环境战伤应采取哪些救治措施？

第五部分　创（战）伤急救综合

一、选择题（1～53 题）略

二、是非题（1～37 题）

1. 爆震伤的特点有伤情复杂、内轻外重、变化迅速。　（×）
2. 爆震伤导致鼓膜穿孔的部位已结痂，不必积极处理，忌滴注药物。　（√）
3. 烧伤后出现水疱，要将水疱刺破，液体排干。　（×）
4. 热灼伤后尽快用冷水降低灼伤处的温度。　（√）
5. 婴幼儿气道异物梗阻，首选推荐腹部冲击法。　（×）
6. 目前，有更多的资料显示胺碘酮可提高室颤或无脉性室速伤员的存活率。　（√）
7. 2005 年 CPR 和 ECC 指南中指出镁离子对 QT 间期正常的室性心动过速有效。　（×）
8. 止血带使用最长时间不超过 6 h。　（×）
9. 腹部开放性损伤后肠管外露，原则上要回纳。　（×）
10. 电击伤时，电流由一侧下肢进、另一侧下肢出，对人体危险性最大。　（×）
11. 低压电触电后现场缺乏电除颤或药物除颤条件则慎用肾上腺素。　（√）
12. 神经毒性军用毒剂的特殊解毒药是二巯丙磺钠。　（×）
13. 芥子气一般呈气态，主要以呼吸道吸入中毒为主，较少经皮肤吸收中毒。　（×）
14. 路易氏剂中毒时采用二巯丙磺钠治疗有效。　（√）
15. 生物武器中毒急救中，抗生素应用应采取大剂量联合使用，疗程要长。　（√）
16. 放射性碘是核爆炸和核反应堆常见的放射性核素。　（√）
17. 正常人潮气量是 5～8 mL/kg。　（×）
18. PSV 通气模式单独应用时要求伤员有一定的呼吸功能和相对平衡的呼吸节律，故在临床上很少单独使用，往往与其他模式合用。　（√）
19. 气管插管机械通气的伤员，呼吸机出现高压报警，最佳的处理方法是上调报警上限值。　（×）
20. 代谢性酸中毒、缺氧、发热都可能导致机械通气伤员的人机对抗。　（√）
21. V3、V4 导联出现异常 Q 波伴有 ST 段弓背抬高，提示广泛前壁心肌梗死。　（×）
22. P 波尖而高耸，振幅≥0.20 mV，以Ⅱ、Ⅲ、aVF 导联最为突出，称之为肺型 P 波。　（×）
23. V7 导联位于左腋后线 V4 水平处。　（√）

24. 心电图记录中当走纸速度为 25 mm/h 时，两条纵线间（1 mm）时间表示 40 ms。 （√）

25. 心室扑动有 QRS~T 波群可识别，频率达 200~250 次/min，但心脏丧失排血功能。 （×）

26. 缺血型 T 波由倒置较深逐渐变浅，抬高的 S~T 段恢复至基线是心肌梗死急性期的心电图表现。 （×）

27. 心肺骤停伤员在心脏按压时，血氧饱和度监护仪上显示的脉搏血氧饱和度（SpO₂）数据能准确地反应伤员的血氧情况。 （×）

28. 脉搏血氧饱和度（SpO₂）监护仪测定的搏动只能是小动脉搏动。 （√）

29. 脉搏血氧饱和度（SpO₂）监测探头放置在耳垂比手指好。 （√）

30. 电子血压监测仪在测量血压时，选用袖带大小对血压测量没有影响。 （×）

31. 电子血压监测仪在测量上臂血压时，卷起衣袖不影响血流的情况下，对测量的结果影响不大。 （√）

32. 正常心电图中，T 波代表心室除极。 （×）

33. 心电监护仪提供的心电信息与心电图机提供的信息一样多。 （×）

34. 中心静脉压监测波形中，X 波是三尖瓣关闭波。 （×）

35. 房颤是非同步除颤的适应证。 （×）

36. 肾上腺素可以使粗颤变为细颤，提高除颤成功率。 （×）

37. 张力性气胸紧急减压部位首选锁骨中线第 2 或第 3 肋间。对于严重创伤伤员，现场处理时间不应该超过 5 min。 （√）

三、简答题（1~65 题）

1. 什么是复合伤和多发伤？
2. 影响创口愈合的局部因素有哪些？
3. 烧伤伤员第一个 24 h 内补充总的失液量在时间上是如何分配的？
4. CPR 中强调早期 4 个环节的生存链包括什么？
5. 2005 年 CPR 和 ECC 指南中建议，成人 CPR 行球囊面罩通气时，2 L 的球囊应挤压多少容积？
6. 人工呼吸时压迫环状软骨的目的是什么？
7. 2005 年 CPR 和 ECC 指南建议，院外心脏停搏复苏后仍有昏迷的伤员，若血流动力学稳定，可以给予亚低温治疗，推荐的温度和持续时间是多少？
8. 20 周以上孕妇心肺复苏时的体位如何？
9. 创伤现场急救的原则是什么？
10. 四肢出血最有效的止血方法是什么？
11. 高压电引起典型的电接触伤特点有哪些？
12. 低压电触电后最常见的心律失常及死因是什么？
13. 生物武器中军团菌感染首选抗菌素是什么？
14. 急性放射病主要分为哪几种临床类型？
15. 呼吸机使用的禁忌证有哪些？
16. 何谓 PEEP 通气模式？（中文名称）
17. 何谓 SIMV 通气模式？（中文名称）
18. 何谓 CPAP 通气模式？（中文名称）

19. 何谓室早三联律？
20. 右心衰、三尖瓣关闭不全的伤员测指尖脉搏血氧饱和度（SpO₂）时，手的位置如何放置最为准确？
21. 电子血压监测仪在测量上臂血压时，袖带应放在肘上多少距离？
22. 无创血压监测和有创血压监测两者比较，收缩压在什么范围时，数值基本相同？
23. 心电监护电极 LA 放置在伤员的什么部位？
24. 请说出两种或两种以上的宽 QRS 波心律。
25. 正常中心静脉压是多少？
26. 心脏除颤的作用原理是什么？
27. 仰卧位除颤时，除颤电极最常放在什么部位？
28. 挤压伤的救治原则是什么？
29. 挤压伤战场急救措施是什么？
30. 挤压伤紧急救治措施是什么？
31. 冲击伤（爆震伤）有什么特点？
32. 冲击伤战场急救措施是什么？
33. 冲击伤紧急救治措施是什么？
34. 烧伤救治的基本环节是什么？
35. 烧伤的战场急救措施是什么？
36. 烧伤的紧急救治措施是什么？
37. 颅脑火器伤有什么特点？
38. 颅脑火器伤战场急救措施是什么？
39. 颅脑伤的急救方法有哪些？
40. 脑组织膨出如何处理？

41. 颌面、颈部伤有什么特点？
42. 颌面、颈部伤的战场急救措施是什么？
43. 颌面、颈部伤的紧急救治措施有哪些？
44. 胸部伤的特点是什么？
45. 胸部伤的战场急救措施是什么？
46. 开放性气胸战场急救措施有哪些？
47. 张力性气胸如何判断？
48. 张力性气胸战场急救措施有哪些？
49. 腹部伤的特点有哪些？
50. 腹部伤的战场急救基本措施是什么？
51. 对肠管脱出或大网膜脱出的战场急救措施有哪些？
52. 脊柱、脊髓伤的特点是什么？

53. 脊柱脊髓伤战场急救措施是什么？
54. 脊柱、脊髓伤紧急救治措施是什么？
55. 骨盆部伤的特点是什么？
56. 骨盆部伤战场急救措施有哪些？
57. 骨盆部伤紧急救治措施有哪些？
58. 四肢伤的特点有哪些？
59. 四肢伤的战场急救措施有哪些？
60. 四肢伤的紧急救治措施有哪些？
61. 多发伤有什么特点？
62. 潜艇舰员减压病有哪些临床特点？
63. 潜艇舰员减压病如何救治？
64. 潜艇舰员肺气压伤的临床特点有哪些？
65. 潜艇舰员肺气压伤有哪些救治措施？

第六部分　创（战）伤急救操作技能

一、心肺复苏术

（一）适应证
适用于任何原因引起的心脏骤停。

（二）操作步骤
迅速使伤员仰卧于硬板床上或地面，撤掉枕头、清除口鼻、咽喉内异物后，立即开始下列操作。

1. 打开气道

使颈部弯曲消失，并使舌根部抬起，离开咽后壁，解除上呼吸道梗阻。可选用下列方法。

（1）仰头提颏法：抢救者站或跪于伤员一侧，一手示指、中指放在伤员颏部骨性部分，向上提起。同时，另一手小鱼际放在伤员前额，并向下压。

（2）仰头抬颈法：抢救者站或跪于伤员一侧，一手放在伤员颈后部，向上提起。同时，另一手小鱼际放在伤员前额，并向下压。

（3）提颌法：抢救者站于伤员头顶端，双手示指、中指分别固定伤员两侧下颌角，向上抬颌。

（4）仰头举颏法：抢救者站于伤员一侧，一手拇指与示指、中指分别置于伤员两侧下颌角，向上抬举下颌。同时，另一手小鱼际放在伤员前额，并向下压。

以上4种方法，均必须使头部充分后仰，使下颌角与耳垂连线和身体水平面呈90°即可。动作不可过猛，以免损伤或加重损伤颈椎，推荐使用（1）（4）两种方法。

2. 口对口吹气

打开气道后，经检查证实无自主呼吸，立即用放在伤员前额的手的拇指、示指捏紧双侧鼻孔。深吸气后，用嘴严密包绕伤员的嘴，勿使漏气。首次连续向伤员肺内吹气两次。每次吹气后，松开紧捏鼻孔的手指，使伤员呼出气体。同时，必须观察其胸廓是否起伏。成人吹气量500~600 mL/次，12次/分，以伤员胸部轻轻隆起为适度。

3. 胸外心脏按压

（1）按压部位：站或跪在伤员身体一侧。用一手中指、示指并拢，中指沿抢救者一侧的肋弓下缘向上滑动，至胸骨体与剑突交界处。另一手掌根部大鱼际外侧紧贴前一手示指、掌根部置于胸骨上，即胸骨下

1/3 处。并使掌根长轴与胸骨长轴平行，而手指与掌心均应抬起，不得贴附于胸壁。另一手掌重叠其上，双手手指可交叉在一起。

（2）按压姿势：两臂伸直，肘关节不得弯曲，双肩正对伤员胸骨上方，利用上体的重量垂直向下按压胸骨，深度达 4~5 cm。放松时，掌根不得离开胸壁。

（3）按压频率：成人 100 次/min 左右。按压时间与放松时间之比为 1∶1。按压应稳定而有规律地进行，不得间断，不得猛压猛抬。

（4）按压与吹气之比：单人 15∶2，双人 5∶1。

（5）如因诊断或抢救需要时，必须中断按压，时间不得超过 5 s。

二、电除颤/电转复术

（一）电除颤术

1. 适应证

适用于心脏骤停、心室颤动的抢救治疗。

2. 操作步骤

（1）伤员平卧位。

（2）迅速开放气道，放置口咽管或气管插管，人工呼吸。

（3）在准备除颤仪的同时，给予持续胸外心脏按压。

（4）将两个电极板涂以导电膏，并分别放置于伤员右锁骨中线第二肋下方及心尖部，紧贴皮肤。

（5）将除颤仪设置为非同步状态。

（6）首次充电能量 360 Ws。

（7）充电完毕时，检查术者及他人确无与伤员身体接触后开始放电。

（8）首次除颤后立即进行 5 个循环心肺复苏，然后观察并记录即刻心电图。如室颤持续存在，可连续电击，直至转复成功或停止抢救。

（9）如心电监测显示为心电静止，立即给予肾上腺素静脉注射（具体用法见"心脏骤停"）。

（10）转复过程中与转复成功后，均须严密监测并记录心律/心率、呼吸、血压、神志等病情变化。

（二）同步直流电转复术

1. 适应证

适用于心房纤颤伴快速心室率、阵发性室上性心动过速、阵发性室性心动过速者，尤其适用于伴心绞痛、心力衰竭、血压下降等血流动力学改变及药物治疗无效者。而洋地黄中毒、病态窦房结综合征、严重房室传导阻滞、低钾血症者禁用此法。

2. 操作步骤

（1）伤员平卧于绝缘床上或地上。

（2）吸氧。

（3）持续心电监护。

（4）建立静脉通道。

（5）做好气管插管等复苏抢救准备。

（6）安定 20 mg 缓慢静注。同时，嘱伤员数"1，2，3，4……"，直至神志朦胧、数数停止或睫毛反射消失，立即停止推药。

（7）将电极板涂以导电膏，并分别放置于伤员右锁骨中线第二肋下方及心尖部，紧贴皮肤。

（8）检查除颤器同步性能，使之处于同步状态。

（9）充电能量 50~100 Ws。

（10）充电完毕，周围人员离开床边，放电。

（11）同时，观察并记录心电图。如无效，可重复电转复，每次能量可增加 50 Ws。

（12）转复过程中与转复成功后，均须严密监测心律/心率、呼吸、血压、神志等病情变化。

三、气管插管术

（一）适应证

适用于心跳呼吸骤停、呼吸衰竭及呼吸肌麻痹等伤员。

（二）操作步骤

1. 伤员仰卧位，清除口腔内假牙、血块及分泌物等异物后，头部充分后仰，使口、咽、喉三点呈一直线。

2. 左手持喉镜，右手将伤员上下齿分开，将喉镜叶片沿口腔右颊侧置入，将舌体推向左侧，即可见到悬雍垂。再继续进入，即可见到会厌，把喉镜向上提起，不得以牙齿当支点，并挑起会厌，充分暴露声门。

3. 右手持气管导管，对准声门，插入 3~5 cm（气囊越过声门即可）。如有管芯，立即拔出，向导管气囊内注入空气 5~7 mL。

4. 连接简易呼吸器，挤压呼吸器气囊，并双肺听诊，如有呼吸音，立即退出喉镜，放入牙垫，用胶布将气管导管与牙垫固定。亦可连接呼吸机及氧气。

（三）注意事项

1. 气管导管插入过深，易进入右侧支气管，而造成左侧肺不张，左侧呼吸音消失；插入过浅易脱落或导管气囊压迫声门引起水肿。

2. 使用简易呼吸气囊成人通气量 500~600 mL/次，呼吸机 8~15 mL/kg/次，12~16 次/min。

3. 气管导管内如有分泌物应及时吸出。

4. 气管导管气囊采用低容量充气，气囊的压力一定要保持在 25 cmH$_2$O 以下。留置气管导管一般不超过 48 h。

5. 心肺脑复苏术中通过气管内给药方法应将肾上腺素、阿托品等药物稀释至 10 mL，用导尿管或一次性输液器塑料管连接注射器，将其远端通过气管导管送至气管分叉处（体表投影即胸骨角处）注入，然后加压呼吸，以促使药物在肺内扩散、吸收。

四、环甲膜穿刺术

（一）适应证

适用于急性喉阻塞，尤其是声门区阻塞、严重呼吸困难、来不及建立人工气道等伤员。

（二）操作步骤

1. 伤员取仰卧位，去掉枕头，肩部垫起，头部后仰。

2. 在环状软骨与甲状软骨之间正中处可触到一凹陷，即环甲膜，此处仅为一层薄膜，与呼吸道相通，为穿刺位置。

3. 局部常规消毒后，以 1%普鲁卡因 1 mL 局麻。

4. 术者左手手指消毒后，以示指、中指固定环甲膜两侧，右手持注射器从环甲膜垂直刺及，当针头刺入环甲膜后，即可感到阻力突然消失，并能抽出空气，伤员可出现咳嗽反射。

5. 注射器固定于垂直位置可注入少量表面麻醉剂，如地卡因等。然后再根据穿刺目的进行其他操作，例如，注入药物或换 15~18 号大针头刺入，以解除气道阻塞造成的通气障碍等。

6. 如发生皮下气肿或少量出血予以对症治疗。

五、吸痰术

（一）适应证

适用于呼吸道阻塞导致的呼吸困难、意识不清的已建立人工气道的伤员。

（二）操作步骤

准备两瓶生理盐水分别供吸气道和鼻口腔使用，选择比插管长 4~5 cm，内径不超过管径 1/2 的吸痰管。

1. 应用呼吸机的伤员先给予高浓度吸氧 1~2 min。

2. 调节好吸引装置，负压<-6.7 kPa 为宜。

3. 撕开一次性吸痰管。

4. 戴无菌手套，严格无菌操作。

5. 将吸痰管正压进入气道直到支气管（比气管插管长 3~5 cm）后，负压边旋转边吸引而出。动作要轻柔，置管要够深，正压进入负压出。每次吸痰时间不超过 15 s。

6. 吸痰后，再给予高浓度吸氧 1~2 min。待 SaO_2 升至正常水平（>94%）再将吸入氧浓度或流量调至原来水平。

7. 吸口腔和鼻腔分泌物。

（三）观察病情

1. 生命体征的观察，如脉搏、呼吸、血压，神志、末梢循环等。

2. 观察气管插管是否移位，看胸廓起伏是否一致，听双肺呼吸音是否均匀。

六、胸腔穿刺术

（一）适应证

适用于气胸、血胸紧急减压的伤员。

（二）操作步骤

1. 伤员取半卧位或坐位。

2. 穿刺部位

（1）气胸穿刺部位：患侧锁骨中线稍外第 3 肋间。

（2）血胸穿刺部位：一般选用叩诊呈实音、听诊呼吸音消失的部位。可选肩胛下角第 7~第 9 肋间，腋中线第 6 或第 7 肋间，腋前线第 5 肋间。

3. 常规局部皮肤消毒。

4. 手术者戴无菌手套，铺无菌孔巾，用 1%~2% 普鲁卡因沿下一肋骨上缘进针，自皮肤至胸膜逐层麻醉。

5. 麻醉后，用胸腔穿刺针（止血钳夹住胶管）沿原麻醉点缓慢进针，方向与胸壁垂直，至胸腔穿刺术适用于气胸、血胸减压。

6. 抽气或抽血完毕，覆盖无菌纱布，胶布固定。

（三）注意事项

穿刺抽气、抽液量不宜过多过快，以免造成纵隔摆动、胸腔内压突然降低危及生命。

七、股静脉穿刺术

（一）目的和部位

目的：常用于急救时加压输液、输血或采血标本等。

部位：股静脉位于股三角区的股鞘内，在腹股沟韧带下方，紧靠股动脉内侧。

（二）操作步骤

1. 伤员仰卧位，将一侧大腿外旋，小腿屈曲成 90°，穿刺侧臀下垫一小枕。

2. 常规消毒穿刺部位皮肤及操作者左手示指。在腹股沟韧带中部扪清股动脉搏动明显处。

3. 右手持注射器，使针头和皮肤呈直角或 45°，在股动脉内侧 0.5 cm 处刺入，然后缓缓将空针上提并抽吸活塞，见抽出血液后即固定针头位置，抽取需要的血量或输入液体。

4. 注射完毕后，局部用无菌纱布加压止血至不出血为止。

（三）注意事项

1. 严格无菌操作，防止感染。

2. 如抽出为鲜红色血液，提示穿入股动脉，应立即拔出针头，用无菌纱布持续压迫穿刺处 5~10 min，直至无出血为止。

3. 抽血或注射完毕，立即用无菌纱布压迫数分钟，以免引起局部生血或血肿。

八、气道异物阻塞清除术

（一）诊断依据

1. 气道异物不完全性阻塞

强烈的刺激性咳嗽，伤员神志可保持清醒。咳嗽的间隙出现喘息。

2. 气道异物完全性阻塞

伤员不能说话、呼吸、咳嗽，并用拇指和示指抓压颈部。很快面色、口唇青紫，意识丧失。小儿不能哭出声。

（二）急救手法

1. 腹部冲击法

1974 年，美国医生海曼发明的海氏手法（Heimlich 法）是一种简便有效的解除气道异物阻塞的急救方法。海氏手法又叫作"腹部冲击法"。腹部冲击法的原理是在上腹部猛推，以抬高膈肌而使得空气由肺内压出，如此产生人工咳嗽，将阻塞气道的异物排出。为了清除气道内的异物，必要时多次重复这个推动的动作。

（1）伤员立位或坐位时的腹部冲击法

1）适用范围：伤员神志清醒。

2）操作步骤：①救助者站在伤员的背后，用双臂围抱伤员的腰部；②准备好一只手并握拳；③拳头的拇指一侧对着伤员的上腹部，即剑突与肚脐之间中点的位置；④另一只手抓住拳头，突然向上快速猛推，压入伤员上腹部；⑤重复连续推击，直到异物从气道排出或伤员意识丧失。注意：实施每一个新的猛推动作，应是不连贯的、顿击的动作，试图以此使异物排出来。

（2）伤员卧位时的腹部冲击法

1）适用范围：伤员神志已丧失。

救助者因手臂短而围不住清醒伤员的腰时可采用此法。

2）操作步骤：①伤员仰卧位，面朝上；②救助者跨骑在伤员的大腿部，一只手的掌根部置于伤员的上腹部正中，另一只手直接放在前一只手上面，突然向前向下快速猛推，压入伤员上腹部；④救助者可利用自身的体重来完成猛推手法。

2. 胸部冲击法

此法适用于不方便使用腹部冲击法进行急救的气道异物阻塞伤员，如妊娠后期、明显肥胖的伤员。在 2000 年国际复苏指南中对意识不清或逐渐意识不清的气道阻塞伤员推荐使用胸部冲击法。

（1）伤员立位或坐位时的胸部冲击法

1）适用范围：神志尚清醒的妊娠后期、明显肥胖的伤员。

2）操作步骤：①救助者站在伤员后方，双臂由腋下抱胸；②一只手握拳并将拇指侧置于伤员胸骨中部，注意避开剑突肋骨缘；③另一只手抓住拳头，向后猛推，直到把异物排出或伤员神志丧失为止。

（2）伤员卧位时的胸部冲击法

1）适用范围：神志不清的妊娠后期、明显肥胖的伤员。

2）操作步骤：①伤员仰卧位，救助者贴近伤员侧面并跪下；②手的位置与心肺复苏时的胸外心脏按压的位置相同，即手掌根部置于胸部下部的一半。注意：每一次猛推应慢而有节奏地进行，以保证将气道内的异物排出。

（三）小儿气道异物阻塞的急救手法

1. 适用范围

对儿童推荐使用减小的腹部冲击法，对婴儿完全性气道异物阻塞推荐使用胸部推击法和背部拍击法。

2. 婴儿胸部冲击法和背部拍击法的步骤

（1）第一步

打开气道，掏取异物，取出可见的异物。如无效，进行第二步。

（2）第二步：背部拍击法

①婴儿俯卧位，面朝下，骑跨在救助人员的前臂上，支持住头颈部，使之低于躯干，救助者前臂支在大腿上，以支持婴儿。

②用手掌根部在婴儿双肩之间拍击背部 5 次。

③重复第一步，如无效，进行第三步。

（3）第三步：胸部推击法

①婴儿仰卧位或在拍背后，仔细地托住婴儿头颈部，旋转成仰卧位，放在救助者大腿上，头部低于身体。

②在两个乳头连线、胸部下部一半的位置或在剑突上大约一指的地方，进行 5 次快速胸部推压。

（4）第四步

打开口腔，检查被排出的异物，并用手指掏取出来。

附录 A　伤员的分类

一、伤员伤类

按致伤的社会属性，分为战争行动、自然灾害、交通事故、恐怖袭击、意外伤害、生产安全事故等。

按致伤原因，可分为擦伤、撕裂伤、刺伤、切割、挫伤、火器伤、冲击伤等。

按受伤部位、组织器官，区分为颅脑、胸、腹、泌尿生殖、脊柱脊髓、骨盆、四肢、周围神经、血管、复合损伤等。

按伤后皮肤是否完整，区分为闭合性创伤（closed injury）、开放性创伤（open injury）。

按伤情轻重，区分为重伤、轻伤。

二、各专科常用的伤情分类

（一）颅脑损伤的分类

颅脑损伤是一种常见外伤，可单独存在，也可与其他损伤复合存在。发病率为 0.001%～0.002%。颅脑损伤的死残率是全身各部位损伤的首位。

1. 按伤情轻重分类

（1）轻型：①昏迷 0～30 min；②仅有轻微头昏、头痛等自觉症状；③神经系统和脑脊液检查无明显改变。（单纯性脑震荡伴有或无颅骨骨折）

（2）中型：①昏迷在 12 h 以内；②有轻度神经系统阳性体征；③体温、呼吸、血压、脉搏有轻度改变。（轻度脑挫裂伤伴有或无颅骨骨折及蛛网膜下腔出血，无脑受压者）

（3）重型：①深昏迷，昏迷在 12 h 以上，意识障碍逐渐加重或出现再次昏迷；②有明显神经系统阳性体征；③体温、呼吸、血压、脉搏有明显改变。（颅骨骨折，广泛脑挫裂伤及脑干损伤或颅内出血）

（4）特重型：①脑原发伤重，伤后即陷入深昏迷，有去脑强直或伴有其他部位的脏器损伤、休克；②已有晚期脑疝，包括双侧瞳孔散大，生命体征明显紊乱或呼吸已停止。

2. 按临床应用分类

（1）颅伤：

1）头皮损伤：①头皮擦伤；②头皮挫伤；③头皮血肿（头皮下血肿、帽状腱膜下血肿、骨膜下血肿）；④头皮裂伤；⑤头皮撕脱伤。

2）颅骨损伤：①按颅骨骨折部位：颅盖骨折、颅底骨折；②按骨折线类型：线性骨折、凹陷性骨折；③按骨折部位：颅前窝骨折、颅中窝骨折、颅后窝骨折；④按致伤原因：开放性颅骨骨折（非火器性颅骨骨折、火器性颅骨骨折）；闭合性颅骨骨折。

（2）脑伤：

1）开放性脑损伤：非火器性脑损伤、火器性脑损伤（穿透伤、盲管伤、切线伤）。

2）闭合性脑损伤：原发性脑损伤（脑震荡、脑挫裂伤、弥漫性轴索损伤）；继发性脑损伤（急性、亚急性、慢性颅内血肿；硬膜外血肿、硬膜下血肿、脑内血肿；脑室内血肿；迟发性脑内血肿）。

3. 按昏迷程度分类

（1）格拉斯哥昏迷评分（glasgow coma scale，GCS）见附表 1。

附表 1 格拉斯哥昏迷评分（glasgow coma scale，GCS）

睁眼反应	记分	言语反应	记分	运动反应	记分
自动睁眼	4	回答正确	5	遵嘱动作	6
呼唤睁眼	3	回答有错	4	刺痛定位	5
刺痛睁眼	2	语无伦次	3	刺痛躲避	4
不能睁眼	1	仅能发音	2	刺痛屈曲	3
		不能发音	1	刺痛过伸	2
				不能活动	1

注：总分最高为 15 分，最低为 3 分。8 分以下为昏迷。

　　轻型：13~15 分，伤后昏迷在 30 min 以内。

　　中型：9~12 分，伤后昏迷在 30 min 至 6 h 内。

　　重型：3~8 分，伤后昏迷在 6 h 以上。

（2）格拉斯哥-莱吉昏迷记分：其在上述方法基础上增加脑干反射，脑干反射包括 5 种，共 6 级（0~5 分）。反应脑干损伤平面，分级越低，伤情越重。

1）额眼轮匝肌反射：代表间脑-中脑水平功能。方法：将患者眉尖部皮肤，用拇指向外上牵拉，再用扣诊锤击打拇指，如引起该侧闭目反射为 5 分。

2）垂直性眼前庭反射：代表间脑-中脑水平功能。方法：将患者头部快速伸曲做俯仰动作，如出现双眼球上下垂直运动评为 4 分。

3）瞳孔对光反射：代表中脑水平功能。方法：光照瞳孔，如引起瞳孔收缩反射，则评为 3 分。

4）水平性眼前庭反射：代表桥脑功能。方法：将患者颈部快速左右转动，如出现水平眼球震颤或偏侧凝视评为 2 分。

5）眼心反射：代表延髓功能。方法：压迫患者眼球，如引起心率减缓则评为 1 分。

6）无反射：表明患者脑干功能已经丧失。评为 0 分。

（二）胸部损伤分类

1. 创伤分类　分类依据：胸膜腔是否与外界相通。

闭合性损伤：①钝性伤；②创伤性窒息；③肺爆震伤。

开放性损伤：①穿入伤（盲管伤）；②贯通伤；③切线伤。

平时：闭合性伤占 70%，开放性伤占 30%。

战时：绝大多数为开放性伤。

2. 创伤评分

（1）胸部创伤早期评分系统［胸部创伤严重程度评分（thoracic trauma severity score，TTS）］见附表 2。

附表 2 胸部创伤严重程度评分（TTS）

分级	PaO_2/FiO_2	肋骨骨折	肺挫伤	胸膜受累	年龄（岁）	记分
0	>400	0	无	无	<30	0
Ⅰ	300~400	1~3	1L（单侧）	PT	30~41	1
Ⅱ	200~300	3~6	2L（单侧）或1L（双侧）	HT/HPT（单侧）	42~54	2
Ⅲ	150~200	>3（双侧）	<2（双侧）	HT/HPT（双侧）	55~70	3

续表

分级	PaO₂/FiO₂	肋骨骨折	肺挫伤	胸膜受累	年龄（岁）	记分
Ⅳ	<150	连枷胸	≥2（双侧）	TPT	>70	4

注：①PT：气胸；HT：血胸；HPT：血气胸；TPT：张力性气胸。②损伤分级：0级代表正常；Ⅰ级代表胸部相关并发症的发生率小于10%；Ⅳ级代表胸部相关并发症的发生率大于60%。

（2）ARDS的柏林诊断标准见附表3。

附表 3　ARDS 的柏林诊断标准

项目	急性呼吸窘迫综合征
起病时间	从已知临床损害以及新发或加重呼吸系统症状至符合诊断标准时间，≤7 d
胸部影像学ᵃ	双侧浸润影，不能用积液、大叶／肺不张或结节来完全解释
肺水肿原因	呼吸衰竭不能用心力衰竭或液体过度负荷来完全解释；如无相关危险因素，需行可以观察检查（如超声心动图）以排除静水压增高型肺水肿
氧合情况ᵇ	轻度ᶜ：PEEP 或 CPAP≥5 cmH₂O 时，200 mmHg<PaO₂/FiO₂≤300 mmHg； 中度：PEEP≥5 cmH₂O 时，100 mmHg<PaO₂/FiO₂≤200 mmHg； 重度：PEEP≥5 cmH₂O 时，PaO₂/FiO₂≤100 mmHg

注：a 胸部影像学包括 X 线或 CT；b 如果海拔超过 1000 m，PaO₂/FiO₂ 值需用公式校正，校正后 $PaO_2/FiO_2 = PaO_2/FiO_2 \times$（当地大气压/760）；c 轻度 ARDS 组，可用无创通气时输送的持续气道正压。CPAP：持续气道正压；FiO₂：吸入氧分数；PEEP：呼吸末正压。

（三）腹部损伤分类

腹部损伤（abdominal injury）在平时和战时都较多见，其发病率在平时占各种损伤的 0.4%～1.8%。

1. 分类　腹部损伤可分为开放性和闭合性两类。开放性损伤有腹膜破损者为穿透伤（多伴内脏器官损伤），无腹膜破损者为非穿透伤（偶伴内脏器官损伤）；其中投射物有入口、出口者为贯通伤，有入口无出口者为盲管伤。闭合性损伤可能仅局限于腹壁，也可同时兼有内脏器官损伤。闭合性损伤具有更为重要的临床意义，开放性损伤即使涉及内脏器官，其诊断常较明确；但如体表无伤口，要确定有无内脏器官损伤，有时是很困难的。

2. 损伤具体类型

（1）腹壁损伤：单纯性腹壁损伤、闭合性腹壁损伤、开放性腹壁损伤（非穿透性损伤、穿透性损伤、腹壁缺损）。

（2）肝胆胰损伤：肝损伤（开放性、闭合性）、肝外胆管损伤（开放性、闭合性）、胰腺损伤（开放性、闭合性）、脾脏损伤（开放性、闭合性）。

（3）胃肠损伤：胃损伤（钝性挫伤、穿透性损伤）、十二指肠损伤、小肠损伤（开放性：切割伤、穿刺伤；闭合性：车祸、钝器创伤）、结肠损伤、直肠损伤。

（四）泌尿及生殖系统损伤

1. 肾脏损伤的分类

（1）按病因分类：①开放性损伤；②闭合性损伤。

（2）按创伤所致的病理改变分类：①肾实质创伤；②肾盂裂伤；③肾蒂损伤。

（3）按肾创伤程度分类：轻型肾创伤、重型肾创伤；小型肾创伤、大型肾创伤。

美国创伤外科协会分为 5 度：Ⅰ度——肾挫伤；Ⅱ度——肾小裂伤；Ⅲ度——肾大裂伤，累及肾髓质，但未累及集合系统；Ⅳ度——肾全层裂伤伴肾盏肾盂撕裂，肾碎裂、肾横断及贯通伤；Ⅴ度——肾动静脉主干破裂或肾碎裂及横断，同时伴有肾门区肾动静脉断裂、肾盂撕裂。

2. 输尿管损伤的分类

（1）外伤性损伤：贯穿性损伤、非贯穿性。

（2）腔内器械损伤。

（3）放射性损伤。

3. 膀胱损伤的分类

（1）按损伤的病因分类：开放性损伤；闭合性损伤。

（2）按损伤部位和严重程度分类：膀胱挫伤；膀胱破裂（腹膜外型、腹膜内型、混合型）。

4. 尿道损伤的分类

（1）开放性损伤。

（2）闭合性损伤。

5. 生殖系统损伤的分类

（1）男性生殖系统损伤：阴茎损伤（挫伤、切割伤、撕裂伤、阴茎脱位、阴茎折断及阴茎绞窄）；阴囊及阴茎皮肤损伤（阴囊挫伤、皮肤撕脱伤）；睾丸破裂及脱位（睾丸破裂、睾丸脱位）。

（2）女性生殖系统损伤：外阴裂伤、外阴血肿、阴道损伤、内生殖器损伤。

（五）脊柱脊髓损伤的分类

我国每年究竟有多少脊柱脊髓损伤病例，目前尚缺乏确切的统计。据报道，在美国每年因创伤造成的急性脊髓损伤8千至1万人，主要是车祸或坠落伤所致。按此比率计算，全球每年将增加30万例以上的脊柱脊髓损伤者，而伤残者70%以上为40岁以下的青壮年，每一患者每年消耗5万~7万美元，呈现高发生率、高致残率、高耗费、青壮年高比例、低死亡率的特点，因而它已成为全球性医疗和社会问题。

1. 脊柱损伤的分类

根据受伤时暴力作用的方向可分为：屈曲型、伸直型；屈曲旋转型和垂直压缩型。

按部位分类：可分为颈椎、胸椎、腰椎骨折或脱位。按椎骨解剖部位又可分为椎体、椎弓、椎板、横突、棘突骨折等。

Armstrong-Denis分类是目前国内外通用的分类。共分为：压缩骨折、骨折脱位、旋转损伤、爆裂骨折、后柱断裂、压缩骨折合并后柱断裂、爆裂骨折合并后柱断裂。

根据骨折后的稳定性，可分为稳定型和不稳定型。

外伤性无骨折脱位型脊髓损伤。多发生于儿童和中老年患者，特点是影像学检查无骨折脱位。

2. 脊髓损伤分类

（1）脊髓受压：由于突入椎管的移位椎体、碎骨块、椎间盘等组织直接压迫脊髓，导致出血、水肿、缺血变性等改变。

（2）脊髓挫裂伤：可以是轻度出血和水肿，也可以是脊髓完全挫灭或断裂。后期可出现囊性变或萎缩。

（3）脊髓休克（脊髓震荡）：脊髓损伤早期多伴有脊髓休克。表现损伤平面以下感觉、运动、括约肌功能完全丧失。单纯脊髓休克可在数周内自行恢复。球海绵体反射的出现或深腱反射的出现是脊髓休克终止的标志。

（4）根据损伤程度可以是完全性瘫痪，也可以是不完全瘫痪。

（5）按脊髓损伤的节段分类：颈段、胸段、胸腰段和圆锥损伤。

（六）骨盆骨折的分类

骨盆骨折是一种严重外伤，占骨折总数的1%~3%，多由高能外伤所致，半数以上伴有合并症或多发伤，致残率高达50%~60%。最严重的是创伤性失血性休克及盆腔脏器合并伤，救治不当有很高的死亡率，可达10.2%。据统计，骨盆骨折中50%~60%由汽车车祸造成，10%~20%是由于行人被撞，10%~20%为摩托车外伤，8%~10%为高处坠落伤，3%~6%为严重挤压伤。

1. Young-Burgess分类

（1）分离型（APC）：由前后挤压伤所致，常见耻骨联合分离，严重时造成骶髂前后韧带损伤占骨盆骨折的21%；根据骨折严重程度不同又分为Ⅰ、Ⅱ、Ⅲ 3个亚型。

（2）压缩型（LC）：由侧方挤压伤所致，常造成骶骨骨折（侧后方挤压）及半侧骨盆内旋（侧前方挤压），占骨盆骨折的49%；根据骨折严重程度不同又分为Ⅰ、Ⅱ、Ⅲ 3个亚型。

（3）垂直型（VS）：剪切外力损伤，由垂直或斜行外力所致，常导致垂直或旋转方向不稳定占骨盆骨折的6%。

（4）混合外力（CM）：侧方挤压伤及剪切外力损伤，导致骨盆前环及前后韧带的损伤占骨盆骨折的14%。

该分类的优点是有助于损伤程度的判断及对合并损伤的估计可以指导抢救判断预后，根据文献统计，分离型骨折合并损伤最严重，死亡率也最高，压缩型次之，垂直型较低；而在出血量上的排序依次是分离型、垂直型、混合型、压缩型。

2. Tile's/AO 分类

（1）A型：稳定，轻度移位。

A1：撕脱损伤。

A2：直接暴力致髂骨翼或前弓骨折。

A3：骶尾骨横行骨折。

（2）B型：纵向稳定，旋转不稳定，后方及盆底结构完整。

B1：前后挤压伤，外旋，耻骨联合>2.5 cm—骶髂前韧带+骶棘韧带损伤。

B2.：侧方挤压伤，内旋。

B2.1：侧方挤压伤，同侧型。

B2.2：侧方挤压伤，对侧型。

B3：双侧 B 型损伤。

（3）C型：旋转及纵向均不稳定（纵向剪力伤）。

C1.：单侧骨盆。

C1.1：髂骨骨折。

C1.2：骶髂关节脱位。

C1.3：骶骨骨折。

C2.：双侧骨盆。

C3.：合并髋臼骨折。

（七）四肢骨折的分类

四肢骨折是最常见的创伤，居全身各部位伤的首位。

1. 分类

（1）依据解剖部位来分类：如脊柱的椎体骨折、附件骨折、长骨的骨干骨折、骨骺分离、干骺端骨折、关节内骨折等。

（2）依据骨折的程度分类：

1）完全性骨折：骨的完整性或连续性全部中断，管状骨骨折后形成远、近两个或两个以上的骨折段。横形、斜形、螺旋形及粉碎性骨折均属完全性骨折。

2）不完全性骨折：骨的完整性或连续性仅有部分中断，如颅骨、肩胛骨及长骨的裂缝骨折，儿童的青枝骨折等均属不完全性骨折。

（3）依据骨折稳定程度分类：

1）稳定性骨折：骨折复位后经适当的外固定不易发生再移位者称稳定性骨折。如裂缝骨折、青枝骨折、嵌插骨折、长骨横形骨折、压缩骨折等。

2）不稳定性骨折：骨折复位后易于发生再移位者称不稳定骨性骨折，如斜形骨折、螺旋骨折、粉碎性骨折。股骨干骨折既是横骨折，因受肌肉强大的牵拉力，不能保持良好对应，也属不稳定性骨折。

（4）依据骨折后的时间分类：

1）新鲜骨折：新发生的骨折和尚未充分地纤维连接，还可能进行复位者，3周以内的骨折。

2）陈旧性骨折：伤后3周以上的骨折，3周的时限并非恒定，例如，儿童肘部骨折，超过10 d就很难整复。

（5）依据骨折是否和外界相通分类：

1）开放性骨折：骨折附近的皮肤和黏膜破裂，骨折处与外界相通耻骨骨折引起的膀胱或尿道破裂，尾骨骨折引起的直肠破裂，均为开放性骨折。因与外界相通，此类骨折处受到污染。

2）闭合性骨折：骨折处皮肤或黏膜完整，不与外界相通。此类骨折没有受到污染。

（6）依据骨折前骨组织是否正常分类：

1）外伤性骨折：骨结构正常，因暴力引起的骨折，称之为外伤性骨折。

2）病理性骨折：病理性骨折不同于一般的外伤性骨折，其特点是在发生骨折以前，骨本身即已存在着影响其结构坚固性的内在因素，这些内在因素使骨结构变得薄弱，在不足以引起正常骨骼发生骨折的轻微外力作用下，即可造成骨折。

（7）依据骨折的形态分类：

1）横形、斜形及螺旋形骨折：多发生在骨干部。

2）粉碎性骨折：骨碎裂成两块以上，称粉碎性骨折。骨折线呈"T"形或"Y"形时，又称"T"形骨折或"Y"形骨折。

3）压缩骨折：松质骨因压缩而变形，如椎体和跟骨。

4）星状骨折：多因暴力直接着力于骨面所致，例如，颅骨及髌骨可发生星状骨折。

5）凹陷骨折：例如，颅骨因外力使之发生部分凹陷。

6）嵌入骨折：发生在长管骨干骺端皮质骨和松质骨交界处。骨折后，皮质骨嵌插入松质骨内，可发生在股骨颈和肱骨外科颈等处。

7）裂纹骨折：例如，长骨干或颅骨伤后可有骨折线，但未通过全部骨质。

8）青枝骨折：多发生在小儿，骨质部分断裂，骨膜及部分骨质未断。

9）骨骺分离：通过骨骺的骨折，骨骺的断面可带有数量不等的骨组织，是骨折的一种。

2. 各部位骨折

（1）锁骨骨折：以中1/3和中外1/3最为常见。

（2）肩胛骨骨折：Miller按照肩胛骨的形态特点分为突起部、颈部、肩盂关节部及体部骨折；Hardeggerr根据骨折部位提出的分类方法为肩胛体骨折、肩胛盂边缘骨折、肩胛盂窝骨折、解剖颈骨折、外科颈骨折、肩峰骨折、肩胛冈骨折、喙突骨折和粉碎性骨折；创伤骨科学会（OTA）分型方法：肩胛骨骨折（A型：肩盂关节外骨折；B型：肩盂关节内骨折。并再将A、B型细分为3个亚型）。

（3）肱骨外髁颈骨折：裂纹型骨折、外展型骨折、内收型骨折、肱骨外髁颈骨折合并肩关节前脱位。

（4）肱骨干骨折：骨折线在胸大肌肌腱附着点之上骨折、骨折线在胸大肌肌腱附着点之下骨折、骨折线在三角附着点之下骨折。

（5）肘关节周围骨折：肱骨髁上骨折、肱骨髁间骨折、肱骨内外髁骨折、尺骨鹰嘴骨折、桡骨小头骨折及尺骨喙突骨折。

（6）前臂尺桡骨骨折：按有否与外界交通分为闭合性、开放性；按骨折部位分为远端、中段、近端骨折。

（7）桡骨远端骨折：分为柯力（Colles）骨折、史密斯（Smith）骨折、巴尔通（Barton）骨折、桡骨茎突骨折、儿童桡骨远端骨折。

（8）髋臼骨折：常用的是Letournel分类，分为10类。前5类为简单骨折：后壁、后柱、前壁、前柱、横行骨折。后5类为复杂骨折：T形骨折、前柱与后半横骨折、横行与后壁骨折、后柱与后壁骨折、前柱加后柱骨折。

（9）股骨颈骨折：按骨折部位分类，包括头下型、头颈型、颈中型、基底部骨折。按骨折移位情况（Garden分类）分为：Ⅰ型——骨折没有通过股骨颈，骨折近端保留部分血运，骨折易于愈合；Ⅱ型——完全骨折但无移位，对位良好，骨折是否宜愈合与骨折线位置有关；Ⅲ型——为部分移位骨折，多为远端向近端移位，股骨头向内旋转移位，颈干角变小；Ⅳ型——完全移位，骨折端分离，重叠，近端旋转明显，远端向后上移位，关节周围软组织损伤重，保守治疗多数骨折难以愈合，股骨头坏死率高。

（10）股骨粗隆间骨折：根据骨折线方向分类（Evans 分型）：Ⅰ型——顺粗隆间骨折，骨折线从小粗隆向上外延伸；Ⅱ型——逆粗隆间骨折，骨折线反斜形，从小粗隆向外下延伸，由于内收肌牵拉，股骨干有向内侧移位的趋势。AO 分型：A1 型——经转子的简单骨折（两部分），内侧骨皮质仍有良好的支撑，外侧骨皮质保持完好。①沿转子间线；②通过大转子；③通过小转子。A2 型——经转子的粉碎性骨折，内侧和后方骨皮质在数个平面上破裂，但外侧骨皮质保持完好。①有一内侧骨折块；②有数块内侧骨折块；③在小转子下延伸超过 1 cm。A3 型——反转子间骨折，外侧骨皮质也有破裂。①斜形；②横形；③粉碎。

（11）股骨干骨折：常用分类有横行骨折、斜行骨折、螺旋形骨折、粉碎性骨折、青枝骨折。Winquist 分类：Ⅰ型——小蝶形骨片，对骨折稳定性无影响；Ⅱ型——较大碎骨片，但骨折的近、远端仍保持 50% 以上皮质接触；Ⅲ型——较大碎骨片，骨折的近、远端少于 50% 接触；Ⅳ型——节段性粉碎骨折，骨折的近、远端无接触。

（12）膝关节周围骨折：MeBryde 分型：Ⅰ型——只累及骨干的骨折，关节面没有受累；Ⅱ型——分为两个亚型，Ⅱa 型为累及膝关节的骨折，Ⅱb 型骨折则可累及髋关节或踝关节。

（13）胫腓骨骨折：按损伤涉及的范围分为胫骨骨折、腓骨骨折及胫腓骨双折；按骨折类型分为单纯性骨折、蝶形骨折、粉碎性骨折好多段骨折。

（14）踝关节骨折：根据力学分型分为 5 型。Ⅰ型——旋后内收型；Ⅱ型——旋后外旋型；Ⅲ型——旋前外展型；Ⅳ型——旋前—外旋型；Ⅴ型——垂直压缩型。按 AO 原则分类为 A、B、C 三型。Ashurst 和 Bromer 根据踝部外伤的基本机制与骨折特点分为内翻、外翻和外旋型骨折，并根据骨折的严重程度分为单踝、双踝和三踝骨折。

（15）足部多发骨折：常见者为距骨骨折、跟骨骨折、跖骨骨折伴跗骨脱位及趾骨骨折。

附录 B　公务员录用体检通用标准（试行）

第一条　风湿性心脏病、心肌病、冠心病、先天性心脏病等器质性心脏病，不合格。先天性心脏病不需手术者或经手术治愈者，合格。

遇有下列情况之一的，排除病理性改变，合格：

（一）心脏听诊有杂音；

（二）频发期前收缩；

（三）心率每分钟小于 50 次或大于 110 次；

（四）心电图有异常的其他情况。

第二条　血压在下列范围内，合格：收缩压小于 140 mmHg；舒张压小于 90 mmHg。

第三条　血液系统疾病，不合格。单纯性缺铁性贫血，血红蛋白男性高于 90 g/L、女性高于 80 g/L，合格。

第四条　结核病不合格。但下列情况合格：

（一）原发性肺结核、继发性肺结核、结核性胸膜炎，临床治愈后稳定 1 年无变化者；

（二）肺外结核病：肾结核、骨结核、腹膜结核、淋巴结核等，临床治愈后 2 年无复发，经专科医院检查无变化者。

第五条　慢性支气管炎伴阻塞性肺气肿、支气管扩张、支气管哮喘，不合格。

第六条　慢性胰腺炎、溃疡性结肠炎、克罗恩病等严重慢性消化系统疾病，不合格。胃次全切除术后无严重并发症者，合格。

第七条　各种急慢性肝炎及肝硬化，不合格。

第八条　恶性肿瘤，不合格。

第九条　肾炎、慢性肾盂肾炎、多囊肾、肾功能不全，不合格。

第十条　糖尿病、尿崩症、肢端肥大症等内分泌系统疾病，不合格。甲状腺功能亢进治愈后 1 年无症状和体征者，合格。

第十一条　有癫痫病史、精神病史、癔病史、夜游症、严重的神经官能症（经常头痛头晕、失眠、记忆力明显下降等），精神活性物质滥用和依赖者，不合格。

第十二条　红斑狼疮、皮肌炎和/或多发性肌炎、硬皮病、结节性多动脉炎、类风湿性关节炎等各种弥漫性结缔组织疾病，大动脉炎，不合格。

第十三条　晚期血吸虫病，晚期血丝虫病兼有橡皮肿或有乳糜尿，不合格。

第十四条　颅骨缺损、颅内异物存留、颅脑畸形、脑外伤后综合征，不合格。

第十五条　严重的慢性骨髓炎，不合格。

第十六条　三度单纯性甲状腺肿，不合格。

第十七条　有梗阻的胆结石或泌尿系结石，不合格。

第十八条　淋病、梅毒、软下疳、性病性淋巴肉芽肿、尖锐湿疣、生殖器疱疹，艾滋病，不合格。

第十九条　双眼矫正视力均低于 4.8（小数视力 0.6），一眼失明另一眼矫正视力低于 4.9（小数视力 0.8），有明显视功能损害眼病者，不合格。

第二十条　双耳均有听力障碍，在使用人工听觉装置情况下，双耳在 3 米以内耳语仍听不见者，不合格。

第二十一条　未纳入体检标准，影响正常履行职责的其他严重疾病，不合格。

参考文献

[1] 王正国. 战创伤研究现状 [J]. 腹部外科，2011，24（5）：260-261.

[2] 石敏. 现代战创伤护理的特点 [J]. 西南国防医药，2008，18（5）：735.

[3] 2016—2022 年中国急救中心行业现状调研及未来发展趋势分析报告.（2016-05-27）. http://www.cninfo360.com/yjbg/yyhy/ylqx/20160527/447399.html.

[4] 张雁，温新华，林长敏，等. 国内外公众基础生命支持技术培训现状及其差距 [J]. 中国全科医学，2006，9（20）：1668-1669.

[5] 陈建华，刘有为，程瑞玲，等. 公众急救知识普及性培训方法调查 [J]. 中国误诊医学杂志，2005，5（14）：2785-2786.

[6] 杨瑞兰. 赴德国参观学习急救医疗考察报告 [R/OL].（2008-10-30）. http://www.wm114.cn/wen/78/154310.html.

[7] 郑进. 美国急救医疗服务体系介绍 [J]. 中国全科医学，2007，10（20）：1719-1720.

[8] 郝志梅，田炜. 日本急救医疗服务体制的现状及问题 [J]. 中国卫生事业管理，2009，26（2）：139-140.

[9] 潘娟. 大学生急救培训现状分析 [J]. 医学教育，2016，16（40）：24-26.

[10] 徐如祥. 现代交通事故伤救治：第 1 版 [M]. 北京：人民卫生出版社，2013：193.

[11] 刘淙悠，白颖，吴利春，等. 胸部创伤严重评分评估胸部创伤患者严重程度及预后的临床分析 [J]. 中国医刊，2016，51（11）：90-91.

[12] 徐如祥. 地震灾害医学：汶川特大地震救援回顾与经验总结：第 1 版 [M]. 北京：人民军医出版社，2009.

[13] 吴阶平. 吴阶平泌尿外科学 [M]. 济南：山东科学技术出版社，2004：233-276.

[14] 胥少汀，葛宝丰，徐印坎. 实用骨科学：第 3 版 [M]. 北京：人民军医出版社，2005：534-644.

[15] 孙天胜，张志成. 胸腰椎损伤分类及损伤程度评分系统的评估及初步应用 [J]. 脊柱外科杂志，2007，5（6）：325-329.

[16] 美国脊柱损伤协会，李建军，周红俊，等. 脊髓损伤神经学分类国际标准：第 6 版 [J]. 中国康复理论与实践，2007，13（1）：1-6.

[17] 腾红林，谭军，贾连顺. 骨盆骨折 Tile 分类与患者早期输血量之间的关系 [J]. 中国矫形外科杂志，2002，9（5）：435-438.

[18] 王亦璁. 骨与关节损伤：第 4 版 [M]. 北京：人民卫生出版社，2007：1428-1433.

[19] 布朗. 创伤骨科学 [M]. 王学谦，娄思权，侯筱魁，等，译. 天津：天津科技翻译出版公司，2007：178-192.

[20] 岳茂兴，刘志国，蔡学全，等. 降低道路交通伤伤员死亡率和伤残率的现场急救新概念 [J]. 中国全科医学杂志，2004，7（24）：1679-1683.

[21] 赵炜. 急救医疗服务体系在突发灾害中的紧急救援作用 [J]. 中国急救医学，2003，23（5）：315-316.

[22] 岳茂兴，刘志国，徐冰心，等. 火场逃生自救互救及火灾的救援和伤员救治 [J]. 中国全科医学杂志，2004，7（24）：1679-1680.

[23] 杨兴易，林兆奋，赵良，等. 关于加强二、三级医院急诊绿色通道建设的指导意见 [J]. 中国急救医学，2003，23（5）：333.

[24] 岳茂兴，邹德威，张坚，等. 流动便携式重症监护治疗病房的创建 [J]. 中国危重病急救医学杂志，2004，16（10）：589-591.

[25] 黄志强. 应重视医院对灾难和突发事件应对机制的研究 [J]. 中国危重病急救医学，2003，15（6）：324-325.

[26] 岳茂兴. 应加强对未来灾难现场抢救的方法研究 [J]. 中国危重病急救医学，2004，16（10）：577-578.

[27] 秦银河. 关于建立我国灾难医疗系统的设想 [J]. 中国危重病急救医学，2003，15（5）：259-261.

[28] 潘静，刘志强. 临床技能培训中改良标准化病人的应用 [J]. 承德医学院学报，2009，26（2）：224-225.

[29] 陈国良，吴俊生，林庆贤. 卫勤训练手册 [M]. 北京：人民军医出版社，2003：145.

[30] 李玉萍，刘灏，彭朗鸣，等. 做好模拟伤员的设置化妆增强卫勤演习效果 [J]. 第一军医大学分校学报，2002，25（2）：138-151.

[31] 李晓华. 标准化伤员在机动卫勤分队护士检伤分类培训中的应用 [J]. 白求恩军医学院学报, 2010, 5 (8): 360-361.

[32] 浙江大学医学院标准化病人的应聘工作流程 [EB/OL]. (2016-12-08). http://www.med66.com/biaozhunhuabingren/hl1612084587.shtml.

[33] 沈婷, 邹扬, 缪青, 等. 标准化病人 (SP) 的培训 [J]. 中国高等医学教育, 2006 (9): 87-89.

[34] 包国强. 在外科临床技能培训和考核中引入标准化病人的必要性分析 [J]. 西北医学教育, 2008, 16 (10): 1030-1032.

[35] 邵永祥. 标准化病人教学方法在医患沟通实践教学中的探索 [J]. 中国医学伦理学, 2010, 23 (3): 90-91.

[36] 蔡友娟, 彭爱红, 梅松春, 等. 手术室批量伤员的救治 [J]. 中原医刊, 2006, 33 (16): 43.

[37] 中国人民解放军总后勤部卫生部. 军队医院机动卫勤分队训练教材 [M]. 北京: 解放军出版社, 2007: 1-12.

[38] 李建华. 大力加强信息化建设推进军队卫生现代化的发展 [J]. 解放军卫勤杂志, 2004, 6 (6): 323-327.

[39] 中国人民解放军总后勤部卫生部. 部队基层卫勤学 [M]. 北京: 解放军出版社, 2007: 20-29.

[40] Nocera A, Carner A. An Australian mass casualty incident triage system for the future based upon triage mistakes of the past: the homebush triage Standard [J]. Anz Journal of Surgery, 1999, 69 (8): 603-608.

[41] 中国人民解放军总后勤部卫生部. 战伤救治规则 [M]. 北京: 解放军出版社, 2006: 1-50.

[42] 王国正. 创伤医学基础 [M]. 长春: 吉林科学出版社, 1999: 25.

[43] 贺声华, 贺明. 伤员的分类与分级救治问题 [J]. 战创伤参考资料, 1998, 27 (4): 11-14.

[44] 肖力. 战时轻伤员医疗救护区别对待原则 [J]. 国外医学: 军事医学分册, 1995, 12 (1): 11-13.

[45] 周继红, 朱佩芳, 杨志焕, 等. 战伤定义与分类 [J]. 人民军医, 2008, 51 (1): 1-2.

[46] 李晓华. "改进型战伤等级标识" 在检伤分类中的应用 [J]. 白求恩军医学院学报, 2009, 4 (7): 250-251.

[47] 中华人民共和国卫生部. 灾害事故医疗救援工作管理办法 [J]. 中国临床医生杂志, 1995 (8): 30-31.

[48] 四色腕带 标记各类伤员 [N/OL]. 绵阳晚报, 2009-05-08. http://my.newssc.org/system/2009/05/08/011886603.shtml.

[49] 孙志刚, 李宏立. 地震伤员分类的方法和原则 [J]. 灾害学杂志, 2001, 16 (1): 61-64.

[50] 梁欣. 灾害医学救援中伤病员分类工作研究 [J]. 灾害学, 1998, 13 (4): 88-89.

[51] 尹宗江. 军队卫生勤务学 [M]. 北京: 人民军医出版社, 1995: 133-135.

[52] 列本蒂施, 斯托尔茨. 军事医学若干问题 [M]. 王衍发, 等, 译. 北京: 解放军出版社, 1984: 438-446.

[53] 樱庭和典, 冈本天晴. 阪神大地震的医疗拣选与伦理研究 [J]. 医学与哲学, 1997, 18 (6): 322-324.

[54] Janousek J T, Jackson D E. Mass casualty triage knowledge of military medical personnel [J]. Military Medicine, 1999, 164 (5): 332-335.

[55] 彭幼清. 急诊分拣进展 [J]. 国外医学护理学分册, 1999, 16 (3): 97-99.

[56] 陕西烽火电子股份有限公司. 总后卫生部野战电子伤票系统 [EB/OL]. (2016-04-14). http://success.rfidworld.com.cn/2016_04/73436586de1de840.html.

[57] 赵伟. 灾害救援现场的检伤分类方法: 评述院外定性与定量法 [J]. 中国急救复苏与灾害医学杂志, 2007, 2 (5): 291-294.

[58] 万明国, 夏东海. 重大灾害事件群体创伤心理障碍与救助研究 [J]. 武汉理工大学学报: 社会科学版, 2011, 24 (6): 800-805.

[59] 常晶晶. 创伤后应激障碍的危机干预研究综述 [J]. 读天下, 2016 (13): 205.

[60] 陈颉, 徐璐. 抗震救援人员创伤后应激障碍 (PTSD) 及心理危机干预方法 [J/OL]. 中华实用医药杂志, 2009, 9 (3) [2009-05-26]. http://journal.9med.net/qikan/guokanll_zzxq.php?id=6.

[61] 李秀丽, 王力, 孙鲁毅. 交通事故幸存者急性应激障碍的流行情况及预测因素分析 [J]. 中华行为医学与脑科学杂志, 2012, 21 (10): 940-942.

[62] 何小燕, 王睿, 马梁红, 等. 多发性创伤患者急性应激障碍的联合干预 [J]. 中国健康心理学杂志, 2017, 25 (5): 644-647.

[63] 杨帆, 白祥军, 刘开俊, 等. 汶川地震创伤患者急性应激障碍分析 [J]. 重庆医学, 2008, 37 (24): 2772-2773.

[64] 陶炯, 温盛霖, 王相兰, 等. 汶川地震安置点灾民急性应激障碍及影响因素分析 [J]. 中国神经精神疾病杂志, 2008, 34 (10): 618-620.

[65] 郑丽娜. 护理干预对急性创伤住院患者应激障碍的预防效果分析 [J]. 河南医学研究, 2015, 24 (11): 152-153.

[66] 马雪. 综合护理干预对瓦斯爆炸转诊伤员创伤后应激障碍的效果 [J]. 当代护士: 学术版旬刊, 2017 (1): 73-75.

[67] 罗玲霞. 车祸所致脑外伤与创伤后应激障碍的急救护理效果 [J]. 世界临床医学, 2017, 11 (7): 187-189.

[68] 樊江波, 刘德军. 89 例颅脑创伤精神障碍、智力缺损鉴定分析 [J]. 中国法医学杂志, 2012, 27 (Z1): 79-81.

［69］ 高士杰，刘峰，张德平，等. 急性创伤后精神障碍 67 例的临床分析 ［J］. 中华综合医学，2002，3（7）：635-636.

［70］ 自动除颤器亮相杭州街头 急救有望实现"黄金 3 分钟"［EB/OL］.（2015-02-20）. http://news.eastday.com/eastday/13news/csj/u7ai3504720_K4.html.

［71］ 北市公共场所 下月进驻傻瓜电击器 ［N］. 苹果日报，2013-03-19.

［72］ 自动体外除颤器 ［Z］. ［2018-03-02］. http://baike.baidu.com/link? url = HSES09UL1bwaV-KR_2iuJyYUfT_MjoQ7YvTv_oiSHlOUN6lpq3NcuGd7i3ahwxd8MEmaFpNRKcEwLH3UJet5M9PKcnTCSl9fC5Rw2BpeFqLtLBtj3rhXgKKWsfyEDxV3y3ip3xB11r66FlhAKVZKLs_GCsZJxgy8A4_ugslA7.

［73］ AED 除颤 ［Z］. ［2018-03-02］. http://baike.baidu.com/link? url = _WnNrkdNMUQAGzVkqH7DnS-7dPgrpdQ0rkAPt_ag-GKjxyemKbT9f5IgfENo4fp9fteoRYcrZyN0O7JtnpFkW86MUFU8OiDuIAWtUYGeK7f7.

［74］ 卫生部统计信息中心，世界卫生组织疾病分类合作中心. 国际疾病分类（ICD-10）应用指导手册 ［M］. 北京：中国协和医科大学出版社，2001：6.

［75］ Foa E B, Meadows E A. Psychosocial treatments for postt raumatte stress disorder：A critical review ［J］. Annu Rev Psychol, 2001, 48：449-480.

［76］ Xydakis M S, Fravell M D, Nasser K E, et al. Analysis of battlefield head and neck injuries in Iraq and Afghanistan ［J］. Otolaryngology-head and neck surgery, 2005, 133（4）：497-504.

［77］ 马建新. 现代急救进展对未来战伤救治的启示 ［J］. 人民军医，2002，45（10）：570-572.

［78］ Warden D. Military TBI during the Iraq and Afghanistan wars ［J］. Journal Head Trauma Rehabilitation, 2006, 21（5）：398-402.

［79］ 龚国川. 美海军研究局颁布战伤救治研究项目指南 ［J］. 解放军健康，2002（6）：40.

［80］ 徐雷，贺祯. 伤票发展情况概述 ［J］. 人民军医，2008，51（2）：63-64.

［81］ 徐雷，郭树森，杜昆. 军队医院机动卫勤分队分类工作流程研究 ［J］. 人民军医，2006，49（5）：250-251.

［82］ 刘理礼，周世伟. 战伤伤员救治时效研究进展 ［J］. 国防卫生论坛，2003，12（4）：196-198.

［83］ 张德兴. 伤口止血材料研究进展 ［J］. 中国急救医学，2005，25（5）：353-354.

［84］ Brusow P G, Nikolenko V K. Experience of treating gunshot wounds of large vessels in Afghanistan ［J］. World Journal of Surgery, 2005, 29（1）：S25-S29.

［85］ Thomas J W, Robert L M. Issues related to the use of tourniquets on the battlefield ［J］. Military Medicine, 2005, 170（9）：770-775.

［86］ 王正国. 战伤研究进展 ［J］. 解放军医学杂志，2004，29（6）：465-467.

［87］ Dubick M A, Holcomb J B. A review of intraosseous vascular aceess：current status and military application ［J］. Military Medicine, 2000, 165（7）：552-559.

［88］ Taylor S F, Kopehinski B J, Schreiber M A, etal. Trauma patient outcome in an army deployable medical systems environment compared with a medical center ［J］. Military Medicine, 2000, 165（11）：867-869.

［89］ 李津军. 不伤人的救命枪 ［J］. 青少年科技博览，2003（12）：27.

［90］ Alam H B, Burris D, DaC orta J A, et al. Hemorrhage control in the battlefield：role of new hemostatic agents ［J］. Military Medicine, 2005, 170（1）：63-69.

［91］ 王蕾，李武平. 战伤急救止血技术新进展 ［J］. 解放军护理杂志，2007，24（12A）：45-46.

［92］ 李武平，宋向阳，孙惠英. 战伤急救技术与器材研究的进展 ［J］. 解放军护理杂志，2006，23（11）：48-49.

［93］ 刘良明，陈惠孙. 战创伤休克液体复苏新概念 ［J］. 国外医学创伤与外科基本问题分册，1998，19（2）：68-70.

［94］ 戴海涛，叶志强. 创伤性休克液体复苏的研究进展 ［J］. 实用预防医学，2008，15（4）：1307-1308.

［95］ 马俊勋，赵茂，赵晓东. 失血创伤性休克限制性液体复苏的最新进展 ［J］. 中华急诊医学杂志，2009，18（4）：445-446.

［96］ 蒋荣成，吕志诚. 失血性休克液体复苏研究的新进展 ［J］. 中国急救医学，2004，24（6）：432-433.

［97］ 郑伟华. 限制性液体复苏救治与积极液体复苏救治创伤失血性休克的效果比较 ［J］. 中国急救复苏与灾害医学杂志，2007，2（9）：533-535.

［98］ 于帮旭，刘家宁，李堃. 延迟液体复苏对失血性休克大鼠炎性反应的影响 ［J］. 实用医学杂志，2008，24（13）：2214-2216.

［99］ 刘良明. 战伤休克的液体复苏进展 ［J］. 解放军医学杂志，2005，30（7）：561-565.

［100］ 安静，丁一妹，张俊磊，等. 创伤后感染的预防、诊断及治疗 ［J］. 中华损伤与修复杂志，2008，3（5）：62-64.

［101］ 任懋榆，汤世璋. 战伤救治药物研究的主要进展 ［J］. 人民军医，1999，2（2）：68-70.

［102］周丽娟. 战创伤急救器材及急救技术的研究进展［J］. 解放军护理杂志，2010，27（12A）：1789-1792.

［103］林洪桐. 表演艺术教程演员学习手册［M］. 北京：北京广播学院出版社，2000.

［104］贾磊磊. 电影语言学导论［M］. 北京：中国电影出版社，1996.

［105］苏彭成. 影视表演学基础［M］. 北京，中国广播电视出版社，2002.

［106］齐士龙. 电影表演心理研究［M］. 北京：中国电影出版社，1992.

［107］岳茂兴. 灾害医学的定义及其主要研究方向［J］. 世界急危重病医学杂志，2006，3（5）：1476-1479.

［108］杜江. 谈演员如何对角色的内外部特征进行艺术构思［J］. 艺术教育，2014（8）：183-184.

［109］王蕾，李武平，宋向阳. 战伤救护五项技术演示及互动模拟训练系统的设计［J］. 解放军护理杂志，2008，25（4）：67-68.

［110］王九生，吴耀民，扈长茂，等. 卫勤模拟训练系统设计与实现［J］. 解放军医院管理杂志. 2008，15（6）：583-585.

［111］刘玮. 化妆美容［J］. 现代日用科学，1994（4）：45.

［112］张辛苑走红韩国　复古红唇妆容教程［EB/OL］.（2014-04-08）. http://www.ixiumei.com/a/20140408/124284.shtml.

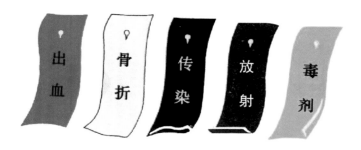

图4-2 伤标

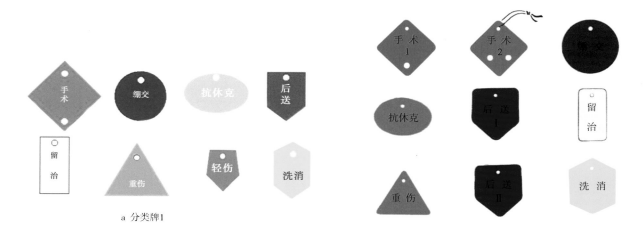

a 分类牌1

b 分类牌2

图4-3 分类牌

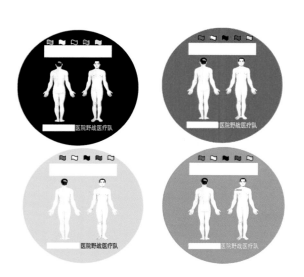

图4-4 改进型创（战）伤等级标识

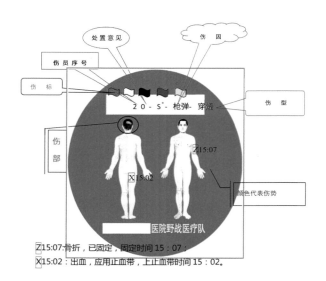

图4-5 改进型创（战）伤等级标识应用示例

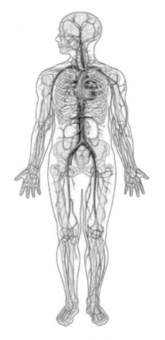

图7-1　全身血管分布

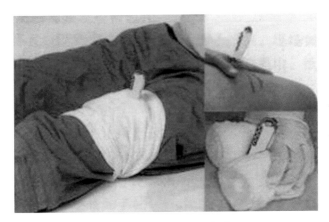

图7-18　异物伤口的包扎

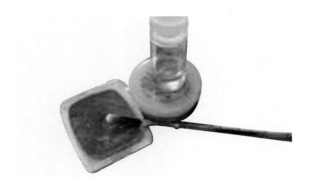

a 这里是用到的工具：油彩，美工刀，肤蜡，
玫瑰精油（也可以选择其他的油）

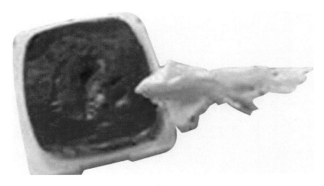

b 用卫生纸蘸取油彩

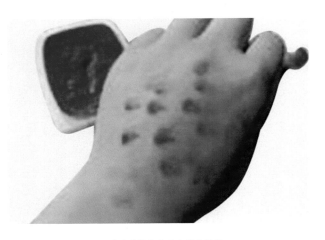

c 将油彩均匀地点在做伤效处

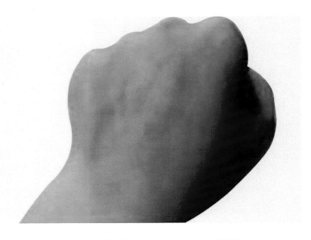

d 将油彩涂抹均匀，注意也是用卫生纸涂抹

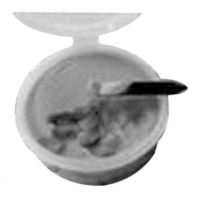

e 用美工刀取肤蜡

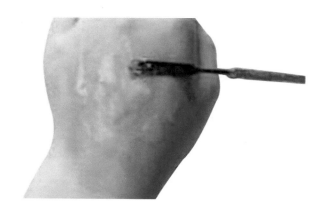

f 用拉的方式吸附在做伤效处

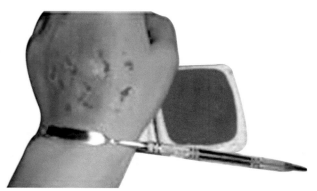

g 然后蘸取油彩加深伤疤充血的效果

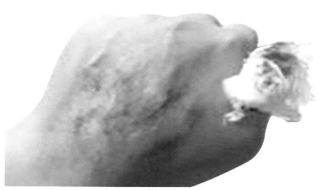

h 这里也是用卫生纸来涂抹均匀

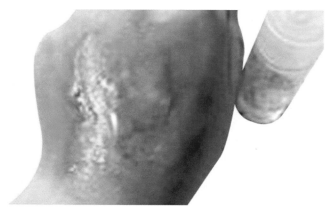

i 记住是用手指来涂抹精油在伤疤处

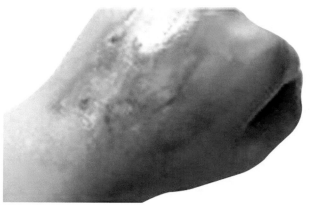

j 完成

图8-5　Ⅰ度烧伤和浅Ⅱ度烧伤的化妆技法

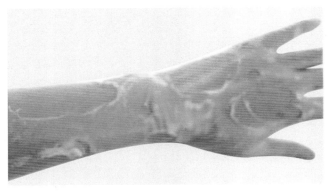

a 将制好的水泡粘贴在皮肤上

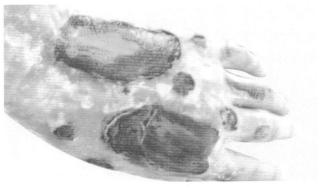

b 用水溶性颜料调出肉红色涂抹在需要的部位

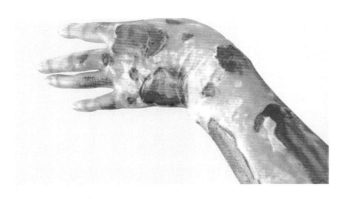

c 在色彩的边缘涂抹酒精胶，并用吹风机吹干

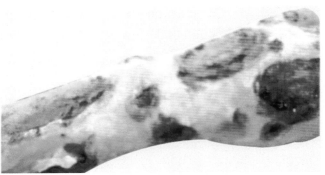

d 在涂过酒精胶的地方用海绵蘸上乳胶，吹干

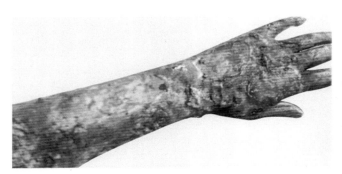

e 再涂上一层乳胶并吹干，可反复几次，
注意边缘的不规则性

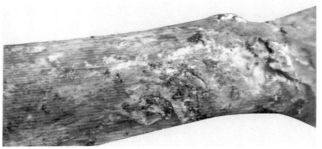

f 从有色彩的地方向周围揉搓，使四周形
成卷边，用万能刀塑型

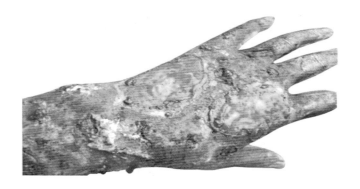

g 用蓖麻油油彩上色，有发红的颜色和
烧焦的颜色

图8-6 深Ⅱ度烧伤和Ⅲ度烧伤的化妆技法

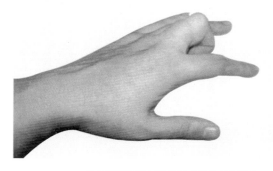

a 将所要塑型的手指用透明胶带缠住固定，
突出手指的骨节

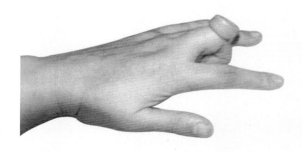

b 取少许肤蜡贴在骨节上，用万能刀将衔接处和
皮肤接平

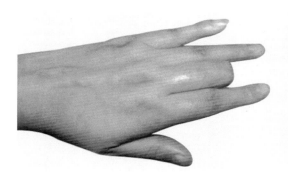

c 用万能刀进行细部的刻画和调整，注意手
指断口处要表现出凹凸不平的效果

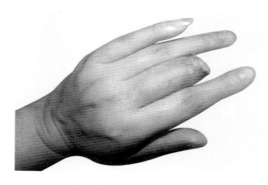

d 在肤蜡与皮肤衔接部位涂上深红色，表现
肿胀感，涂色要有深浅和块面的变化

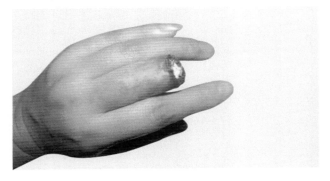

e 在血浆上加点乳胶，做出层次感，若想表现断指后露出的
白骨茬，可在断口凹陷处填上少许白纱布或白纸等物

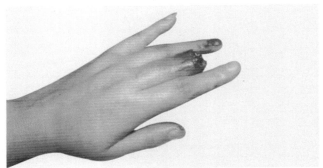

f 端口边缘涂抹干血浆，在断口内侧用
深色的血浆

图8-7　断指的化妆技术

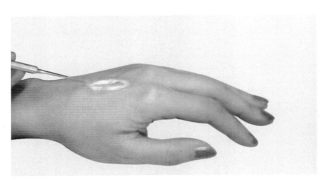

a 将乳胶涂在所需部位，待干后，用调刀从中间割开

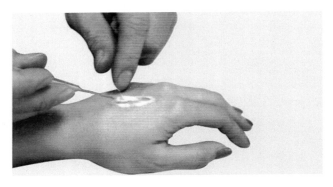

b 在割开的伤口内侧填充脱脂棉

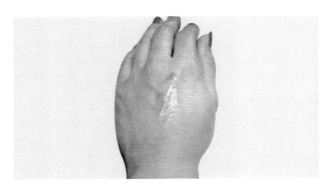

c 在伤口表面薄薄涂上一层乳胶

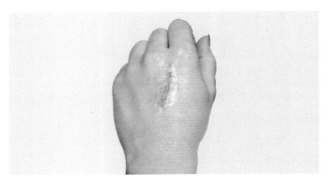

d 伤口内侧表现肉红色

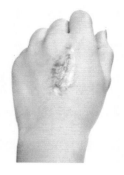

e 伤口外侧表现红棕色

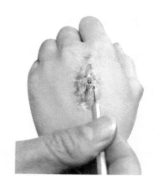

f 在伤口处上血浆

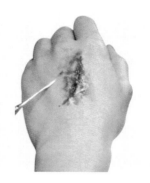

g 伤疤效果完成

图8-8　伤疤的化妆技术

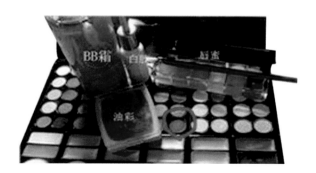

a 这里是需要的东西：BB霜，乳白胶，油彩，
唇蜜，化妆刷，眼影盘

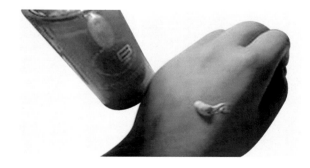

b 将BB霜均匀地涂抹在做伤效处

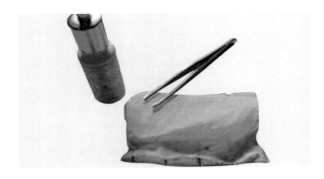

c 选择乳白胶、修眉钳、一层卫生纸巾

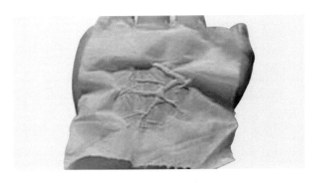

d 先涂上乳白胶，再盖上卫生纸巾

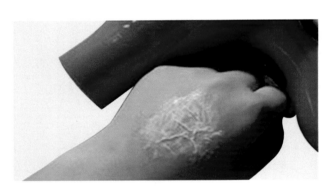

e 用吹风机将其吹干

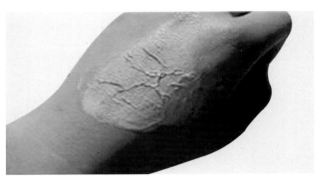

f 再涂上一层BB霜

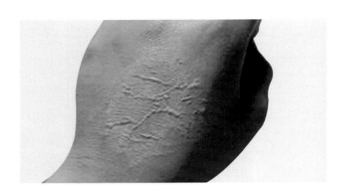

g 涂抹均匀

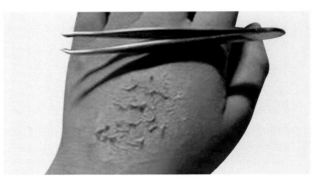

h 用修眉钳夹起粘好的卫生纸巾的一部分

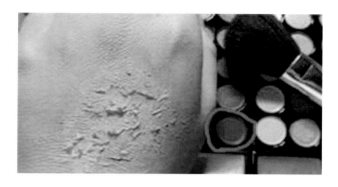

i 用紫色进行上色

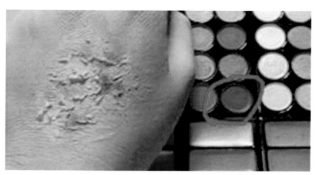

j 还是同样的紫色进行加深

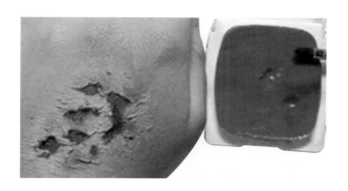

k 用油彩在夹出的伤口处上色

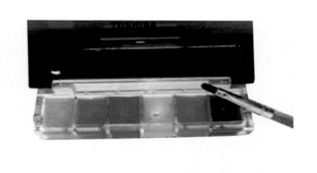

l 蘸取唇冻

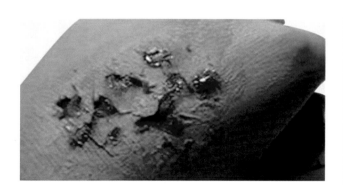

m 涂在油彩涂过的地方

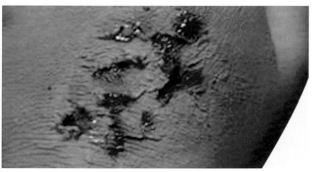

n 完成

图8-9　瘀青和挫伤的化妆技法

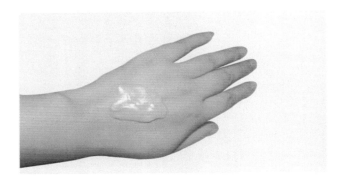

a 用一块肤蜡贴在皮肤上

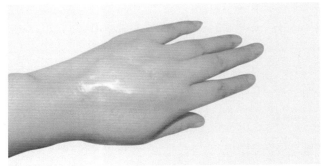

b 边缘与皮肤接平，表面先用针挑烂

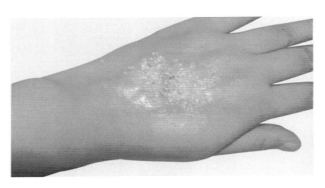

c 刷上一层酒精胶后再撒上颗粒较粗的
白砂糖，再薄薄地刷上一层乳胶

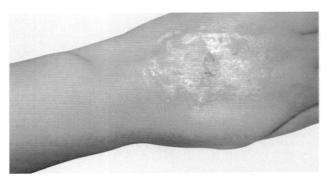

d 待乳胶干后，将表面不规则地挑破

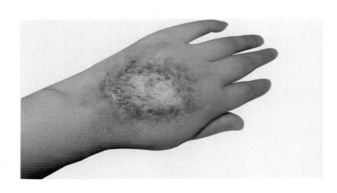

e 用油彩上色

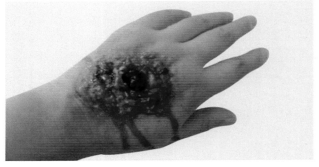

f 将较干稠的血浆涂抹在表面上，在局部
还可以滴上几滴新鲜血浆

图8-10 血肉模糊的化妆技法

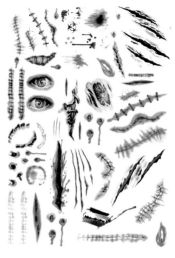

a 种类1

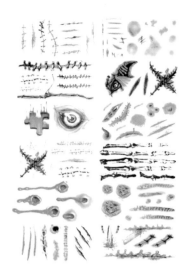

b 种类2

图8-13　一次性伤口贴

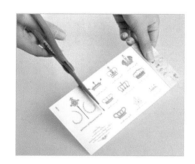

a 把选择的图案剪下来

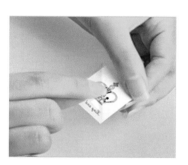

b 撕去表面的透明膜

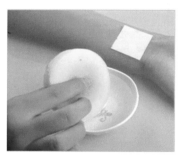

c 把贴纸上面（有图案的面）放在皮肤上

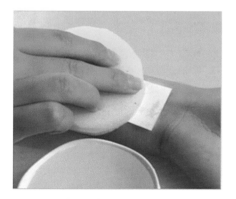

d 用湿布或海绵轻拍贴纸直至完全湿透

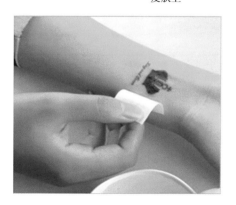

e 正确贴上后，等待35~50 s后，自然风干，撕下即可

图8-14　使用方法

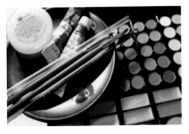

a 这里是需要的东西：肤蜡，红色
颜料，吸管，化妆刷，美工刀

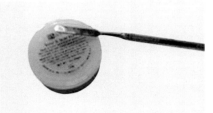

b 蘸取肤蜡

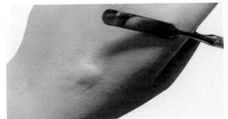

c 在做伤效处，做出一个凸起的部分

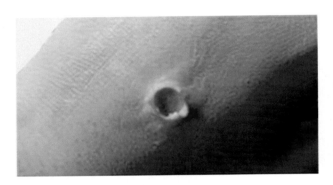

d 再用美工刀在凸起的中间打一个孔

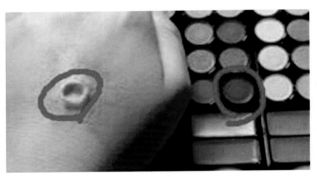

e 选择紫色的皮肤周围画出瘀青

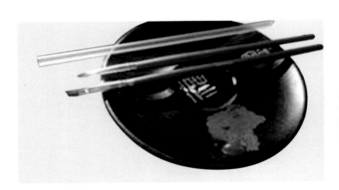

f 再用红色颜料上色

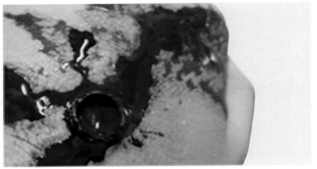

g 完成
（这里看到血溅出来的效果是用吸管吹出来的）

图8-15 枪伤的化妆技法

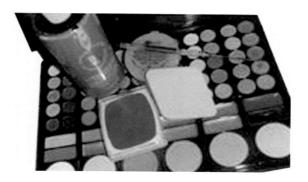

a 这里是需要的东西：BB霜，肤蜡，美工刀，
粉扑，油彩，眼影盘

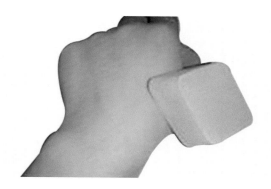

b 将BB霜均匀地涂抹在做伤效处

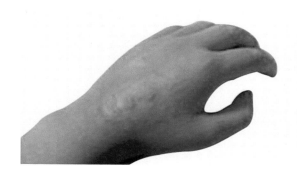

c 这次肤蜡要用得较厚

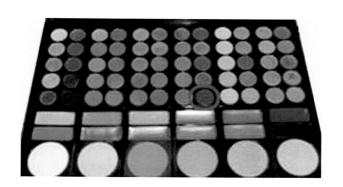

d 这里选择的是深紫色

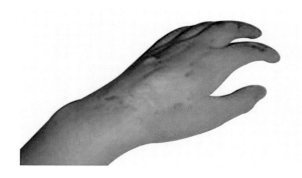

e 用紫色在伤效周围涂出瘀青的效果

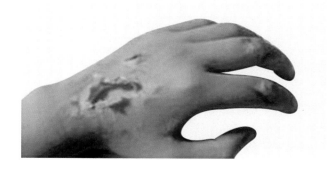

f 用美工刀尖的一头将肤蜡从中间开始撬开

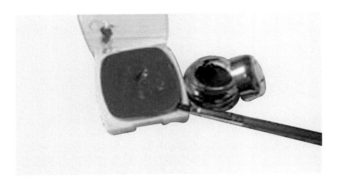

g 选用红色油彩和黑色眼线膏上色

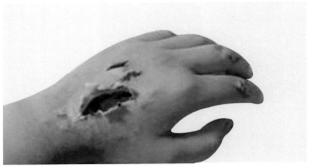

h 先用黑色眼线膏上色

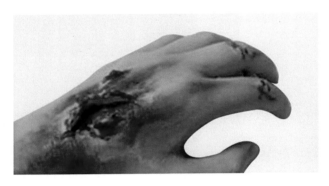

i 再用红色油彩

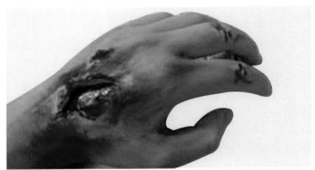

j 上完颜色，再用紫色进行强调

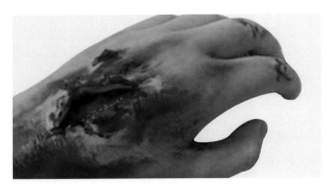

k 完成

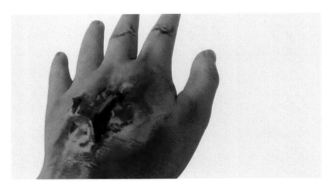

l 效果图1

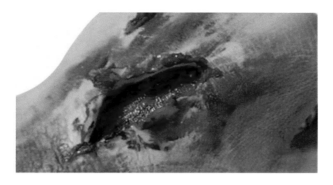

m 效果图2

图8-16　炸伤的化妆技法

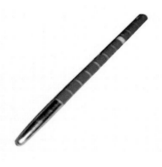

a 这里是需要使用的东西：棕色眼线笔、
红色眼线笔

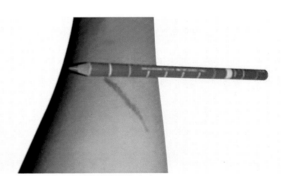

b 用红色眼线笔随意地在做伤效处画一条
比较粗的线

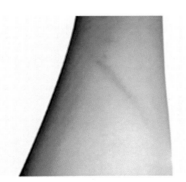

c 用手指将其涂抹均匀

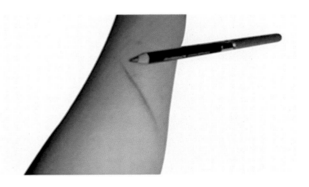

d 再用棕色眼线笔流畅地画出一条线，
注意要用两头细中间粗的眼线笔

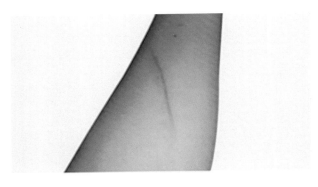

e 完成

图8-17　刀伤的化妆技法

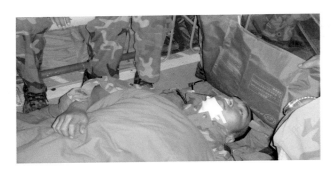

图10-3　胸部外伤的标准化伤员

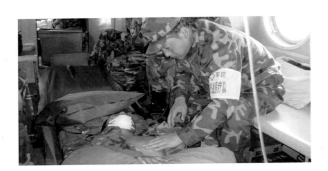

图10-4　军医在直升机上给伤员查体

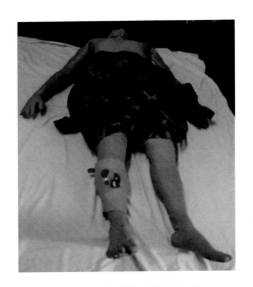

图10-5　标准化伤员的化妆

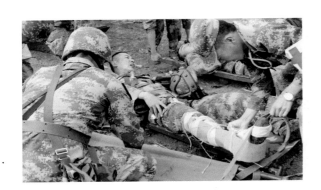

图10-6　下肢骨折的标准化伤员